健康寿命を考えた
日常頻用薬の選び方・使い方

藤村昭夫
企画編集

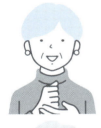
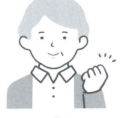
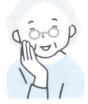
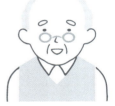
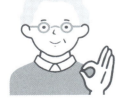

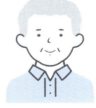
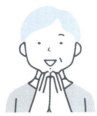

診断と治療社

Preface
序　文

　健康寿命とは，「健康上の問題で日常生活が制限されることなく生活できる期間」とされます．わが国では，平均寿命および健康寿命ともに延びていますが，平均寿命と健康寿命の差，すなわち日常生活に制限のある「不健康な期間」は横ばいの状態が続いています．今後，さらに健康寿命を延ばすためには「不健康な期間」を減らす必要があります．

　多くの中高年の方々は慢性疾患に罹患し，薬物療法を受けています．しかし，十分な治療効果が得られないために重篤な病態を併発し，日常生活が著しく制限されることがあります．健康寿命を延ばすためには，薬物を適切に使って重篤な病態を防ぐ必要があることは言うまでもありません．このような状況を踏まえ，日々，診療に携わる医師に対して適切な薬物療法に関する情報を提供することを目的として本書を企画しました．

　本書のメインとなる各論では実臨床で Common Diseases とされる 22 の慢性疾患を取り上げました．さらに，それぞれの疾患でしばしば用いられる薬物に関する疑問 (Q) を設定し，それに対して回答 (A) することによって各薬物の適切な使い方をまとめました．

　執筆者はいずれも臨床経験の豊かな専門家であり，個々の患者に対する治療薬の選び方や使い方について臨床現場の状況に沿った内容としてまとめていただきました．このように本書は，慢性疾患に関する適切な薬物療法がまとめられており，健康寿命の延伸に貢献するものと期待されます．

　最後に，本書の企画・編集にご協力いただきました診断と治療社編集部の土橋幸代様，寺町多恵子様および荻上文夫様にお礼申し上げます．

2024 年 9 月

藤村　昭夫
自治医科大学名誉教授

Contents
目　　次

序文 ——————————————————————————— iii

執筆者一覧 ————————————————————— xii

略語一覧 ————————————————————— xv

Ⅰ 総論

❯ 健康寿命とくすり ——————————————— 2

Ⅱ 各論

❯ 循環器疾患

高血圧

❶ 疾患概要と治療の基本方針 ———————————— 8

（Ca 拮抗薬）

❷ Ca 拮抗薬が積極的に使用されるのはどのような場合？ ——— 10

（ACE 阻害薬）

❸ ACE 阻害薬が積極的に使用されるのはどのような場合？ —— 14

（ARB）

❹ ARB が積極的に使用されるのはどのような場合？ ————— 19

（利尿薬）

❺ 降圧目的の利尿薬に使い分けは必要？ —————————— 24

（β 遮断薬）

❻ β 遮断薬が積極的に使用されるのはどのような場合？ ———— 29

（アンジオテンシン受容体ネプリライシン阻害薬）

❼ ARNi が積極的に使用されるのはどのような場合？ ————— 34

心房細動

❽ 疾患概要と治療の基本方針 ———————————— 40

(ワルファリン)

❾ 心房細動患者への抗凝固薬としてワルファリンが使われるのはど
のような場合？ ————————————————— 43

(Xa 阻害薬 —リバーロキサバン，アピキサバン，エドキサバン)

❿ 心房細動患者への抗凝固薬として Xa 阻害薬が使われるのどの
ような場合？ ———————————————— 47

(直接トロンビン阻害薬 —ダビガトラン)

⓫ 心房細動患者への抗凝固薬として直接トロンビン阻害薬が使われ
るのはどのような場合？ ————————————— 51

慢性心不全

⓬ 疾患概要と治療の基本方針解説 ————————— 55

(強心薬 —ジギタリス)

⓭ 心機能低下を伴う，あるいは心機能が保たれている心不全に対す
るジギタリス使用の適否および用いる場合の使い方は？ ——— 59

(β 遮断薬)

⓮ 心機能低下を伴う，あるいは心機能が保たれている心不全に対す
る β 遮断薬の適否および用いる場合の使い方は？ ————— 64

(ACE 阻害薬，ARB)

⓯ 心機能低下を伴う，あるいは心機能が保たれている心不全に対す
る ACE 阻害薬・ARB の適否および用いる場合の使い方は？ —— 69

(利尿薬 —トルバプタン，ループ利尿薬，ANP)

⓰ 心機能低下を伴う，あるいは心機能が保たれている心不全に対す
る利尿薬の適否および用いる場合の使い方は？ ——————— 74

(MRA)

⓱ 心機能低下を伴う，あるいは心機能が保たれている心不全に対す
る抗アルドステロン薬の適否および用いる場合の使い方は？—— 78

(アンジオテンシン受容体ネプリライシン阻害薬)

⓲ 心機能低下を伴う，あるいは心機能が保たれている心不全に対す
るアンジオテンシン受容体ネプリライシン阻害薬 の適否および用
いる場合の使い方は？———————————————— 82

虚血性心疾患

⑲ 疾患概要と治療の基本方針解説 ——————————— 86

（硝酸薬）

⑳ 虚血性心疾患の長期予後を見据えた最適薬物療法として，硝酸薬
の位置づけは？ ——————————————————————— 89

（抗血小板薬）

㉑ 虚血性心疾患の長期予後を見据えた最適薬物療法として，抗血小
板薬の位置づけは？ ————————————————————— 94

（スタチン）

㉒ 虚血性心疾患の長期予後を見据えた最適薬物療法として，スタチ
ンの位置づけは？ ——————————————————————— 100

（Ca 拮抗薬）

㉓ 虚血性心疾患の長期予後を見据えた最適薬物療法として，Ca 拮抗
薬の位置づけは？ ——————————————————————— 106

（β 遮断薬）

㉔ 虚血性心疾患の長期予後を見据えた最適薬物療法として，β 遮断
薬の位置づけは？ ——————————————————————— 110

▶ 内分泌代謝疾患

脂質異常症

㉕ 疾患概要と治療の基本方針 ————————————————— 115

（HMG-CoA 還元酵素阻害薬（スタチン））

㉖ スタチン不耐と診断する前に，本当にその患者さんはスタチン不
耐？ ————————————————————————————— 117

（小腸コレステロールトランスポーター阻害薬（エゼチミブ））

㉗ 小腸コレステロールトランスポーター阻害薬はどのような患者に
投与する？ ———————————————————————————— 122

（陰イオン交換樹脂（レジン））

㉘ 脂質異常症患者で陰イオン交換樹脂（レジン）はどのような患者
に投与する？ ———————————————————————— 126

（プロブコール）

㉙ プロブコールは高齢高 LDL コレステロール血症の治療に有効？ 130

フィブラート（SPPARM αを含む）

30 高 TG 血症治療に心血管病予防のエビデンスはある？ ———— 134

糖尿病

31 疾患概要と治療の基本方針 ———————————————— 139

SU 薬

32 スルホニル尿素薬による低血糖のリスクを減らすためには？—— 143

グリニド薬

33 グリニド薬が有効と考えられる患者像は？ ———————— 148

DPP-4 阻害薬

34 DPP-4 阻害薬の有効性と起こりうる有害反応は？ ———— 153

GLP-1 受容体作動薬

35 GLP-1 受容体作動薬が効果的な病態は？————————— 158

α - グルコシダーゼ阻害薬

36 α - グルコシダーゼ阻害薬（α-GI）が有効と考えられる患者像は？
———————————————————————————— 163

チアゾリジン

37 チアゾリジン薬が有効または注意が必要な病態は？ ———— 167

ビグアナイド（メトホルミン）

38 古くて新しい薬，メトホルミンの立ち位置は？————————— 171

SGLT2 阻害薬

39 心・腎・肝保護を目指した SGLT2 阻害薬の適切な使用方法は？
———————————————————————————— 176

骨粗鬆症

40 疾患概要と治療の基本方針 ———————————————— 183

ビタミン D 製剤

41 骨粗鬆症治療薬としてのビタミン D 製剤の使い分けは？——— 188

SERM

42 骨粗鬆症治療に SERM 使用場合，注意すべき有害反応は？ —— 194

ビスホスホネート

43 骨粗鬆症治療薬としてビスホスホネート製剤を使用する場合の顎
骨壊死，非定型骨折の予防法は？ ———————————— 200

vii

抗 RANKL モノクローナル抗体 ―デノスマブ

44 デノスマブの投与間隔の延長により多発椎体骨折が起こるという報告の詳細と対策は？―――――― 206

副甲状腺ホルモン / 副甲状腺ホルモン関連タンパク ―テリパラチド / アバロパラチド

45 骨粗鬆症治療薬として副甲状腺ホルモン関連製剤を使用する場合の使い分けは？―――――― 212

抗スクレロスチン抗体―ロモソズマブ

46 ロモソズマブの作用機序と有害反応は？――――――― 219

消化器疾患

消化性潰瘍

47 疾患概要と治療の基本方針 ―――――――――――― 225

プロトンポンプ阻害薬

48 *H.prlori* 除菌後にも PPI 投与は必要？―――――― 230

H_2 受容体拮抗薬

49 腎機能低下時の H_2 受容体拮抗薬の使用法は？――――― 235

胃食道逆流症

50 疾患概要と治療の基本方針 ―――――――――――― 240

プロトンポンプ阻害薬

51 胃食道逆流症の治療において，PPI とカリウムイオン競合型アシッドブロッカー（P-CAB）の使い分けは？――――――― 242

H_2 受容体拮抗薬

52 胃食道逆流症の治療において，H_2 受容体拮抗薬はプロトンポンフ阻害薬（PPI）に比べて長期使用に向かない？――――― 248

潰瘍性大腸炎・Crohn 病

53 疾患概要と治療の基本方針 ―――――――――――― 252

5- アミノサリチル酸薬

54 炎症性腸疾患治療薬としての 5-ASA 製剤の種類との使い分けは？
―――――――――――――――――――――― 255

ステロイド

55 炎症性腸疾患の治療においてステロイド薬の長期投与は望ましくない？――――――――――――――――――――― 261

免疫調整薬

56 免疫調整薬を使用するのはこわくない？ ———————— 266

抗 TNF-α 抗体薬

57 TNF-α 抗体製剤はどういう場合に使用する？ ———————— 271

過敏性腸症候群

58 疾患概要と治療の基本方針 ———————————————— 275

高分子重合体 ―ポリカルボフィルカルシウム

59 高分子重合体 ―ポリカルボフィルカルシウムはどうして IBS 患者
に効果があるの？ ———————————————————— 278

5-HT₃ 受容体拮抗薬 ―ラモセトロン

60 過敏性腸症候群の治療において，5-HT₃ 受容体拮抗薬は他の薬剤
と何が違うの？ ———————————————————— 285

呼吸器疾患

気管支喘息

61 疾患概要と治療の基本方針 ———————————————— 291

吸入ステロイド

62 気管支喘息の治療としてステロイド薬を吸入する場合，ステロイ
ド誘発性の有害反応についての考慮は必要？ ——————— 294

吸入 β₂ 刺激薬

63 気管支喘息の治療における吸入 β₂ 刺激薬の有用性と有害反応は？
——————————————————————————— 299

慢性閉塞性肺疾患（COPD）

64 疾患概要と治療の基本方針 ———————————————— 306

吸入抗コリン薬

65 高齢者に吸入の抗コリン薬を使用してもいい？ ——————— 308

市中肺炎

66 疾患概要と治療の基本方針 ———————————————— 316

泌尿器疾患

過活動膀胱

67 疾患概要と治療の基本方針 ———————————————— 319

ix

68 過活動膀胱の治療薬：どちらがいい？　β_3 作動薬 vs 抗コリン薬

（抗コリン薬，β_3 受容体刺激薬）

——— 321

前立腺肥大症

69 疾患概要と治療の基本方針 ——— 326

（α_1 遮断薬，5α 還元酵素阻害薬）

70 前立腺肥大症の治療薬：α_1 遮断薬と PED 阻害薬　中断するなら
どっち？ ——— 328

腎疾患

糖尿病性腎症

71 疾患概要と治療の基本方針 ——— 333

（レニン・アンジオテンシン系阻害薬，SGLT2 阻害薬，ミネラルコルチコイド受容体拮抗薬）

72 アルブミン尿が出現してきた糖尿病患者に対する治療薬は？ ——— 336

痛風・高尿酸血症

73 疾患概要と治療の基本方針 ——— 343

（尿酸生成阻害薬，尿酸排泄促進薬）

74 痛風を合併する高尿酸血症患者の治療薬は？ ——— 344

脳神経疾患

脳梗塞

75 疾患概要と治療の基本方針 ——— 350

（抗血小板薬）

76 脳梗塞慢性期に 2 種類の抗血小板薬を飲み続けていても大丈夫？

——— 353

（抗凝固薬）

77 DOAC の用量をさじ加減するのは正しい？ ——— 358

てんかん

78 疾患概要と治療の基本方針 ——— 362

（ASM）

79 "酵素誘導能" を有する ASM を処方する際の注意点は？ ——— 364

新規 ASM

80 新規 ASM の従来薬と比べての優位点と処方する際の注意点は？ ——— 370

神経疾患に伴う睡眠障害

81 疾患概要と治療の基本方針 ——————————————— 375

睡眠薬

82 神経疾患に伴う不眠に対する睡眠薬の使い分けは？ ———— 378

REM 睡眠行動異常症の治療

83 神経疾患に伴う REM 睡眠行動異常症の治療はどうする？ ——— 383

レストレスレッグス症候群 (RLS) の治療

84 神経疾患に伴うレストレスレッグス症候群 (RLS) の薬物治療の種
類と使い分けは？ ——————————————— 388

頭痛

85 疾患概要と治療の基本方針 ——————————————— 393

アセトアミノフェン，NSAIDs

86 頭痛診療におけるアセトアミノフェン，NSAIDs の立ち位置と使
い方は？ ——————————————— 396

トリプタン，ラスミジタンコハク酸塩

87 トリプタン製剤の種類と使い分けは？　また，最近登場したラス
ミジタンの特徴・適応や注意点は？——————————— 399

CGRP 関連抗体薬

88 CGRP 関連抗体薬の作用機序から効果，エビデンス，種類と使い
分けは？ ——————————————— 404

索引———————————————————————— 408

Contributors
執筆者一覧

編集者

〈企画編集〉

藤村昭夫 　　　自治医科大学名誉教授

〈分担編集〉

乾　直樹 　　　浜松医科大学臨床薬理学・呼吸器内科

今井　靖 　　　自治医科大学臨床薬理学・循環器内科学

大久保裕直 　　順天堂大学医学部附属練馬病院消化器内科

篁　俊成 　　　金沢大学附属病院内分泌・代謝内科学

藤本　茂 　　　自治医科大学脳神経内科学

星出　聡 　　　自治医科大学循環器内科学

執筆者一覧（五十音順）

明石嘉浩 　　　聖マリアンナ医科大学循環器内科

浅岡大介 　　　順天堂大学医学部附属順天堂東京江東高齢者医療センター 消化器内科

石下洋平 　　　自治医科大学脳神経外科

石橋祐記 　　　聖マリアンナ医科大学循環器内科

伊東伸朗 　　　東京大学大学院医学系研究科難治性骨疾患治療開発講座／東京大学医学部附属病院骨粗鬆症センター

稲津明広 　　　金沢大学附属病院内分泌・代謝内科／金沢大学保健学系病態検査学

乾　直輝 　　　浜松医科大学臨床薬理学・呼吸器内科

今井　靖 　　　自治医科大学臨床薬理学・循環器内科学

奥村美輝 　　　金沢大学附属病院内分泌・代謝内科

長田太郎 　　　順天堂大学医学部附属浦安病院 消化器内科

加賀谷尚史 　　国立病院機構金沢医療センター消化器内科

加藤創生 　　　東京大学医学部附属病院腎臓・内分泌内科／骨粗鬆症センター

木村聡一郎 　　東京大学医学部附属病院腎臓・内分泌内科／骨粗鬆症センター

後藤久典	金沢大学附属病院内分泌・代謝内科
小西正剛	金沢大学附属病院内分泌・代謝内科
澤城大悟	自治医科大学地域医療学・臨床薬理学・循環器内科
椎名一紀	東京医科大学循環器内科
篠原徹二	大分大学循環器内科・臨床検査診断学講座
柴田　茂	帝京大学内科学講座腎臓内科
澁谷智義	順天堂大学医学部消化器内科
嶋田裕慈	順天堂大学医学部附属静岡病院消化器内科
白木瑛一	自治医科大学さいたま医療センター循環器内科
鈴木圭輔	獨協医科大学脳神経内科
洲之内尭	東京大学医学部附属病院腎臓・内分泌内科／骨粗鬆症センター
鷹取　元	金沢大学医学部消化器内科
髙橋尚彦	大分大学循環器内科・臨床検査診断学講座
篁　俊成	金沢大学附属病院内分泌・代謝内科
滝沢　翼	慶應義塾大学医学部神経内科
竹下有美枝	金沢大学附属病院内分泌・代謝内科
多田隼人	金沢大学附属病院循環器内科
田丸屋麟太郎	愛媛県立南宇和病院
鶴岡秀一	田尻ケ丘病院腎臓内科
徳安大輝	慶應義塾大学医学部神経内科
中川直樹	旭川医科大学内科学講座循環器・腎臓内科
中野雄二郎	金沢大学附属病院内分泌・代謝内科
永原章仁	順天堂大学医学部消化器内科
中村　純	福島県立医科大学附属病院内視鏡診療部
成田圭佑	自治医科大学循環器内科
藤村昭夫	自治医科大学名誉教授
引地拓人	福島県立医科大学附属病院内視鏡診療部
日髙尚子	東京大学医学部附属病院腎臓・内分泌内科／骨粗鬆症センター
人見泰弘	自治医科大学臨床薬理学
福生有華	順天堂大学医学部附属練馬病院消化器内科
古市好宏	東京女子医科大学附属足立医療センター検査科・光学診療部（内視鏡内科）

北條麻理子	順天堂大学医学部消化器内科
星出　聡	自治医科大学循環器内科
星野良朋	東京大学医学部附属病院腎臓・内分泌内科／骨粗鬆症センター
益子貴史	自治医科大学内科学講座神経内科学部門
茂木正樹	愛媛大学大学院医学系研究科・薬理学
安井秀樹	浜松医科大学医学部附属病院臨床研究センター・呼吸器内科
栁田拓実	福島県立医科大学附属病院内視鏡診療部
矢野慎太郎	順天堂大学医学部附属浦安病院 消化器内科
山本浩一	大阪大学老年・総合内科学
鵜野　聡	自治医科大学さいたま医療センター泌尿器科
渡部　創	東京大学医学部附属病院老年病科 / 骨粗鬆症センター

Abbreviations
略 語 一 覧

略語	欧文	和文
ABPM	ambulatory blood pressure monitoring	24時間自由行動血圧
ACE	angiotensin converting enzyme	アンジオテンシン変換酵素
ACS	acute coronary syndrome	急性冠症候群
ADA	American Dietetic Association	米国糖尿病学会
ADA	adalimumab	アダリムマブ
ADL	activities of daily living	日常生活動作
AED	antiepileptic drug	抗てんかん薬
AMPK	AMP kinase	AMPキナーゼ
ARB	angiotensin II receptor blocker	アンジオテンシンII受容体拮抗薬
ARNi	angiotensin receptor-neprilysin inhibitor	アンジオテンシン受容体ネプリライシン阻害薬
ASM	antiseizure medication	抗てんかん発作薬
ASO	arteriosclerosis obliterans	下肢閉塞性動脈硬化症
AZA	azathioprine	アザチオプリン
BBB	blood-brain barrier	血液脳関門
BMI	body mass index	肥満
BPH	benign prostatic hyperplasia	前立腺肥大症
CABG	coronary artery bypass grafting	冠動脈バイパス術
CAD	coronary artery disease	安定冠動脈疾患
CBT-I	cognitive behavioral therapy for insomnia	睡眠衛生指導や不眠に対する認知行動療法
CD	cluster of differentiation	分化抗原群
CGRP	calcitonin gene-related peptide	カルシトニン遺伝子関連ペプチド
CI	confidence interval	信頼区間
CKD	chronic kidney disease	慢性腎臓病
CMV	cytomegalovirus	サイトメガロウイルス
COPD	chronic obstructive pulmonary disease	慢性閉塞性肺疾患
CVP	contact laser vaporization of the prostate	接触式レーザー前立腺蒸散術
CYP	cytochrome P450	シトクロムP450
DES	drug eluting stent	薬剤溶出性ステント
DKD	diabetic kidney disease	糖尿病関連腎臓病
DLB	dementia with Lewy bodies	Lewy小体型認知症
DOAC	direct oral anticoagulant	直接作用型経口抗凝固薬
DVT	deep venous thrombosis	深部静脈血栓症
DXA	dual-energy X-ray absorptiometry	二重エネルギーX線吸収測定法
ER	estrogen receptor	エストロゲン受容体
ESH	European Society of Hypertension	ヨーロッパ高血圧学会
ESRD	end-stage renal disease	末期腎不全
FGIDs	functional gastrointestinal disorders	機能性消化管障害
FH	familial hypercholesterolemia	家族性高コレステロール血症
GERD	gastroesophageal reflux disease	胃食道逆流症
GIOP	glucocorticoid-induced osteoporosis	グルココルチコイド誘発性骨粗鬆症
GOL	golimumab	ゴリムマブ

xv

略語	欧文	和文
H_2RA	histamine H_2 receptor antagonist	H_2 受容体拮抗薬
HBR	high bleeding risk	高出血リスク
HDL-C	high-density lipoprotein cholesterol	高比重リポタンパクコレステロール
HFmrEF	heart failure with mildly reduced ejection fraction	心機能が中等度低下している心不全
HFpEF	heart failure with preserved ejection fraction	心機能が保たれている心不全
HFrEF	heart failure with reduced ejection fraction	心機能が低下している心不全
HoLEP	holmium laser enucleation of the prostate	ホルミウムレーザー前立腺核出術
HPP	hypophosphatasia	低ホスファターゼ症
HRQOL	health-related quality of life	健康関連 QOL
IBD	inflammatory bowel disease	炎症性腸疾患
IBS	irritable bowel syndrome	過敏性腸症候群
ICS	inhaled corticosteroid	吸入ステロイド薬
IFX	infliximab	インフリキシマブ
IMT	intima media thickness	内膜中膜複合体厚
INOCA	ischemic non obstructive coronary artery disease	冠動脈に狭窄が認められない狭心症
IPSS	International Prostate Symptom Score	国際前立腺症状スコア
ISA	intrinsic sympathetic activity	内因性交感神経刺激作用
LABA	long-acting β_2-agonist	長時間作用性β_2刺激薬
LAMA	longacting muscarinic antagonist	長時間作用性抗コリン薬
LDA	low dose aspirin	低用量アスピリン
LDL-C	low-density lipoprotein cholesterol	低比重リポタンパクコレステロール
LPL	lipoprotein lipase	リポタンパクリパーゼ
LTRA	leukotriene receptor antagonist	ロイコトリエン受容体拮抗薬
LVEF	Left Ventricular Ejection Fraction	左室駆出率
MACE	major adverse cardiovascular events	主要心血管イベント
MCV	mean corpuscular volume	平均赤血球容積
MOH	medication-overuse headache	薬物乱用頭痛
MRA	mineralocorticoid receptor antagonists	ミネラルコルチコイド受容体拮抗薬
MRONJ	medication-related osteonecrosis of the jaw	薬剤関連顎骨壊死
NAFLD	nonalcoholic fatty liver disease	非アルコール性脂肪性肝疾患
NASH	nonalcoholic steatohepatitis	非アルコール性脂肪性肝炎
NERD	non-erosive reflux disease	非びらん性 GERD
NP	natriuretic peptide	抗利尿ペプチド
NYHA	New York Heart Association	ニューヨーク心臓協会
OAB	overactive bladder	過活動膀胱
OABSS	Overactive Bladder Symptom Score	過活動膀胱症状スコア
OI	osteogenesis Imperfecta	骨形成不全症
OMT	optimal medical therapy	至適薬物療法
P-CAB	potassium competitive acid blocker	カリウムイオン競合型アシッドブロッカー
PCI	percutaneous coronary intervention	経皮的冠動脈インターベンション
PPI	proton pump inhibitor	プロトンポンプ阻害薬
PSL	prednisolone	プレドニゾロン

略語	欧文	和文
PTH	parathyroid hormone	副甲状腺ホルモン
PTHrP	parathyroid hormone-related protein	PTH 関連タンパク
QALYs	quality-adjusted life years	質調整生存年
QOL	quality of life	生活の質
RBD	rapid eye movement sleep behavior disorder	REM 睡眠行動異常症
RCT	randomized controlled trial	無作為化比較試験
RE	reflux esophagitis	びらん性 GERD
RLS	restless legs syndrome	レストレスレッグス症候群
SABA	short-acting β_2-agonist	短時間作用性吸入 β_2 刺激薬
SAMA	short-acting muscarinic antagonist	短時間作用性抗コリン薬
SCA 3	spinocerebellar ataxia type 3	脊髄小脳失調症
SERM	selective estrogen receptor modulator	選択的エストロゲン受容体モジュレーター
SNV	single nucleotide variant	単塩基バリアント
TG	triglyceride	中性脂肪（トリグリセリド）
TGF	tubuloglomerular feedback	尿細管糸球体フィードバック
TIA	transient ischemic attack	一過性脳虚血発作
UC	ulcerative colitis	潰瘍性大腸炎
VTE	venous thromboembolism	静脈血栓塞栓症
YAM	young adult mean	——

I 総　論

総論

健康寿命とくすり

◀ 平均寿命と健康寿命は延びているが，不健康な期間は変わらない

　健康寿命とは，「健康上の問題で日常生活が制限されることなく生活できる期間」と定義されています（WHO, 2000 年）．近年，わが国では平均寿命および健康寿命ともに延びていますが，不健康な期間（平均寿命−健康寿命）は横ばいであり，改善が見られない状況が続いています（**表 1**）．健康上の問題で日常生活が制限されている状態が続けば介護が必要になることが多く，介護が必要になる人や介護の期間を減らすためには不健康な期間を減らすことが重要です．

　このような現状を踏まえて国立がん研究センターなどの 6 つのナショナルセンターによって疾患横断的研究連携事業が実施され，「疾患横断的エビデンスに基づく健康寿命延伸のための提言（第一次）（2021）」が公表されました（**表 2**）[1]．

　表 2 の提言の内容は各疾患分野ですでに述べられていることが多く，特に目新しいものではありません．しかし，様々な疾患を横断的に予防することは健康寿命をさらに延ばし，かつ不健康な期間を短くするためには重要であり，疾患横断的な提言はわが国の保健衛生の向上に貢献するものと期待されます．

表 1 ▶ 平均寿命と健康寿命の変化（厚生労働省，2021 年）

	平均寿命	健康寿命	不健康な期間
2001 年 男性 女性	 78.07 歳 84.93 歳	 69.40 歳 72.65 歳	 8.67 歳 12.28 歳
2019 年 男性 女性	 81.41 歳 87.45 歳	 72.68 歳 75.38 歳	 8.73 歳 12.07 歳

表2 疾患横断的エビデンスに基づく健康寿命延伸のための提言（第一次）

1）喫煙・受動喫煙	・たばこは吸わない ・他人のたばこの煙を避ける
2）飲酒	・節酒する．飲むなら節度のある飲酒を心がける ・飲まない人や飲めない人にお酒を強要しない
3）食事	年齢に応じて，多すぎない，少なすぎない，偏りすぎないバランスの良い食事を心がける ・食塩の摂取は最小限に ・野菜，果物の摂取は適切に，食物繊維は多く摂取する ・大豆製品を多く摂取する ・魚を多く摂取する ・赤肉・加工肉などの多量摂取を控える ・甘味飲料は控えめに ・年齢に応じて脂質や乳製品，たんぱく質摂取を工夫する ・多様な食品の摂取を心がける
4）体格	・やせすぎない，太りすぎない ・ライフステージに応じて，体格をその時々の適正な範囲で維持する
5）身体活動	・日頃から活発な身体活動を心がける
6）心理社会的要因	・心理社会的ストレスを回避する ・社会関係を保つ ・睡眠時間を確保し睡眠の質を向上させる
7）感染症	・肝炎ウイルスやピロリ菌の感染検査を受ける ・インフルエンザ，肺炎球菌，帯状疱疹を予防する
8）健診・検診の受診と口腔ケア	・定期的に健診を，適切に検診を受診する ・口腔内を健康に保つ
9）成育歴・育児歴	・出産後初期にはなるべく母乳を与える ・妊娠糖尿病，妊娠高血圧症候群，巨大児出産の経験のある人は将来の疾病に注意する ・早産や低出生時体重で生まれた人は将来の疾病に注意する

（国立高度専門医療センター医療研究連携推進本部：疾患横断的エビデンスに基づく健康寿命延伸のための提言（第一次）．2021，一部改変）

健康寿命に及ぼすくすりの効果は質調整生存年によって評価されることも

　表2に記載した予防的介入やくすりを用いた治療的介入によって，疾患の予後が改善し健康寿命はさらに延び，不健康な期間が短くなることが期待されます．このようなエビデンスを得るためには，長年にわたるコホート研究やランダム化比較試験などの前向き臨床試験が必要になります．特に，個々の患者に対して健康寿命や不健康な期間をプライマリ・エンドポイントとする研究を

健康寿命とくすり　3

実施する際には，患者を生涯にわたってフォローアップする必要があります．しかし，このような研究を実施することは事実上困難であり，健康寿命や不健康な期間をプライマリ・エンドポイントとしたコホート研究やランダム化比較試験はほとんどありません．

　一般に，くすりを用いた臨床試験では，一定の観察期間を区切ってその期間内の効果や有害反応などをアウトカムとし，これを用いてくすりの特徴が評価されていますが，前述のように健康寿命に及ぼす効果を評価することは困難です．しかし近年，観察期間を生活の質（quality of life：QOL）で重みづけした質調整生存年（quality-adjusted life years：QALYs）を用いて，観察期間におけるくすりの健康寿命に及ぼす効果を評価することが試みられています[2]．

QALYs とは

　QULYs は QOL で調整された生存年数であり，QULYs ＝ QOL 値×生存年数となります．また各患者の QOL 値は，EQ-5D 質問票[3]（移動の程度，身の周りの管理，普段の活動，痛み/不快感，不安/塞ぎこみ，の 5 つの項目に分類される）を用いて健康状態を評価し，完全に健康状態ならば 1，何らかの疾患や障害がある状態では 0 〜 1 の間の値となります．例えば，何らかの疾患でQOL 値が 0.6 の場合，その状態で 5 年間（観察期間）生存すると 3.0QULYs，10年間（観察期間）生存すると 6.0QULYs になります．

　QALYs は健康寿命とは異なる概念に基づきますが，くすりの効果を評価する試験で健康寿命の指標として用いられることが多くなっています．しかし，各患者における QOL 値は経過とともに変化することが多いため，一定期間毎に，その時点における QOL 値を再評価する必要があります．例えば，あるくすりを 5 年間投与する臨床試験を行ったところ，患者 A の QOL 値が 1 〜 3 年目は 0.8，4 〜 5 年目は 0.3 とすると QALYs は 3.0（0.8 × 3 + 0.3 × 2 = 3.0）になります．また，患者 B の QOL 値が 1 〜 3 年目は 0.6，4 〜 5 年目は 0.5 とすると QALYs は 2.8（0.6 × 3 + 0.5 × 2 = 2.8）になります．このように観察期間が同じでも，患者 A に比べて患者 B の方が健康寿命に問題があったことを示

唆する所見が得られます.

◀ くすりを選択する時に QALYs が良い指標になる可能性がある

近年，くすりの QALYs に関する情報は少しずつ集積されてきました.

次に，糖尿病治療薬に関する QALYs が示された臨床研究例[4]を紹介します.

本研究は，すでにメトホルミンが投与されている 2 型糖尿病患者を対象にして，選択的 SGLT2 阻害薬エンパグリフロジンあるいは選択的 DPP-4 阻害薬シタグリプチンを 3 年間追加投与した時の心血管系障害の発現頻度の差を検討したものです．その結果，エンパグリフロジン投与群の方がシタグリプチン投与群に比べて，①心血管系障害が発現するまでの期間は長い（0.07 年），②心血管系障害による死亡は少ない（11 ％減少），③ QALYs 値は大きい（0.19），ことが示されました．したがって，メトホルミンが投与されている 2 型糖尿病患者にエンパグリフロジンを追加した方が，より質の高い健康寿命が得られるものと思われます.

中高年になると慢性疾患に罹患し，多くの人々は薬物療法を受けています．しかし，十分な治療効果が得られないために重篤な病態を併発し，日常生活が著しく制限されることがあります．このような状況を踏まえ，健康寿命を延ばすとともに不健康な期間を短くするために QALYs 値の大きいくすりを選択する時代が来るものと思われます.

文献

1) 国立高度専門医療研究センター医療研究連携推進本部：疾患横断的エビデンスに基づく健康寿命延伸のための提言（第一次）．2021
2) 池田俊也，他：日本語版 EQ-5D-5L におけるスコアリング法の開発．保健医療科学 2015；64：47-55
3) Rabin R, et al.：EQ-5D: a measure of health status from the EuroQol Group. Ann Med 2011；33：337-343
4) Reifsnider O, et al.：ost-effectiveness analysis of empagliflozin versus sitagliptin as second-line therapy for treatment in patients with type 2 diabetes in the United States. Diabetes Obes Metab 2021；23：791-799

藤村昭夫

II 各 論

- 循環器疾患
- 内分泌代謝疾患
- 消化器疾患
- 呼吸器疾患
- 泌尿器疾患
- 腎疾患
- 脳神経疾患

循環器疾患／高血圧

1 高血圧：疾患概要と治療の基本方針

高血圧治療の基本方針

　高血圧の成因は多岐にわたり，一部は二次性高血圧として原因がはっきりしている場合もありますが，その大半が本態性高血圧に由来しています．高血圧治療ではまず，禁煙，塩分制限，運動，肥満の改善といった生活習慣の修正が勧められますが，これだけでは血圧の治療目標値に達するには難しい場合がほとんどです．多くの高血圧患者は，降圧薬による治療が必要とされます．1960年代まで，わが国の死亡原因として多く認められていた脳血管疾患は，以降は徐々に減少してきています．これは様々な降圧薬の登場によることが大きな一因と考えられます．一方で，近年では高齢化により心房細動の発症が増加しており，高血圧と合わせて心不全の発症が増加しています．実際，心疾患を原因とする死亡は増加しつつあります．高血圧は心房細動の発症リスクであり，早期から高血圧への介入を行うことで心房細動の発症も抑制できます．

　現在，降圧薬には様々な種類がありますが，高血圧ガイドラインでは，積極的適応がない場合，第一選択の降圧薬は，カルシウム拮抗薬，アンジオテンシン変換酵素（ACE）阻害薬またはアンジオテンシンII受容体拮抗薬（ARB），利尿薬があげられています．しかしながら，合併する疾患や病態によっては積極的適応を考慮して，降圧薬を選択することが推奨されます．

　第一選択の降圧薬を使用しても期待するほどの降圧効果が得られない場合や，副作用により継続使用が難しい場合もあります．また，どの降圧薬をまず使用するかは，処方する医師の経験によるところも大きいかと思います．本章では，主要降圧薬である上記の降圧薬に加え，循環器疾患で頻用されるβ遮断薬，また新規降圧薬として使用される機会が多くなっているアンジオテンシン受容体ネプリライシン阻害薬（ARNi）について，これらがどのような高血圧患

者に最も効果的かを各専門家より概説していただきます．高血圧の治療の最終目標は，単に血圧を下げることではなく脳心血管イベントを抑制することです．高血圧は，わが国において脳心血管病による死亡への寄与が最も高い生活習慣病の一つです．患者に適切な降圧薬を使用することで，この目標が達成できる可能性が高くなります．

　降圧薬の治療が開始されても，治療初期と同様に生活習慣の修正は引き続き重要です．また，高血圧治療の途中で医療側や患者が直面する課題や，治療方針を決定する際のポイントを考えながら，個々のケースに応じた最適なアプローチが求められます．

星出　聡

循環器疾患／高血圧 ▶▶ Ca 拮抗薬

Ca 拮抗薬が積極的に使用されるのはどのような場合？

● 症例

患者	経過
78 歳男性，脂質異常(症)	脂質異常の他に既往がない男性．冬季になり，診察室での血圧が急激に上昇した．夏季までは診察室血圧 128/63 mmHg であったが，冬季になり診察室血圧が 178/70 mmHg と高値であった．家庭血圧測定を実施したところ 1 週間平均の早朝家庭血圧が 167/68 mmHg と収縮期血圧の異常高値を認めた．二次性高血圧の精査を併せて行ったがいずれも否定的であり，本態性高血圧と診断された．血圧脈波検査で baPWV および CAVI は年齢平均よりも高値であった．Ca 拮抗薬を用いて治療を開始し，良好な降圧を得た．

 Ca 拮抗薬は血管拡張作用に優れる

　Ca 拮抗薬は他の降圧薬，たとえば ACE 阻害薬や ARB，利尿薬などと比較し，血管拡張作用に優れています．そのため，高血圧の病態として，交感神経活性の亢進ではなく，動脈硬化がおもな血圧上昇の原因となっている場合に特に有用です．本症例では，75 歳を超えた高齢者であり，さらに，拡張期血圧は正常範囲であるものの，収縮期血圧が異常高値を呈しています．以上より，交感神経活性の亢進ではなく，動脈硬化による血管スティッフネスの上昇が想定され，まずは Ca 拮抗薬を使用しました．ただし，特定の併存疾患(慢性心不全や心筋梗塞，慢性腎臓病など)がある場合は ACE 阻害薬や ARB が推奨されます(**図 1**)．

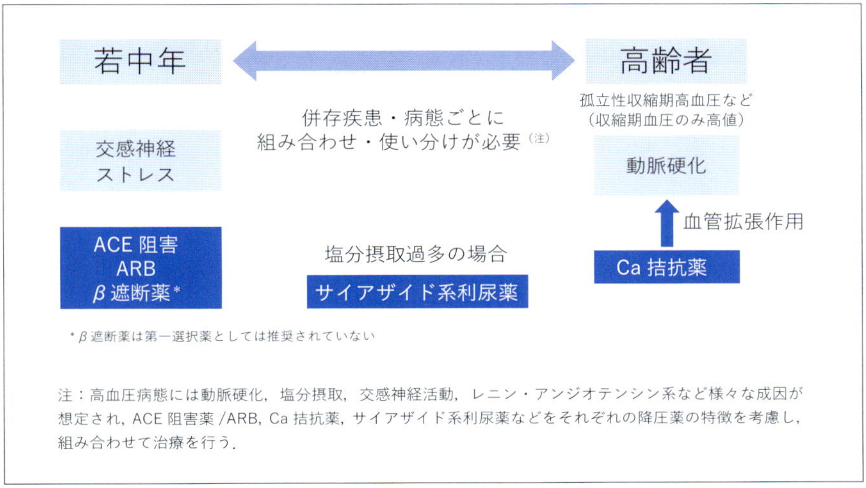

図1 高血圧病態に着目した降圧薬選択

表1 Ca 拮抗薬の適応，ARB/ACE 阻害薬との比較

	Ca 拮抗薬	ARB/ACE 阻害薬
左室肥大	●	●
左室収縮能の低下した心不全		●
狭心症	●	
冠攣縮性狭心症	●	
心筋梗塞後		●
タンパク尿 / 微量アルブミン尿を有する慢性腎臓病		●

point 2 ▶ **Ca 拮抗薬が推奨される併存疾患**

　　日本高血圧学会「高血圧治療ガイドライン 2019（JSH2019）」におい
て，Ca 拮抗薬の使用が推奨される疾患は**表 1** の通りです[1]．代表的
な併存疾患としては，狭心症や心肥大などが挙げられます．また，冠
攣縮性狭心症を有する場合も Ca 拮抗薬が推奨されます．

point 3　Ca拮抗薬は血圧変動が増大している症例で有効か

　一部の高血圧患者で，家庭血圧における早朝・夕就寝前の血圧差（ME差）[2]や，日ごとの血圧値のバラツキ（日間変動），24時間自由行動下血圧における日内の血圧値のバラツキ（血圧短期変動，日内変動）などの血圧変動が著明に増大している場合があります[3,4]．Ca拮抗薬を含む降圧薬治療はこれらの血圧変動の抑制に有用である可能性が示唆されています[5-7]．また，Ca拮抗薬は他の降圧薬と比較し，速効性に優れます．そのため，たとえば，冬季になり血圧が高値を呈する，夏季から冬季にかけての血圧変化（季節変動）が増大している場合について[8,9]，冬季寒冷時にCa拮抗薬を増量・追加し，夏季温暖時に血圧が一定以上低下すれば一旦減量・中止して経過観察するといった使い方をすることもあります[10]．

患者さんのQOLと治療目標

①Ca拮抗薬は降圧作用に優れますが，それゆえに過度な降圧により起立性低血圧やふらつき，転倒の原因となる場合があります．高齢の患者に使用する場合は少量から開始してゆるやかに増量していくことが推奨されます．

②治療目標について，高齢高血圧患者では75歳以上においては診察室血圧140/90 mmHg（家庭血圧135/85 mmHg）が推奨されています．高齢高血圧患者においてガイドライン上では，"自力で外来通院が可能な場合"は，認容性に応じて75歳未満と同様に治療目標を設定する（診察室血圧130/80 mmHg〈家庭血圧125/75 mmHg〉）．「"フレイル高齢者や要介護状態にある場合"は，個別の判断を要する」と記載されています．

My Best 処方

　早朝や夜間の血圧高値を抑制することをねらい，夕食後や就寝前投与を行う場合もありますが，本稿執筆時点で就寝前投与を支持する明確なエビデンスはありません.

処方例1：アムロジピン　1日1回5 mg，または10 mg

処方例2：ニフェジピンCR　1日1回20～80 mg（通常は40 mg効果不十分な場合は80 mg），あるいは1日2回・1回20～40 mg（1日最大80 mgまで）

文献

1) Umemura S, et al.：The Japanese Society of Hypertension Guidelines for the Management of Hypertension（JSH 2019）. Hypertens Res 2019；42：1235-1481

2) Narita K, et al.：Difference between morning and evening home blood pressure and cardiovascular events: the J-HOP Study（Japan Morning Surge-Home Blood Pressure）. Hypertens Res 2021；44：1597-1605

3) Narita K, et al.：The role of blood pressure management in stroke prevention: current status and future prospects. Expert Rev Cardiovasc Ther 2022；20：829-838

4) Parati G, et al.：Blood pressure variability: methodological aspects, clinical relevance and practical indications for management - a European Society of Hypertension position paper. J Hypertens 2023；41：527-544

5) Ojji DB, et al.：Effect of 3, 2-Drug Combinations of Antihypertensive Therapies on Blood Pressure Variability in Black African Patients: Secondary Analyses of the CREOLE Trial. Hypertension 2022:101161hypertensionaha12118333

6) Narita K, et al.：Short- to long-term blood pressure variability: Current evidence and new evaluations. Hypertens Res 2023；46：950-958

7) Kollias A, et al.：Treating Visit-to-Visit Blood Pressure Variability to Improve Prognosis: Is Amlodipine the Drug of Choice? Hypertension 2017；70：862-866

8) Stergiou GS, et al.：Seasonal variation in blood pressure: Evidence, consensus and recommendations for clinical practice. Consensus statement by the European Society of Hypertension Working Group on Blood Pressure Monitoring and Cardiovascular Variability. J Hypertens 2020；38：1235-1243

9) Narita K, et al.：Seasonal Variation in Day-by-Day Home Blood Pressure Variability and Effect on Cardiovascular Disease Incidence. Hypertension 2022；79：2062-2070

10) Narita K, et al.：Seasonal variation in blood pressure: current evidence and recommendations for hypertension management. Hypertens Res 2021；44：1363-1372

成田圭佑

循環器疾患／高血圧 ▶▶ ACE 阻害薬

ACE 阻害薬が積極的に使用されるのはどのような場合？

● 症例

患者	経過
76 歳男性，高血圧	数年前より狭心症を指摘され β 遮断薬が処方されている．高血圧症にてアムロジピン 5 mg も服用していた．胸部痛が持続するため救急外来を受診．心臓カテーテル検査にて前壁の梗塞を認めステント留置術を施行した．広範囲の心筋梗塞と診断され，一時的に LVEF < 40％と低値を示し，血圧のコントロールもつかないために，ACE 阻害薬を追加した．10 年前に脳梗塞の既往があり，今回入院中に慢性の嚥下性肺炎様陰影も認められたことから，肺炎治療も行われた．

 冠動脈イベント抑制効果を持つ

　急性冠症候群ガイドライン（2018 年改訂版）[1]では，二次予防として，左室機能低下（LVEF40 ％以下）や心不全を有する患者に対しては，発症早期（発症 24 時間以内）からの ACE（angiotensin-converting enzyme；アンジオテンシン変換酵素）阻害薬投与が強く推奨されます．ACE 阻害薬に副作用があるなどの患者に対しては，代替として ARB（angiotensin II receptor blocker；アンジオテンシン II 受容体拮抗薬）を投与するとされますが，本症例においては，急性心筋梗塞後で心不全・高血圧への対応も含め，ARB よりも ACE 阻害薬の使用が推奨されます．ACE 阻害薬のメリットとして，ACE によって分解されるブラジキニンの分解抑制による血管拡張や Na 利尿の増加が関与しているのではないかと言われています（**図 1**）．

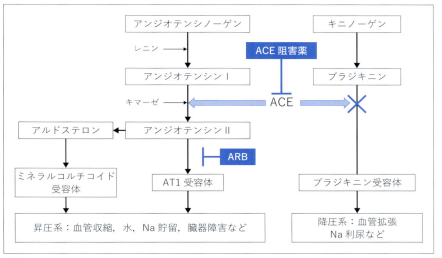

図1 ACE阻害薬とARBの作用機序の違い

point 2 誤嚥性肺炎に関して予防的効果がある可能性がある

　ACE阻害薬によって分解抑制されて増えたブラジキニンやその刺激によって放出されるサブスタンスPにより咳反射が誘導されます．脳梗塞の既往のある高血圧患者において，2000年前後にACE阻害薬の使用は肺炎の発症を3分の1に減らすという報告[2]や，ACEの遺伝子多型は高齢者の肺炎の起こりやすさに関連すること[3]など，咳反射の亢進を肺炎予防につなげる検討が行われ，ACE阻害薬を使用した高齢者ではCa拮抗薬と比較して，肺炎発症の有意な低下を示しました[4]．2012年に報告された脳卒中後の13,832人を対象とした台湾の臨床研究では，ACE阻害薬で有意に肺炎リスクを低下させましたが，ARBではその効果が見られないとしました[5]．最近，システマティックレビューがまとめられていますが[6]，ACE阻害薬の服用は，脳梗塞後の患者での肺炎予防には効果が示されることが多いですが，高齢者では必ずしも抑制効果が認められるわけではなく，その

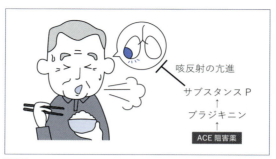

図2 ▶ 誤嚥性肺炎の予防につながる可能性

背後に脳卒中患者の嚥下障害の誘因としての咳反射の欠如が挙げられます．本症例では陳旧性脳梗塞患者でもあり，ACE阻害薬服用により肺炎の予防が期待されます（**図2**）．

安価である

ACE阻害薬の後に発売されたARBは薬価が高いことが指摘されていましたが，現在両者のジェネリック薬品が使用されている状況では，それほど大きな差はありません．たとえばオルメテック®OD錠（20 mg：37.4 円），オルメサルタン錠（20 mg：20.2 円など）に対して，エースコール®錠（2 mg：37.2 円），テモカプリル塩酸塩錠（2 mg：17.7 円）であることから，少々安価であるといえるでしょう．

処方時の留意点（空咳や血管浮腫に注意）

空咳や血管浮腫は，ACE阻害薬により起こりやすい有害作用で，血管浮腫はブラジキニンの増加に伴う血管拡張や血管透過性の亢進が要因となります（**図3**）．ARBでも両者は有害作用として注意する必要があり，ARBの使用頻度が増えるにつれて報告されています．ARBが原因となる理由は不明ですが，ヒスタミンや血小板活性因子

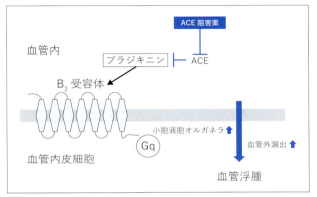

図3 空咳と血管浮腫に注意

がメディエーターになる機序も考えられています．

予後予測の目

　ACE阻害薬だけでなく，ARBにも言えることですが，長期的にレニン・アンジオテンシン（RA）系抑制薬の使用で，RA系によらないアルドステロンの増加が起こり，血圧コントロールの悪化や，心肥大やタンパク尿の増加などの臓器障害が認められることがあり，アルドステロンブレークスルー現象といわれています．RA系抑制薬の長期間使用時には注意が必要です．

My Best 処方

◎今回の症例では冠動脈疾患への対応
処方例：ペリントプリルエルグミン1日1回2 mg（朝食後）で追加
　安定冠動脈疾患（coronary artery disease：CAD）患者におけるβ遮断薬へのペリンドプリルの追加により，安全性とβ遮断薬を含む標準療法と比較しても心血管転帰と死亡率の減少をもたらした，A EUropean trial on Reduction Of cardiac events with Perindopril in stable coronary Artery disease（EUROPA）試験を参考に処方を追加しました．

患者さんの QOL と治療目標

心筋梗塞急性期を脱し，一過性の血圧上昇が落ち着く，あるいは ACE 阻害薬服用に伴う空咳などの有害作用に対して忍容性があるようであれば，アムロジピンを休止して ACE 阻害薬のみでのコントロールも可能となるかもしれません．

文献

1) 木村一雄（班長）：急性冠症候群ガイドライン（2018 年改訂版）．日本循環器学会，2019
2) Sekizawa K, et al.：ACE inhibitors and pneumonia. Lancet 1998；352：1069
3) Morimoto S, et al.：Deletion allele of the angiotensin-converting enzyme gene as a risk factor for pneumonia in elderly patients. Am J Med 2002；112：89-94
4) Okaishi K, et al.：Reduction of risk of pneumonia associated with use of angiotensin I converting enzyme inhibitors in elderly inpatients. Am J Hypertens 1999；12：778-783
5) Liu CL, et al.：Angiotensin-converting enzyme inhibitor/angiotensin II receptor blockers and pneumonia risk among stroke patients. J Hypertens 2012；30：2223-2229
6) Battini V, et al.：On the potential of drug repurposing in dysphagia treatment: New insights from a real-world pharmacovigilance study and a systematic review. Front Pharmacol 2023；14：1057301

茂木正樹

循環器疾患／高血圧 ▶▶ ARB

ARB が積極的に使用されるのは どのような場合？

● 症例

患者	経過
59歳男性, 糖尿病性腎症	40歳頃，人間ドックで高血糖を指摘され，近医で糖尿病の診断となり，内服加療が開始となった．最近，家庭血圧が140/90 mmHg台となり，専門医での加療を希望され当院を紹介受診した．初診時：血圧150/94 mmHg，下腿浮腫なし，尿タンパク（3＋），尿潜血（－），血清Cr 0.8 mg/dL，eGFR 76.8 mL/分/1.73 m^2．

ARB は，ACE 阻害薬と降圧効果は同等で，有害作用はより少ない

　アンジオテンシン II 受容体拮抗薬（angiotensin II receptor blocker：ARB）はアンジオテンシン II が作用する受容体（特に AT1 受容体）を特異的に阻害し，強力な血管収縮，体液貯留，交感神経活性を抑制することによって降圧作用を発揮します（**表 1**）．

　ARB の積極的適応は，左室肥大や心機能が低下している心不全，心筋梗塞後，脳血管障害，タンパク尿/微量アルブミン尿を有する慢性腎臓病（chronic kidney disease：CKD）を合併する高血圧で，ACE 阻害薬の有害作用（血管浮腫や咳嗽）を認める症例にも使用できます[1]．また ARB は積極的適応がない場合の高血圧に対し，最初に投与すべき降圧薬の一つであり，有害作用は用量にかかわらず低頻度です[1]．

心，腎，脳の臓器保護作用を有する

　ARB による臓器保護作用の大部分は降圧作用自体に由来するとさ

表1 ARB 一覧

一般名	製品名	備考
ロサルタンカリウム	ニューロタン®	「高血圧」以外に「高血圧及びタンパク尿を伴う2型糖尿病における糖尿病性腎症」の適応あり
シレキセチル	ブロプレス®	「高血圧」以外に「慢性心不全」の適応あり
バルサルタン	ディオバン®	
テルミサルタン	ミカルディス®	
オルメサルタン	オルメテック®	
イルベサルタン	イルベタン®	
アジルサルタン	アジルバ®	

れます[1]．75歳未満の尿タンパクを認めるCKD患者の高血圧治療には，糖尿病の有無を問わずARBおよびACE阻害薬を第一選択薬として用います[2]．CKDステージG4, 5では腎機能悪化や高カリウム血症に注意し，出現時には速やかに減量・中止し，Ca拮抗薬へ変更します[2]．

各種ガイドラインにおいて，糖尿病性腎症に対する効果のエビデンスより，ARBおよびACE阻害薬はタンパク尿を伴う糖尿病性腎症の高血圧に対して，第一選択薬として特に推奨されています[1,2]．そしてロサルタンは「高血圧」のみならず，「高血圧及びタンパク尿を伴う2型糖尿病における糖尿病性腎症」を適応症としています．

ARBは，利尿薬やCa拮抗薬との配合剤も多種類あり使いやすい

ARBの効果は大部分がクラス効果とされますが，ロサルタンカリウムの尿酸低下作用はエビデンスが集積しています．最近ではARBを含む併用療法として，ARB＋Ca拮抗薬，ARB＋利尿薬，ARB＋Ca拮抗薬＋利尿薬の配合剤の処方が増加しており（**表2**），過剰降圧に注意しながら配合剤により処方を単純化することは，アドヒアランスを改善し，血圧コントロールの改善に繋がるとされます．ただし，レニン・アンジオテンシン系阻害薬同士の併用療法には細心の注意が

表2 降圧薬2剤（ARB ＋利尿薬またはARB ＋Ca 拮抗薬）の配合剤

商品名		ARB 一般名	用量	利尿薬 ヒドロクロロチアジド		トリクロルメチアジド	Ca 拮抗薬 アムロジピン			アゼルニジピン		シルニジピン
				6.25 mg	12.5 mg	1 mg	2.5 mg	5 mg	10 mg	8 mg	16 mg	10 mg
プレミネント®	LD	ロサルタン	50 mg		●							
	HD		100 mg		●							
エカード®	LD	カンデサルタン	4 mg	●								
	HD		8 mg	●								
コディオ®	MD	バルサルタン	80 mg	●								
	EX				●							
ミコンビ®	AP	テルミサルタン	40 mg		●							
	BP		80 mg		●							
イルトラ®	LD	イルベサルタン	100 mg			●						
	HD		200 mg			●						
ユニシア®	LD	カンデサルタン	8 mg				●					
	HD							●				
エックスフォージ®		バルサルタン	80 mg					●				
ミカムロ®	AP	テルミサルタン	40 mg					●				
	BP		80 mg					●				
アイミクス®	LD	イルベサルタン	100 mg					●				
	HD								●			
レザルタス®	LD	オルメサルタン	10 mg							●		
	HD		20 mg								●	
ザクラス®	LD	アジルサルタン	20 mg				●					
	HD							●				
アテディオ®		バルサルタン	80 mg									●

必要です．

◀ **処方時の留意点**

・腎機能低下症例には，少量から開始し，投与1〜2週間後に，血圧・腎機能・電解質をチェックします．

- 減塩が不十分な場合，降圧作用は減弱します．
- 降圧には，本薬の増量よりもCa拮抗薬か利尿薬（腎機能低下がなければサイアザイド系）との併用が優れています．
- 形成異常誘発性があり妊婦には禁忌です．妊娠可能年齢の女性に対しては，十分に説明し同意のもとに投与するなどの配慮を要します．
- 重症肝障害患者には慎重投与とします．
- 両側性腎動脈狭窄例または単腎で一側性腎動脈狭窄例の場合，使用に伴って急速に腎機能低下をきたすことがあるため原則使用しません．
- 重度の体液量またはNa減少例，高カリウム血症を有する高血圧患者への使用には十分な注意が必要です．

患者さんのQOLと治療目標

害は少なく，益は最大限に

　ARB投与中におけるeGFRの過度な低下の原因には，動脈硬化性腎動脈狭窄症（特に両側性），非ステロイド性抗炎症薬（NSAIDs）やシクロスポリン投与，心不全，脱水（特に高齢者では夏場や下痢，食思不振時），尿路異常（特に水腎症）などがあります．これらの可能性のあるときには，慎重に投与するか投与を控えます．降圧薬を服用中の患者で，食事摂取ができない，嘔吐している，下痢をしている，あるいは発熱など脱水になる危険があるときには，急性腎障害（acute kidney injury：AKI）予防の観点から，これらの降圧薬を中止して速やかに受診するように患者に指導する必要があります．特に高齢者では上記に加えて夏場の脱水に注意が必要であり，また他院で腰痛などのためにNSAIDsを投与されていることもあり，そのような薬剤を投与されていないかを確認する必要があります．

My Best 処方

タンパク尿を有する CKD 患者に対する ARB の処方例

通常用量から開始し，1 か月後に血圧・腎機能・電解質チェックします．ステージ G4 以降の CKD 患者（< GFR 30 mL/ 分 /1.73 m^2）には，通常用量の半量から開始し，2 週間後に血圧・腎機能・電解質チェックします．
処方例 1：ロサルタン　1 日 1 回 50 mg（1 日最大 100 mg）
処方例 2：アジルサルタン　1 日 1 回 20 mg（1 日最大 40 mg）
処方例 3：カンデサルタン　1 日 1 回 4 mg（1 日最大 12 mg）
処方例 4：バルサルタン　1 日 1 回 40 mg（1 日最大 160 mg）
処方例 5：テルミサルタン　1 日 1 回 20 mg（1 日最大 80 mg）
処方例 6：オルメサルタン　1 日 1 回 10 mg（1 日最大 40 mg）
処方例 7：イルベサルタン　1 日 1 回 50 mg（1 日最大 200 mg）

文献

1) 日本高血圧学会高血圧治療ガイドライン作成委員会：高血圧治療ガイドライン 2019（JSH2019）．ライフサイエンス出版，2019
2) 日本腎臓学会：エビデンスに基づく CKD 診療ガイドライン 2023．東京医学社，2023

中川直樹

循環器疾患／高血圧 ▶▶▶ 利尿薬

5 降圧目的の利尿薬に使い分けは必要？

● 症例

患者	経過
62歳男性，高血圧	10年前に高血圧を指摘され，アムロジピンとテルミサルタンを服用している．直近の家庭血圧は早朝が145/88 mmHg，就寝前が152/92 mmHgと，以前に比べて高値となっている．生活習慣を改善したいとは思っているものの仕事が多忙で外食が多く，塩分の摂取過多を自覚している．

 食塩摂取量が多いとACE阻害薬・ARBの効果は減弱しやすい

　ACE阻害薬・ARBはCa拮抗薬とともに頻用されている降圧薬であり，タンパク尿がある慢性腎臓病や，左室肥大といった合併症を有する患者に対して積極的な適応があります．その一方で，IDNT研究・RENAAL研究のpost-hoc解析では，推定食塩摂取量が多いとARBの心腎イベント抑制効果が弱まることが明らかにされています（**図1**）[1]．ARBの血圧に対する作用も，食塩摂取量の少ない患者に比して食塩摂取量の多い患者では減弱することが知られています[2]．高血圧患者の非薬物療法として減塩が重要なのは言うまでもありませんが，減塩とともに利尿薬を併用することでACE阻害薬やARBの有効性を高めることができます[2]．提示症例のように食塩摂取量が多く，また夜間高血圧を合併する場合には，利尿薬を上手に活用することで血圧管理が改善する可能性があります．

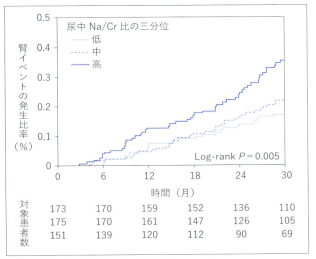

図1 ARB投与患者における尿Na/Cr比別の腎イベント発生率（IDNT研究・RENAAL研究のpost-hoc解析）
(Lambers Heerspink HJ, et al.：Moderation of dietary sodium potentiates the renal and cardiovascular protective effects of angiotensin receptor blockers. Kidney international 2012；82：330-337. より引用)

血清K濃度に配慮する

　降圧利尿薬の使い分けを考える上でのポイントは，対象患者の血清K濃度です．一般に，サイアザイド系利尿薬は血清K濃度を低下させる方向に，MR拮抗薬は血清K濃度を上昇させる方向に作用します．血清K濃度は正常より低値であっても，また高値であっても，予後の悪化と関連することから（**図2**）[3]，血清K濃度4.0〜4.2 mEq/L程度を目安として，低めの場合にはMR拮抗薬，また高めの場合にはサイアザイド系利尿薬といった降圧利尿薬の使い分けが考えられます．特に低カリウム血症はサイアザイド系利尿薬に対する抵抗性の要因となるため，血圧管理の観点からも血清K濃度（4.0〜4.2 mEq/L）にする必要があります．

　なお，アンジオテンシン受容体ネプリライシン阻害薬（ARNi）については

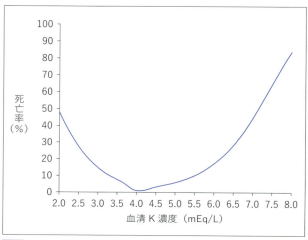

図2 血清K濃度と死亡率の関係
(Kashihara N, et al.: Hyperkalemia in Real-World Patients Under Continuous Medical Care in Japan. Kidney Int Rep 2019; 4: 1248-1260, より引用)

血清K濃度への影響が比較的小さいと考えられ，血圧管理を強化したい場合にARBからの切り替えが選択肢となります．ACE阻害薬を内服している場合には，ARNi開始の少なくとも36時間前にACE阻害薬を中止する必要があります．

腎機能に応じた使い分け

慢性腎臓病患者では一般にサイアザイド系利尿薬の効果が減弱すると考えられていますが，最近の研究により，適切な薬剤と用量を用いることで血圧管理を向上させることが報告されています[4]．一方で，サイアザイド系利尿薬の使用により血清尿酸値が上昇するため，慢性腎臓病などの高尿酸血症を合併しやすい病態では，血清尿酸値への影響にも配慮する必要があります．MR拮抗薬の使用に伴う高カリウム血症のリスクは腎機能の低下とともに上昇するため，慢性腎臓病患者に使用する場合には低用量から開始するのが一般的です．

表1 利尿作用のある降圧薬の臓器保護効果と慢性腎臓病患者における注意点

薬剤	臓器保護効果	慢性腎臓病患者における注意点
スピロノラクトン	慢性心不全患者の予後改善	無尿または急性腎不全の患者には禁忌
エプレレノン	慢性心不全患者の予後改善, タンパク尿減少	高血圧ではCcr 50 mL/分未満の患者には禁忌
エサキセレノン	タンパク尿減少	eGFR 30 mL/分/1.73 m^2 未満の患者には禁忌
サクビトリルバルサルタン	慢性心不全患者の予後改善	血中濃度が上昇するおそれがあり,低用量から開始することを考慮

慢性腎臓病患者に MR 拮抗薬や ARNi を使用する場合の注意点を**表 1** に示します.

予後予測の目

　利尿作用を有する降圧薬の中には,臓器保護効果が報告されている薬剤があります(**表 1**).慢性心不全に対する有用性が示されている薬剤としては MR 拮抗薬であるスピロノラクトンやエプレレノン,サクビトリルバルサルタン(ARNi)があります.またタンパク尿に対する適応はありませんが,エプレレノンやエサキセレノンにはタンパク尿減少効果があることが報告されています[5,6].降圧利尿薬を併用する一番の目的は,血圧管理を向上させることにありますが,このような薬剤ごとの特性の差異は,予後改善の観点から使い分けの参考となります.

My Best 処方

高血圧患者に対する利尿薬の処方

血清カリウム濃度に応じ下記を使い分ける.
処方例 1:(Ca 拮抗薬や ARB に加えて)エサキセレノン　1 日 1 回 2.5 mg(適宜増量)
処方例 2:(ARB に加えて)インダパミド　1 日 1 回 1 〜 2 mg(適宜増量)

文献

1) Lambers Heerspink HJ, et al.：Moderation of dietary sodium potentiates the renal and cardio-vascular protective effects of angiotensin receptor blockers. Kidney international 2012；82：330-337

2) Vogt L, et al.：Effects of dietary sodium and hydrochlorothiazide on the antiproteinuric efficacy of losartan. J Am Soc Nephrol 2008；19：999-1007

3) Kashihara N, et al.：Hyperkalemia in Real-World Patients Under Continuous Medical Care in Japan. Kidney Int Rep 2019；4：1248-1260

4) Agarwal R, et al.：Chlorthalidone for Hypertension in Advanced Chronic Kidney Disease. N Engl J Med 2021；385：2507-2519

5) Nishimoto M, et al.：Mineralocorticoid receptor blockade suppresses dietary salt-induced ACEI/ARB-resistant albuminuria in non-diabetic hypertension: a sub-analysis of evaluate study. Hypertension research：official journal of the Japanese Society of Hypertension 2019；42：514-521

6) Ito S, et al.：Esaxerenone (CS-3150) in Patients with Type 2 Diabetes and Microalbuminuria (ESAX-DN): Phase 3 Randomized Controlled Clinical Trial. Clin J Am Soc Nephrol 2020；15：1715-1727

柴田　茂

β遮断薬が積極的に使用されるのはどのような場合？

● 症例

患者	経過
58歳男性，高血圧	労作性狭心症で経皮的冠動脈インターベンション（percutaneous coronary intervention：PCI）歴あり．最近血圧が上昇し，診察室血圧は150/100 mmHg，家庭血圧は145/90 mmHg程度であった．身長170 cm，体重65 kg，心拍数84/分．心電図は洞調律，左室肥大，心エコーでも全周性の左室壁肥厚を認めたが，左室収縮能は良好であった．生活習慣の改善を強化したが，その後も血圧コントロールは不良であった．

β遮断薬は第一選択薬から外れてしまった

「日本高血圧学会高血圧治療ガイドライン2019（JSH2019）」[1]をはじめ，近年の高血圧ガイドライン[2]では，β遮断薬は主要降圧薬クラスに含まれているものの第一選択薬からは外れています．その理由としては，β遮断薬は単独あるいは併用療法において，糖尿病新規発症抑制，臓器障害抑制，心血管イベント発症抑制に関して他剤と比較し劣るというエビデンスがあることが原因とされます．これらのエビデンスはβ遮断薬のなかでもアテノロールを用いた試験の結果に基づきますが，現在汎用されているカルベジロールやビソプロロールは高血圧治療薬としての臨床試験は組まれておらず，エビデンスレベルの高い研究は今のところありません．

β遮断薬は冠動脈疾患，心不全，心房細動，高心拍数患者などで推奨

「日本高血圧学会高血圧治療ガイドライン2019（JSH2019）」では，

表1 ▶ 主要降圧薬の積極的適応

	Ca拮抗薬	ARB/ACE阻害薬	サイアザイド系利尿薬	β遮断薬
左室肥大	●	●		
LVEFの低下した心不全		●[*1]	●	●[*1]
頻脈	●（非ジヒドロピリジン系）			●
狭心症	●			●[*2]
心筋梗塞後		●		●
タンパク尿/微量アルブミン尿を有するCKD		●		

[*1] 少量から開始し，注意深く漸増する．
[*2] 冠攣縮には注意．
（日本高血圧学会高血圧治療ガイドライン作成委員会（編）：高血圧治療ガイドライン2019．ライフサイエンス出版．p77．表5-1を転載）

β遮断薬は特定の適応がある場合にのみ推奨されています（**表1**）[1]．一方，最近発表されたヨーロッパ高血圧学会（European Society of Hypertension：ESH）のガイドラインでは，心不全，狭心症，心筋梗塞後，心房細動，大動脈解離などの心血管疾患合併例，出産可能な若い女性，交感神経活性の亢進が認められる若年の高血圧患者，安静時心拍数が増加している（80/分以上）高血圧患者，甲状腺機能亢進症，などではβ遮断薬を積極的に検討しても良いとされています[2,3]．

point 3　日常臨床で使用される主なβ遮断薬はビソプロロールとカルベジロール

β遮断薬は均質なクラスを構成するわけではなく，$β_1$受容体選択性の高さや，内因性交感神経刺激作用（intrinsic sympathetic activity：ISA）の有無，脂溶性か水溶性か，などいくつかの薬理学的な違いがあります（**表2**）．$β_1$受容体選択性の高い薬剤では$β_2$受容体抑制作用が小さく，気管支喘息や慢性閉塞性肺疾患（chronic obstructive

表2 国内で高血圧適応のあるおもな β 遮断薬

	β_1 受容体選択性	ISA	α 遮断作用	
ビソプロロール	（＋）	（－）	（－）	徐拍化傾向が強い 慢性心不全に適応 β_1 受容体選択性が最も高い
カルベジロール	（－）	（－）	（＋）	降圧効果は強くない 慢性心不全に適応
アテノロール	（＋）	（－）	（－）	徐拍化傾向が強い
プロプラノロール	（－）	（－）	（－）	小児で使用されることが多い
メトプロロール	（＋）	（－）	（－）	海外では慢性心不全に適応
ラベタロール	（－）	（－）	（＋）	妊娠高血圧で使用されることが多い

pulmonary disease：COPD）への影響が少ないとされています．ISA を有する β 遮断薬は徐脈傾向の強い患者や高齢者で使用しやすいとされますが，最近ではその効果は懐疑的とされています．また，β 遮断薬は相対的 α 刺激亢進により末梢血管抵抗を上げたり，脂質・糖代謝を増悪させるとされていますが，カルベジロールなどの α β 遮断薬ではこれらの作用を軽減させることができます．ビソプロロールは β_1 受容体選択性が最も高く，脂溶性も高い薬剤であり，カルベジロールと並んで汎用されています．

処方時の留意点

β 遮断薬は β_2 受容体を介して気管支攣縮を誘発させる可能性があるため，従来，気管支喘息や COPD においては投与が禁忌とされてきました．しかし，最近の 67 万人以上の COPD 患者を対象にしたメタ解析によれば，β 遮断薬は全死亡および入院死亡率を低下させました[4]．さらに，β_1 選択性が高い β 遮断薬では，COPD の増悪をも減少させました．ただし，重症喘息患者，徐脈症例（心拍数 60/ 分未満）では注意が必要です．また，ビソプロロールなど脂溶性の β 遮断薬は血液脳関門（blood-brain barrier：BBB）を通過しやすく，うつ症状

❻ β 遮断薬が積極的に使用されるのはどのような場合？　　31

や倦怠感などの中枢神経作用の出現が懸念されていましたが，最近では否定的な報告も出ています[5]．心不全に関しては，特に心機能が低下している心不全（heart failure with reduced ejection fraction：HFrEF）患者では，少量から導入し漸増する必要があります．

予後予測の目

心房細動と高血圧

超高齢社会をむかえ，高血圧患者，心房細動患者はともに増加しており，両者の併存症例も増えています．β遮断薬は，心房細動を合併した高血圧患者において，血圧降下作用と心拍数のコントロールの面から臨床現場では中心的に用いられています．しかしながら，心房細動の新規発症予防（一次予防）に関しては，RA系阻害薬の心房細動発症抑制効果が国内外の縦断観察研究にて一部示されているのみで，β遮断薬の効果は明確ではありません．また，心房細動再発予防（二次予防）に関しても，β遮断薬で中程度の再発率減少を示唆するいくつかの小規模な研究があるのみで，その有効性は確立されていません．

My Best 処方

β遮断薬使用が積極的に推奨される高血圧患者に対する処方例

冠動脈疾患や心房細動を合併し，比較的心拍数が増加している（80/分以上）高血圧患者には，積極的にβ遮断薬使用を考慮する．
◎心拍数84/回の若年男性で冠動脈疾患合併高血圧患者
　処方例：ビソプロロール　1日1回5 mg
◎心房細動合併高血圧患者
　処方例：カルベジロール　1日1回10 mg（最大20 mg）
　　　　　アムロジピン　1日1回5 mg
　　　　　を併用する

文献

1) 日本高血圧学会高血圧治療ガイドライン作成委員会（編）：高血圧治療ガイドライン2019．日本高血圧学会，2019
2) Mancia G, et al．：2023 ESH Guidelines for the management of arterial hypertension The Task Force for the management of arterial hypertension of the European Society of Hypertension: Endorsed by the International Society of Hypertension（ISH）and the European Renal

Association（ERA）. J Hypertens 2023；41：1874-2071
3）Mancia G, et al.：Individualized Beta-Blocker Treatment for High Blood Pressure Dictated by Medical Comorbidities: Indications Beyond the 2018 European Society of Cardiology/European Society of Hypertension Guidelines. Hypertension 2022；79：1153-1166
4）Yang YL, et al.：Association of β-blocker use with survival and pulmonary function in patients with chronic obstructive pulmonary and cardiovascular disease: a systematic review and meta-analysis. Eur Heart J 2020；41：4415-4422
5）Riemer TG, et al.：Do β-Blockers Cause Depression?: Systematic Review and Meta-Analysis of Psychiatric Adverse Events During β-Blocker Therapy. Hypertension 2021；77：1539-1548

椎名一紀

循環器疾患／高血圧 ▶▶ アンジオテンシン受容体ネプリライシン阻害薬

7 ARNi が積極的に使用されるのはどのような場合？

● 症例

患者	経過
58歳男性，高血圧，高尿酸血症，BMI 27kg/m²	高血圧治療のためバルサルタン 80 mg を内服中，家庭血圧の平均が 135/84 mmHg であったためサイアザイド系利尿薬を処方した．その後，家庭血圧の平均は 127/76 mmHg まで低下し，生活習慣には大きな変化はなかったが，血清尿酸値が 6.8 mg/dL から 7.8 mg/dL まで上昇した．両薬剤を中止し，サクビトリルバルサルタンに変更したところ家庭血圧の平均は 128/78 mmHg，血清尿酸値は 6.7 mg/dL となった．

 point 1 ARNi はレニン・アンジオテンシン（RA）系と抗利尿ペプチド（NP）系を同時に制御する薬剤である

　現在，臨床で用いられるアンジオテンシン受容体（AT1）ネプリライシン阻害薬（angiotensin receptor-neprilysin inhibitor：ARNi）は ARB のバルサルタンとネプリライシン阻害薬のサクビトリルが 1：1 の分子量で含まれる薬剤です[1]．ARB は降圧治療の第一選択薬として位置づけられていますので，降圧薬としての ARNi の新規性はネプリライシン阻害作用に特徴づけられます．ネプリライシンはペプチド分解酵素で，その基質は数多くありますが，ネプリライシン阻害による臨床的効果はおもに抗利尿ペプチド（natriuretic peptide：NP）の分解阻害による増加に基づきます．NP（ANP, BNP, CNP）は NP 受容体に結合することにより細胞内の cyclic guanosine monophosphate（cGMP）を増加することで生体内反応を引き起こし多くの生理作用を惹起しますが，NP による降圧作用はおもに Na 利尿作用に基づきます（**図 1**）[1]．

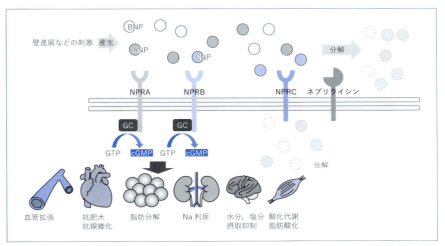

図1 NPの代謝経路

(Yamamoto K, et al.：Angiotensin receptor-neprilysin inhibitors: Comprehensive review and implications in hypertension treatment. Hypertens Res 2021；44：1239-1250 より引用改変)

ARNiの降圧作用はARBと降圧利尿薬の併用作用に類似する

　多くの臨床研究から，ARNiの降圧効果は従来のレニン・アンジオテンシン（RA）系阻害薬（ARB, ACE阻害薬）よりも強いことが明らかにされています．ネプリライシン阻害による主要な薬効がNa利尿であることを考えると，降圧薬としてのARNiの作用はARBと降圧利尿薬の併用に類似していると考えられます．実際に食塩摂取で血圧が上昇しやすい食塩感受性高血圧患者を対象にARNiとバルサルタンと比較した研究では，ARNi開始後の尿中Na排泄量と尿量の増加を認めています[2]．したがって，降圧利尿薬が効きやすい高血圧患者はARNiが効きやすいと考えられ，そのような患者像に関して後述します．

ARNi は代謝系に影響を及ぼしうる

　NP や他のネプリライシン基質が代謝に影響を及ぼしうることから，ARNi は代謝系に影響を及ぼし得ることが示されています．左室収縮機能（EF）が低下した心不全患者対象の PARADIGM-HF 試験では，ARNi が ACE 阻害薬のエナラプリルに比較して新規糖尿病発症は抑制しなかったが，糖尿病合併患者の HbA1c が経過中サクビトリル・バルサルタンで有意に低値であり，新規インスリン導入率も抑制されたことが報告されています[3]．高血圧患者に関しては，アムロジピンとの比較試験でサクビトリル・バルサルタンが体重には影響を及ぼさずインスリン抵抗性を改善することが報告されています[4]．血清尿酸値に対しては心不全患者対象の PRADIGM-HF 試験や PARAGON-HF 試験では RA 系阻害薬に比べて一貫して低値であったことが報告されています[5,6]．

ARNi は心不全合併高血圧や治療抵抗性高血圧に積極的に使用すべきである（表 1）

　エビデンスが明確であり，ARNi の使用が積極的に推奨される高血圧患者は心不全合併例です．大規模臨床試験からは EF の保たれた心不全患者への RA 系阻害薬に比べた優越性は示されていないものの，心機能が中等度低下している心不全（heart failure with mildly reduced ejection fraction：HFmrEF）には効果的であることが示されており，心エコーで EF が 50％未満の高血圧患者には積極的な使用が推奨されます（心不全と高血圧では用法が違うことに注意）．治療抵抗性高血圧は第一選択薬の併用にもかかわらず（CCB，ARB か ACE 阻害薬，降圧利尿薬）降圧目標が達成できない高血圧です．ガイドラインでは MR 拮抗薬の使用が推奨されていますが，ARB か ACE 阻害薬から ARNi への切り替えも積極的に考慮すべきです．

表1 ▶ ARNi が積極的に使用される高血圧

積極的に使用すべき	・心不全合併高血圧 ・治療抵抗性高血圧
積極的に使用してよい	・食塩感受性高血圧，食塩摂取過剰を伴う高血圧 　→肥満，ABPM で non-dipper パターン，夜間頻尿 　　高齢者高血圧（但し過降圧に注意） ・糖，尿酸代謝異常合併高血圧（特に利尿薬誘発性） ・CKD 合併高血圧（タンパク尿あり）

ARNi は食塩感受性が強く代謝障害を有する高血圧に積極的に使用してよい（表1）

　point 2 に記載しましたが，ARNi が効果的と考えられる高血圧患者は降圧利尿薬が効きやすい患者像と一致します．食塩摂取で血圧が上昇しやすい食塩感受性高血圧，食塩摂取過剰を認める患者が該当します．食塩感受性高血圧と関連する病態としては肥満，24時間自由行動血圧（ABPM）で non-dipper pattern（夜間に血圧が低下しない），夜間頻尿などが挙げられます．高齢者の高血圧でも食塩感受性が亢進していますが，過降圧に注意して使用することが必要です．一方，降圧利尿薬に比較してのメリットとしては代謝系への悪影響が起こりにくいことが挙げられます．特に ARB 投与中に高尿酸血症を有していたり，降圧利尿薬投与後に血清尿酸値の上昇を認めたりする高血圧患者では ARNi の投与を積極的に考慮してよいです．また，降圧利尿薬では電解質異常が生じることがあります．ARNi でも電解質異常は生じ得ますが，RA 系阻害薬と降圧利尿薬使用中に電解質異常が生じた場合，ARNi への切り替えも検討します．

予後予測の目

ARNiはCKDを有する高血圧患者にも有効です

　RA系阻害薬は，タンパク尿ありのCKD合併高血圧の第一選択薬としてガイドラインでも優先的な使用が推奨されています．心不全患者対象のPRADIGM-HF試験やPARAGON-HF試験ではARNi投与はRA系阻害薬投与に較べてeGFRの低下が抑制される結果が得られています[7,8]．CKD合併高血圧患者においてARNiを用いて安全に降圧できることが示されています[9]．ARNiが非心不全患者に対してRA系阻害薬よりも強い腎保護効果を有することは証明されていませんが，タンパク尿がある場合，カルシウム拮抗薬よりも腎保護効果が強いことが示唆されます．

患者さんのQOLと治療目標

ARNiは認知機能に悪影響を及ぼしません

　ネプリライシンはアルツハイマー型認知症の原因物質のアミロイドβを分解するため，ARNiはアルツハイマー病発症に関与することが危惧されていました．その懸念を検証するために心不全患者を対象にARNiとARB（バルサルタン）を比較したPERSPECTIVE試験では，両群間に認知機能の差を認めず，脳アミロイドβ沈着はARNiでむしろ軽度である傾向を認めました[10]．高血圧患者でのエビデンスはありませんが，少なくともARNiがアルツハイマー病を促進することはなさそうです．

My Best 処方

治療抵抗性高血圧に対する処方例

処方例1：アムロジピン（10 mg）1日1回朝食後
　　　　　サクビトリルバルサルタン（200 mg）1日1回朝食後
　　　　　インダパミド（2 mg）1日1回朝食後

CKD合併高血圧（タンパク尿あり）に対する処方例

処方例1：サクビトリルバルサルタン（200 mg）1日1回朝食後

文献

1) Yamamoto K, et al.：Angiotensin receptor-neprilysin inhibitors: Comprehensive review and implications in hypertension treatment. Hypertens Res 2021；44：1239-1250
2) Wang TD, et al.：Effects of Sacubitril/Valsartan (LCZ696) on Natriuresis, Diuresis, Blood Pressures, and NT-proBNP in Salt-Sensitive Hypertension. Hypertension 2017；69：32-41
3) Seferovic JP, et al.：Effect of sacubitril/valsartan versus enalapril on glycaemic control in patients with heart failure and diabetes: a post-hoc analysis from the PARADIGM-HF trial. Lancet Diabetes Endocrinol 2017；5：333-340
4) Jordan J, et al.：Improved Insulin Sensitivity With Angiotensin Receptor Neprilysin Inhibition in Individuals With Obesity and Hypertension. Clin Pharmacol Ther 2017；101：254-263
5) Mogensen UM, et al.：Sacubitril/valsartan reduces serum uric acid concentration, an independent predictor of adverse outcomes in PARADIGM-HF. Eur J Heart Fail 2018；20：514-522
6) Selvaraj S, et al.：Serum uric acid, influence of sacubitril-valsartan, and cardiovascular outcomes in heart failure with preserved ejection fraction: PARAGON-HF. Eur J Heart Fail 2020;22:2093-2101
7) Mc Causland FR, et al.：Angiotensin-Neprilysin Inhibition and Renal Outcomes in Heart Failure With Preserved Ejection Fraction. Circulation 2020；142：1236-1245
8) Damman K, et al.：Renal Effects and Associated Outcomes During Angiotensin-Neprilysin Inhibition in Heart Failure. JACC Heart Fail 2018；6：489-498
9) Ito S, et al.：Safety and efficacy of LCZ696, a first-in-class angiotensin receptor neprilysin inhibitor, in Japanese patients with hypertension and renal dysfunction. Hypertens Res 2015；38：269-275
10) Galo J, et al.：Effect of Sacubitril/Valsartan on Neurocognitive Function: Current Status and Future Directions. Am J Cardiovasc Drugs 2021；21：267-270

山本浩一

循環器疾患／心房細動

8 心房細動：疾患概要と治療の基本方針

心房細動とは

　心房細動は日常診療において遭遇する機会の多い不整脈であり，高齢者に多くみられます．心房細動では，心房内で心筋興奮の電気信号が乱れてしまって心房が細かく震えるように動く状態になります（**図1A**）．このときの心拍数は房室結節によって調整されています．

　心房細動の診断は，心電図所見に基づいて行われます．洞調律時は規則正しいリズムで心房の収縮を示すP波が出現しますが，心房細動ではP波は認めなくなり，基線の細動波を認めるようになります（**図1B①**）．そして，心房細動のために心房からの信号が規則正しいリズムで心室に伝わらなくなり，心室の収縮を表すQRS波の出現間隔が不規則になります（**図1B②**）．

　臨床症状としては，心房細動を起こして心拍数が速くなると，全身臓器への血液循環が低下するために，疲労感や息苦しさを伴ったりします．ときに脳への血液循環が停滞するために，眩暈やふらつきが生じることがあります．加えて，心房細動のために左心房（特に左心耳）で血流が滞ってしまい，凝固因子の活性化に伴ってフィブリン血栓が形成されます．この血栓が心臓から流出して脳血管を閉塞することで心原性脳塞栓症を発症します．このため，心房細動患者に対して適切な抗凝固療法を行って脳梗塞発症を予防することは，患者の生命予後改善とQOL（quality of life；生活の質）向上にとって極めて大切です．

　心房細動に伴う脳塞栓症発症リスクの評価は，①心不全，②高血圧，③年齢，④糖尿病，⑤脳卒中/一過性脳虚血発作（transient ischemic attack：TIA）の既往（各1点，脳卒中/TIAは2点）の5項目から構成されるCHADS$_2$スコアで行われます（**表1**）．そして，スコア0点を低リスク，1点を中等度リスク，2点以上を高リスクとしています．米国メディケア加入者におけるワルファリン

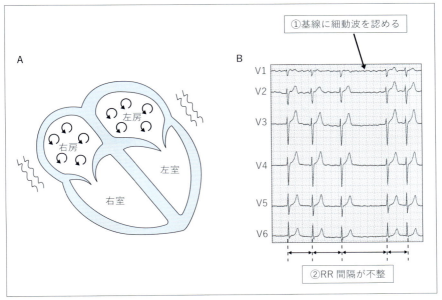

図1 心房細動のメカニズムと心電図所見
A：心房内で心筋興奮の電気信号が乱れて生じるために，心房が細かく激しく震えるように動いている．
B：心房細動の心電図所見（胸部誘導）．①基線に細動波を認め，②RR間隔の不整が特徴的な所見である．

表1 CHADS₂スコア

頭文字	危険因子	点数
C	心不全 (Congestive heart failure)	1
H	高血圧（>140/90 mmHg or 治療中） (Hypertension)	1
A	年齢（>75歳） (Age)	1
D	糖尿病 (Diabetes mellitus)	1
S₂	脳卒中，一過性脳虚血発作の既往 (Stroke/TIA)	2

が投与されていない慢性心房細動患者において，CHADS₂スコア別の補正年間脳梗塞発症率はそれぞれ0点が1.9％，1点が2.8％，2点が4.0％，3点が

5.9％，4点が8.5％，5点が12.5％，6点が18.2％と点数が高くなるにつれて年間脳梗塞発症率は高くなっていました[1]．この結果に基づいてわが国の不整脈薬物治療ガイドライン（2020年改訂版）[2]では，Xa阻害薬と直接トロンビン阻害薬といった直接作用型経口抗凝固薬（direct oral anticoagulant：DOAC）による抗凝固療法はCHADS$_2$スコアが1点以上，ワルファリンによる抗凝固療法は2点以上であれば「推奨」となっています．

　本節では，心房細動患者に対する抗凝固療法について，①ワルファリン，②Xa阻害薬，③直接トロンビン阻害薬の使い方を解説します．

文献

1) Gage BF, et al.：Validation of clinical classification schemes for predicting stroke: results from the National Registry of Atrial Fibrillation. JAMA 2001；285：2864-2870
2) 日本循環器学会，日本不整脈心電学会，他：2020年改訂版 不整脈薬物治療ガイドライン（日本循環器学会／日本不整脈心電学会合同ガイドライン）（https://www.j-circ.or.jp）

篠原徹二／髙橋尚彦

循環器疾患／心房細動 ▶▶▶ ワルファリン

9 心房細動患者への抗凝固薬としてワルファリンが使われるのはどのような場合？

● 症例

患者	経過
73歳男性，僧帽弁狭窄症，高血圧	以前からかかりつけ医で僧帽弁狭窄症と高血圧を指摘され，降圧薬による内服加療を受けていた．1か月前からときどき動悸発作を自覚するようになった．当日朝から動悸症状が出現して持続するために，近医受診して発作性心房細動と診断された．$CHADS_2$スコア1点（高血圧）であり，担当医から抗凝固療法の必要性を説明された．

 point 1　僧帽弁狭窄症や人工弁膜症（機械弁）に伴う心房細動患者に対する抗凝固療法は，ワルファリンを使用する

　血液は，通常流動性を維持して血管内を流れていて凝固することはありませんが，病的状態では血栓を形成します．血液の流れが速い動脈にできる血栓にはおもに血小板が作用し，アテローム血栓性脳梗塞，心筋梗塞，閉塞性動脈硬化症などが代表的疾患です．一方，血液の流れが遅い静脈内で起こる静脈血栓は赤血球とフィブリンからなり，心原性脳塞栓症，肺塞栓，深部静脈血栓症などがあります．一般に動脈血栓症には抗血小板薬が，静脈血栓症や心房細動に伴う左心耳血栓に対しては抗凝固薬が用いられます．抗凝固薬には，ワルファリン，Xa阻害薬，直接トロンビン阻害薬がありますが，僧帽弁狭窄症や人工弁（機械弁）置換術後の心房細動については，Xa阻害薬や直接トロンビン阻害薬といった直接作用型経口抗凝固薬（direct oral anticoagulant：DOAC）の適応はなく，ワルファリンのみが使用可能な抗凝固薬です[1]．ちなみに，生体弁を用いた置換術後の患者についてはDOACによる抗凝固療法が可能です．

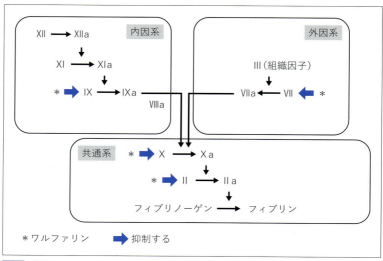

図1 凝固カスケードとワルファリンの作用機序

 ワルファリンのメリットとデメリット

　血栓症に対する経口抗凝固療法は，ワルファリンが最初であり，DOACが市販されるようになるまで長く唯一の選択肢として使われてきました．ビタミンK拮抗薬であるワルファリンは，ビタミンKが関与する血液凝固因子である凝固因子II，VII，IX，Xといった複数の凝固因子の産生を抑えることで血栓の形成を防ぎます(図1)．しかし，ワルファリンには表1に示すように，①効果の発現に時間がかかる，②投与量の個人差が大きい，③頻回に採血が必要，④薬物相互作用が多い，⑤食事制限がある(納豆など)などのさまざまな問題点がありました．このようなワルファリンの問題点を解決する薬剤として開発されたのがDOACです．そのため，近年では心房細動患者に対する抗凝固療法としてXa阻害薬，直接トロンビン阻害薬といったDOACが多くの症例で使用されるようになっています．

表1 ワルファリンのメリットとデメリット

	ワルファリン
メリット	①効果モニタリングができる ②中和薬がある ③薬価が安い ④以前より使い慣れている
デメリット	①効果の発現に時間がかかる ②投与量の個人差が大きい ③頻回に採血が必要 ④薬物相互作用が多い ⑤食事制限がある(納豆など)

 この患者におけるワルファリンによる抗凝固療法は，PT-INR 2.0～3.0で管理する

　僧帽弁狭窄症や人工弁(機械弁)置換術後の心房細動については，PT-INR 2.0～3.0による管理が推奨されます[1]．そして，脳梗塞既往のない一次予防，かつそれほど高リスクでない($CHADS_2$スコア≦2点)患者に対するワルファリン療法は，年齢に関係なくPT-INR 1.6～2.6での管理が推奨されています．一方，脳梗塞既往を有する二次予防の患者やリスクの高い患者($CHADS_2$スコア≧3点や担がん患者など)においては，70歳未満の患者の場合はPT-INR 2.0～3.0，また70歳以上の高齢者の場合はPT-INR 1.6～2.6での管理が推奨されています．

My Best 処方

　本症例は，僧帽弁狭窄症に伴った心房細動患者ですので，PT-INR 2.0～3.0による管理が推奨されます．ワルファリン内服量は定期的な血液検査の結果から適宜変更します．
処方例：ワルファリン　1日1回2 mg (PT-INR 2.0～3.0に調整)

予後予測の目

ワルファリンを処方する際には，併用禁忌および注意しなければならない薬物に留意しましょう

　ワルファリンには，併用禁忌および注意しなければならない薬物が多くあります．特に，骨粗鬆症治療用ビタミン K_2 製剤のメナテトレノンはワルファリンの効果を減弱するため，関節リウマチ治療薬のイグラチモドと抗真菌薬のミコナゾールは効果を増強させるために併用禁忌になっています．そのほか，多くの抗真菌薬やSU薬（糖尿病治療薬）も併用注意になっていますので，留意してください．

患者さんのQOLと治療目標

血液検査の頻度について

　ワルファリンは，その効果が食物や薬物との相互作用によって大きく影響を受けるため，定期的な血液検査によるモニタリングが必要です．そして，ワルファリン手帳などを患者に渡して，患者自身にも自身のワルファリン内服量を把握していただく必要があります．血液検査の頻度については，それぞれの患者によって異なりますが，投与開始時や併用薬剤変更時などは1～3日ごとに，安定期には1～3か月に1回は血液検査を行って投与量を調整しましょう．

文献

1) 日本循環器学会，日本不整脈心電学会，ほか：2020年改訂版 不整脈薬物治療ガイドライン（日本循環器学会／日本不整脈心電学会合同ガイドライン）（https://www.j-circ.or.jp）

篠原徹二／髙橋尚彦

循環器疾患／心房細動　▶▶▶　Ⅹa阻害薬—リバーロキサバン，アピキサバン，エドキサバン

心房細動患者への抗凝固薬としてⅩa阻害薬が使われるのはどのような場合？

● 症例

患者	経過
76歳男性，高血圧，体重64 kg	以前からかかりつけ医で高血圧を指摘され，降圧薬による内服加療を受けていた．近医を定期受診した際に受けた12誘導心電図検査で心房細動所見を認めた．CHADS$_2$スコア2点（年齢，高血圧）のため，担当医から抗凝固療法の開始を勧められた．腎機能はCr 0.98 mg/dL，Ccr 58 mL/分．また，歯周病の治療目的で現在歯科クリニック通院中で，今後抜歯治療が検討されている．

 Ⅹa阻害薬の使用に支障なければ，ワルファリンよりもⅩa阻害薬を優先して処方する

　前述のQで述べたように，ワルファリンはデメリットの多い薬物であり，それを改良したものがⅩa阻害薬や直接トロンビン阻害薬といったDOACです．近年では心房細動患者に対する抗凝固療法としてDOACが禁忌のない限り，使用されることが多くなっています．Ⅹa阻害薬のメリット・デメリットについては**表1**に示します．食事制限がなく，頭蓋内出血リスクがワルファリンより少ないといったメリットがあります．

 Ⅹa阻害薬の使用に際しては，腎機能に留意して投与量を設定する

　表2に示すように，体重，腎機能，併用薬などで投与すべき処方量が決められています．適正な用量で処方するようにしてください．

表1 ▶ Xa阻害薬のメリットとデメリット

	Xa阻害薬
メリット	・服用後速やかに効果を発揮する ・頻回の採血が不要 ・食事制限がない ・固定用量での投与が可能 ・頭蓋内出血リスクがワルファリンより少ない ・薬物相互作用が少ない
デメリット	・高度腎機能低下例では投与できない ・服用忘れによる効果低下が速い ・薬価が高い ・効果モニタリングが十分にはできない ・機械弁や僧帽弁狭窄症患者には使用できない

特に,腎機能が極度に低下している場合には(CrCl < 15 mL/分),Xa阻害薬は処方することができないことに留意してください.

抜歯に際しては,内服継続が推奨される

抗凝固療法中の心房細動患者が抜歯に際して一時的に抗凝固薬を中止することで,約1%に重篤な脳梗塞を発症し,死亡例も報告されています[1].このため,抜歯時はDOAC内服を継続するようにわが国のガイドラインに記載されています[2].ペースメーカ植込み時なども,DOACおよびワルファリンの内服継続が推奨されています(推奨Class IIa).そのほか,消化管内視鏡については,心房細動患者において内視鏡処置時にワルファリンを休薬した場合,約1%で脳卒中を発症したことが報告されています[3].内視鏡による観察のみであれば抗凝固薬継続下でも施行可能であり,内視鏡的粘膜生検もワルファリン継続下で安全に行えることが報告されています[4].これらのことを踏まえて,内視鏡的粘膜生検時は血中濃度のピーク時間帯を避けるようにしてDOACの内服継続が勧められます.

表2 心房細動患者におけるXa因子阻害薬の特徴

分類	Xa因子阻害薬		
一般名	アピキサバン	エドキサバン	リバーロキサバン
商品名	エリキュース®	リクシアナ®	イグザレルト®
効能・効果	非弁膜症性心房細動患者における虚血性脳卒中および全身性塞栓症の発症抑制		
服薬回数	1日2回	1日1回	1日1回
通常1回量	5 mg	60 mg	15 mg
減量1回量	2.5 mg	30 mg	10 mg
減量基準（ダビガトランは減量考慮基準）	・以下の2つ以上に該当 ・80歳以上 ・体重60 kg 以下 ・血清Cr ≧ 1.5 mg/dL	・以下のいずれかに該当 ・CrCl < 50 mL/分 ・P糖タンパク阻害薬併用 ・体重60 kg 以下	・CrCl < 50 mL/分
腎機能低下による禁忌基準	CrCl < 15 mL/分		

My Best 処方

現在，わが国では3種類のXa阻害薬が処方可能ですが，それぞれ体重，腎機能，併用薬などで投与すべき処方量が決められています（**表2**）．不適切な減量は脳梗塞発症リスクの増加につながるため，避けなければなりません．
処方例1：アピキサバン　1日2回・1回5 mg
処方例2：エドキサバン　1日1回60 mg
処方例3：リバーロキサバン　1日1回15 mg

予後予測の目

ワルファリンほどではありませんが，DOACであっても定期的な血液検査が必要です．特に，腎機能は加齢，脱水，感染症などで変化するため，高齢者は過剰投与にならないように普段から注意が必要です．健常人で少なくとも年に1回，75歳以上の高齢者では6か月に1回，そしてCrCl < 60 mL/分の患者では，少なくともCrClの10分の1か月（つまりCrCl/10月）に1回の血液検査（腎機能，肝機能，ヘモグロビンなど）を行うようにしましょう[1]．

文献

1) Wahl MJ, et al.：Dental surgery in anticoagulated patients. Arch Intern Med 1998；158：1610–1616
2) 日本循環器学会，日本不整脈心電学会，ほか：2020年改訂版 不整脈薬物治療ガイドライン（日本循環器学会／日本不整脈心電学会合同ガイドライン）（https://www.j-circ.or.jp）
3) Blacker DJ, et al.：Stroke risk in anticoagulated patients with atrial fibrillation undergoing endoscopy. Neurology 2003；61：964–968
4) Hittelet A, et al.：Management of anticoagulants before and after endoscopy. Can J Gastroenterol 2003；17：329–332

篠原徹二／髙橋尚彦

循環器疾患／心房細動 ▶▶ 直接トロンビン阻害薬─ダビガトラン

心房細動患者への抗凝固薬として直接トロンビン阻害薬が使われるのはどのような場合？

● 症例

患者	経過
58歳女性，高血圧，糖尿病，体重66 kg	以前からかかりつけ医で高血圧，糖尿病を指摘され，内服加療を受けていた．動悸発作を自覚した際の12誘導心電図検査で発作心房細動所見を認めた．腎機能はCr 0.86 mg/dL，CrCl 74 mL/分．消化管出血の既往はない．その後も心房細動発作が繰り返されるため，近日中にカテーテルアブレーション手術を受ける予定である．

 カテーテルアブレーション手術施行時は，直接トロンビン阻害薬であるダビガトランを内服継続することで，脳塞栓合併症リスクを適切に軽減することができる

　心房細動に対するカテーテルアブレーション手術は，心房細動の根治が期待できる治療で，年々その手術件数は多くなってきています．カテーテルアブレーション手術は，出血リスクと血栓塞栓症リスクがともに高いことから，周術期の適切な抗凝固療法が極めて重要とされています．直接トロンビン阻害薬であるダビガトランは，特異的中和薬であるイダルシズマブを使用することでその抗凝固作用を迅速・完全・持続的に中和することができます．このため，アブレーション施行中に心タンポナーデなどの出血性合併症が発現した場合でもイダルシズマブによって迅速に対応が可能です．わが国のガイドラインで[1]，心房細動アブレーション施行時の内服継続が推奨Class Iになっている唯一のDOACです（推奨Class Iとは，有効・有用であるというエビデンスがある．もしくは見解が広く一致していることを指します）．

薬剤性食道粘膜傷害を起こさないように，ダビガトランの服薬方法にアドバイスを行う

　ダビガトランは，そのカプセル内に酒石酸が含まれています．ダビガトランカプセルが食道に停滞した場合は，薬剤から溶出した酒石酸が食道粘膜傷害を引き起こす危険があります．そのため，ダビガトランカプセルの食道通過時間を短縮するための服薬指導は薬剤性食道粘膜傷害の予防において重要です．ダビガトランカプセルの推奨される服用方法は，座位で十分量の飲水（コップ1杯程度）と一緒に服用して，服薬後は座位を保持するように指導しましょう．さらに，食事の途中での服用も有用だと言われています．

外科手術時のヘパリン置換は必要ない

　従来，出血リスクの高い外科手術の場合，エビデンスがないにもかかわらず，ワルファリンを休薬して一定期間ヘパリン置換をすることが経験的に行われていました．しかし，手術に際してワルファリンを休薬してヘパリン置換を行う群と，ヘパリン置換を行わない群を比較したところ（BRIDGE 試験）[2]，血栓塞栓症は両群間に有意差はなく，大出血発症率はヘパリン置換を行わない群で有意に少なかった結果でした．直接トロンビン阻害薬においても，RE-LY 試験のサブ解析で[3]，ダビガトランを休薬してヘパリン置換を行った群はヘパリン置換を行わなかった群と比較して血栓塞栓症は有意差なく，大出血は有意に増加しました．このことから，周術期におけるダビガトランを含めた DOAC の休薬に伴うヘパリン置換は推奨されていません[4]．

表1 心房細動患者における直接トロンビン阻害薬の特徴

分類	直接トロンビン阻害薬
一般名	ダビガトラン
商品名	プラザキサ®
効能・効果	非弁膜症性心房細動患者における虚血性脳卒中および全身性塞栓症の発症抑制
服薬回数	1日2回
通常1回量	150 mg
減量1回量	110 mg
減量考慮基準	・CrCl < 50 mL/分 ・P糖タンパク阻害薬併用 ・70歳以上 ・消化管出血既往
腎機能低下による禁忌基準	CrCl < 30 mL/分

減量については,「減量考慮基準」である.

My Best 処方

　腎機能,併用薬,年齢などから投与すべき処方量の減量を考慮することになります（**表1**）.腎機能低下による禁忌基準が,Xa阻害薬とは異なり,CrCl < 30 mL/分であることに留意してください.本症例では,58歳,CrCl 74 mL/分,消化管出血の既往がないことから,下記の処方としました.
処方例：ダビガトラン　1日2回・1回150 mg

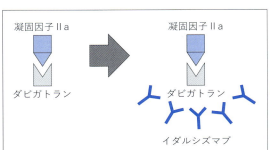

図1 イダルシズマブの作用機序
イダルシズマブは,トロンビンよりも特異的かつ300倍以上強力にダビガトランに結合することで,ダビガトランの抗凝固作用を中和することができる.

予後予測の目

抗凝固薬使用に際しては出血リスクに注意し，中和薬を必要に応じて上手に使用しましょう

　出血のリスクは加齢に伴って高くなります．とくに高齢者では，加齢に伴う出血性疾患の合併，血管の脆弱性悪化や高血圧の増加などにより，消化管出血や脳内出血などを起こしやすいです．出血のリスクの層別化には，HAS-BLED スコアが参考になります[5]．HAS-BLED スコアの項目には改善可能なものも多く，単に出血リスクの評価だけではなく，これらを改善することでより安全な抗凝固療法の施行が可能になります．それにもかかわらず，抗凝固薬内服中に出血を起こした場合は，抗凝固作用の中和が必要です．抗凝固薬の中和薬については，従来ワルファリンに対してはビタミンKが使用されてきました．そして，直接トロンビン阻害薬であるダビガトランに対しては 2016 年にイダルシズマブ（商品名：プリズバインド®）が製造販売承認されました．イダルシズマブは，トロンビンよりも特異的かつ 300 倍以上強力にダビガトランに結合することで，ダビガトランの抗凝固作用を中和することができます（**図 1**）．頭蓋内出血などの重篤な出血性合併症の発症および緊急の手術や処置を要する場合，心房細動アブレーション時の心タンポナーデなどの出血合併症の発症時には，適宜使用することで安全に対処することが可能になります．ただし，ダビガトランの抗凝固作用を中和した時点から患者は心房細動による脳塞栓症発症リスクに曝されることになるため，可能な限り速やかに抗凝固療法を再開する必要があります．

文献

1) 日本循環器学会，日本不整脈心電学会，ほか：2020 年改訂版 不整脈薬物治療ガイドライン（日本循環器学会／日本不整脈心電学会合同ガイドライン）（https://www.j-circ.or.jp）
2) Douketis JD, et al.：BRIDGE Investigators. Perioperative bridging anticoagulation in patients with atrial fibrillation. N Engl J Med 2015；373：823–833
3) Douketis JD, et al.：Perioperative bridging anticoagulation during dabigatran or warfarin interruption among patients who had an elective surgery or procedure. Substudy of the RE-LY trial. Thromb Haemost 2015；113：625–632
4) Steffel J, et al.：The 2018 European Heart Rhythm Association practical guide on the use of non-vitamin K antagonist oral anticoagulants in patients with atrial fibrillation. Eur Heart J 2018；39：1330–1393
5) Pisters R, et al.：A novel user-friendly score (HAS-BLED) to assess 1-year risk of major bleeding in patients with atrial fibrillation: the Euro Heart Survey. Chest 2010；138：1093–1100

篠原徹二／髙橋尚彦

循環器疾患／慢性心不全

12 慢性心不全：疾患概要と治療の基本方針

そもそも，心不全とは何か？

　心不全は，疾患の名前ではありません．心不全とは，心臓に何らかの異常があり，心臓のポンプ機能が低下して，全身の臓器が必要とする血液を十分に送り出せなくなった状態をいいます．心不全はひとつの疾患ではなく，急性冠症候群，不整脈，心筋症，弁膜症といった様々な心臓の疾患やあるいは高血圧などにより負担が掛かった状態が最終的に至る"症候群"なのです．心不全には，急性冠症候群や頻脈性不整脈，あるいは過度なストレスにより，急激に心臓の働きが悪くなる「急性心不全」と心不全の状態が慢性的に続く「慢性心不全」があります．

心不全，実はがんより予後が悪い？

　心不全の「予後」とは，心不全になった後，どれだけ長く生きられるか，という意味になります．いったん心不全を発症すると生命予後は不良であり，日常生活に著しい悪影響を与え生活の質は低下します．一般に，心不全の予後はよくないとされ，重症化した心不全の予後は「がんより悪い」といわれることもあります．心不全と診断されてから5年で約50%の死亡率と考えられています．

慢性心不全はどうやって進行していく？

　図1に，心不全と進展ステージ[1,2]を示します．2018年に公表された「急性・慢性心不全診療ガイドライン」では，心不全に4つのステージが新たに定

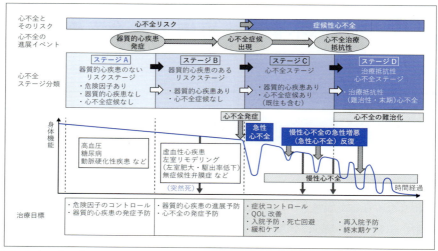

図1 心不全と進展ステージ
（厚生労働省：脳卒中，心臓病その他の循環器病に係る診療提供体制の在り方に関する検討会／日本循環器学会，日本心不全学会，ほか：急性・慢性心不全診療ガイドライン〈2017年改訂版〉〈日本循環器学会／日本心不全学会合同ガイドライン〉．〈https://www.j-circ.or.jp〉 より引用）

められました．ステージAは心不全の危険因子（糖尿病，高血圧など）を抱えている段階です．ステージBは心臓の働きに異常（心筋梗塞，不整脈，弁膜症など）が現れてきた段階です．ステージCは息切れやむくみといった心不全の症状が現れてきた段階です．ステージDは心不全が進行して治療が難しくなった段階です．ステージC以降に陥った心不全とがんの経過は違います．がんは，ある時を過ぎると急激に身体の活動性が低下しますが，心不全は右肩下がりに心臓の機能と身体の活動性が低下していきます．がんの場合は経過の予測ができますが，心不全の場合は，悪化を繰り返して，突然死をきたすこともあるので，その経過の予測が非常に難しいのです．

慢性心不全の分類（表1）

心不全の治療方針を決める際に使われるのが，心エコー検査などから得られるLVEF（Left Ventricular Ejection Fraction：左室駆出率）による分類です．LVEF

表1 左室機能障害による心不全の分類

表現型	LVEF
LVEFの低下した心不全（heart failure with reduced ejection fraction：HFrEF）	40%未満
LVEFの保たれた心不全（heart failure with preserved ejection fraction：HFpEF）	50%以上
LVEFが軽度低下した心不全（heart failure with mildly reduced ejection fraction：HFmrEF）	40%以上，50%未満

*HFmrEFの表記は，ヨーロッパのESCガイドライン，米国のAHA/ACC/HFSAガイドラインに準拠し，「mid-range」→「mildly reduced」に変更し記載している．

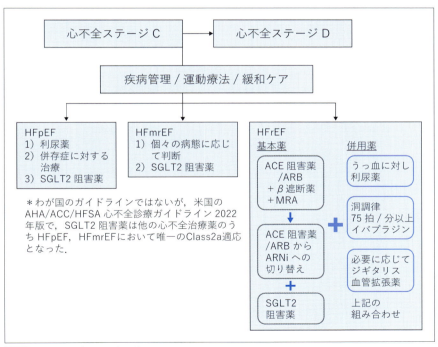

図2 心不全治療アルゴリズム
（日本循環器学会，日本心不全学会，ほか：2021年JCS/JHFSガイドライン フォーカスアップデート版 急性・慢性心不全診療（日本循環器学会／日本心不全学会合同ガイドライン）／Heidenreich PA, et al.: 2022 AHA/ACC/HFSA Guideline for the Management of Heart Failure: A Report of the American College of Cardiology/American Heart Association Joint Committee on Clinical Practice Guidelines. Circulation 2022; 145: e895-1032. を基に作成）

とは，心臓が1回収縮するたびに左室拡張末期容積の何パーセントの血液が全身に送り出されるかをみるものです．

慢性心不全の治療アルゴリズム

　慢性心不全治療アルゴリズムは，**図2**[3,4] のように心機能の代表的指標である LVEF に基づいた治療戦略を用います．これまでは「ACE 阻害薬 or ARB」+「β 遮断薬」+「MR（ミネラルコルチコイド受容体）拮抗薬：MRA」というのが標準でありましたが，今は fantastic 4（ファンタスティック・フォー）とよばれる4つの薬剤をすべて使用することが，HFrEF の予後改善につながることが明らかになり，標準治療となっています[3,4]．

文献

1) 厚生労働省：脳卒中，心臓病その他の循環器病に係る診療提供体制の在り方に関する検討会
2) 日本循環器学会，日本心不全学会，ほか：急性・慢性心不全診療ガイドライン（2017 年改訂版）（日本循環器学会／日本心不全学会合同ガイドライン）〈https://www.j-circ.or.jp〉
3) 日本循環器学会，日本心不全学会，ほか：2021 年 JCS/JHFS ガイドライン フォーカスアップデート版 急性・慢性心不全診療（日本循環器学会／日本心不全学会合同ガイドライン）〈https://www.j-circ.or.jp〉
4) Heidenreich PA, et al.：2022 AHA/ACC/HFSA Guideline for the Management of Heart Failure: A Report of the American College of Cardiology/American Heart Association Joint Committee on Clinical Practice Guidelines. Circulation 2022；145：e895-1032

石橋祐記／明石嘉浩

循環器疾患／慢性心不全 ▶▶ 強心薬―ジギタリス

13 心機能低下を伴う，あるいは心機能が保たれている心不全に対するジギタリス使用の適否および用いる場合の使い方は？

● 症例

患者	経過
58歳男性，急性心不全，頻脈性心房細動，低心機能（EF25％）	生来健康であった患者が，夜間に呼吸困難を急激に認め，急性心不全と診断された．来院時，頻脈性心房細動（心拍数176回/分）を認めており，血圧は86/70 mmHgであった．経胸壁心エコーでは，LVEF25％の低心機能および重度の機能性僧帽弁閉鎖不全症を認めた．初期加療は，フロセミド静注，ランジオロール点滴注射を開始した．時間尿量は得られたものの，心拍数は160回/分の頻脈性心房細動と心房頻拍が持続しており，また血圧は78/64 mmHgと低値となってきたため，ジゴキシン静注を施行した．

point 1　急性心不全に合併した頻脈性心房細動の急性期治療，ジギタリスの出番あり

　心機能低下例における急性期の頻脈性心房細動の心拍数調節のための静注薬に関しては，ジゴキシンもしくはランジオロールがClass IIaとなります（急性・慢性心不全診療ガイドライン〈2017年改訂版〉[1]）．

　ジゴキシンとランジオロールを比較した前向き多施設共同単盲検無作為化並行群間比較試験（J-Land試験）によりますと，投与開始2時間後の心拍数が投与前に比べて20％以上減少かつ心拍数110 bpm未満を認めた患者の割合は，ジゴキシン群で13.9％であったのに対してランジオロール群では48.0％と有意に高い結果でありました[2]．

　しかし，ランジオロールは心房粗動や心房頻拍などのマクロリエントリー性頻拍に関しては効果が限定的との報告もあり，また，ランジオロールはβ_1選択性が非常に高い薬剤であり陰性変時作用が主体ではあるものの，超低心機能で補助循環装置を用いるような症例やカテ

コラミン静注薬を要する症例では血圧低下の観点から安全な使用が可能か判断が難しい場合もあります．このように，急性心不全に合併した心房細動の心拍数調節においては，ジゴキシンの使用が期待される場面はいまだに多く存在すると考えられます．

> 急性心不全に合併した頻脈性心房細動の急性期治療では，ランジオロールでの徐拍化が不十分な症例に関しては，ジゴキシン静注薬の併用も考慮しましょう！

point 2　心機能が低下している心不全におけるジギタリス使用は，短期間にすべき

慢性心不全患者において，洞調律では強心作用を目的に使用されることが多かったジギタリスですが，現在の使い方はどうなのでしょうか．過去から学ぶことは，ジギタリス製剤は，軽度〜中等度の自覚症状のある HFrEF（heart failure with reduced ejection fraction；心機能が低下している心不全）に対して，短期投与により心不全症状や生活の質の改善，また運動耐容能の改善効果が示されています．DIG 試験[3])においても，ジギタリス製剤使用では，2〜5年後の死亡率改善は認めませんが，心不全入院率を減らすことは示されております．心不全の基礎疾患にかかわらず一貫した結果であることは重要な点であるといえます．

> HFrEF におけるジギタリス製剤使用は，生命予後を改善したとする臨床試験がなく，心不全治療薬の第一選択となり得ない現状があります．使用しても短期間に留めるべきでしょう！

point 3　心房細動を合併した慢性心不全におけるジギタリスは，推奨されない

　心房細動ではレートコントロールを目的に使用されることが多かったジギタリスですが，現在はどうなのでしょうか？心房細動を合併した慢性心不全において，心拍数が高く血圧や心拍出量が低い状況では，ジギタリス製剤は重宝されるように感じます．一方で，2020年に発表されたAF-CHF試験の追加解析[4]では，心房細動を合併したHFrEF患者において，ジギタリス製剤の使用は，全死亡，心臓死，不整脈関連死と関連し，特に不整脈関連死は2倍以上増加し，予後は悪化することが明らかとなりました．ジギタリス製剤の使用は，心拍数の速い心室頻拍や心室細動との関連もいわれており，長期間の使用はClass III（harm）の推奨にガイドラインもアップデートされました．

　わが国のフォーカスアップデート版の急性・慢性心不全診療ガイドラインでは，HFrEFに併存する心房細動に対する心拍数調節療法としては，経口β遮断薬を少量から漸増投与することが唯一推奨Class Iとなっております[5]．

> 心房細動を合併したHFrEF患者において，ジギタリス製剤の使用は，致死的不整脈イベントなどにおける予後悪化をきたすこともあり，長期使用は絶対に推奨されません！

point 4　超高齢者心不全が増えている中でのジギタリス使用の留意点

　至適薬物療法下でも症状が残る慢性心不全患者への追加投与としてジギタリス製剤は現代でも使用される場面はありますが，超高齢者が多くなってきたわが国における慢性心不全では留意点があります．まず，腎排泄の薬剤であり半減期は約36時間と長いこと，さらに，血

中濃度の治療域が極めて狭いことに注意が必要です．特に高齢者，超高齢者では，脱水やシックデイによる腎機能の悪化により，ジギタリス製剤の効果が強まる危険性も多く秘めております．中毒症状としては，悪心や食思不振等の消化器症状から致死性不整脈まで幅広く，ジギタリス製剤を服用している患者の診察の際には，症状の有無を聴取するとともに，定期的に薬物血中濃度の測定を行いモニタリングすることが必須であります．

さらに，ジギタリス製剤は，P-糖タンパク質を基質とするため，P-糖タンパク質を競合する薬剤の併用による血中濃度上昇の恐れがあることも忘れてはいけません．特に心不全患者においては，トルバプタン，スピロノラクトン，アミオダロンといった心不全治療薬との併用は注意が必要です．

> 高齢者，超高齢者では慢性腎障害，シックデイによる腎機能の悪化も多く，腎排泄のジギタリス製剤は中毒に陥ることがあり，注意が必要です！

患者さんのQOLと治療目標

- 心不全治療薬としての強心薬であるジギタリス製剤は，状況によっては一時的に改善させる効果はあっても長期予後改善効果はなく，使用に際しては必要悪の認識が必要です．
- 一方で，急性心不全に合併した頻脈性心房細動の急性期治療では，ランジオロールでの徐拍化が不十分な症例，血圧低値でカテコラミンが必要になるような症例に関しては，ジゴキシン静注薬の併用は有用です．

My Best 処方

◎急性心不全に合併した頻脈性心房細動の急性期治療
　ランジオロールで徐伯化が困難もしくは血圧低値やカテコラミン使用時は，ジゴキシンとして1日0.25 mgを静脈内注射する．
◎心房細動を合併した慢性心不全
　ジゴキシンは使用を控える．なお，HFrEFに併存する心房細動に対する心拍数調節療法としては，経口β遮断薬を少量から漸増投与する．

文献

1) 日本循環器学会，他：急性・慢性不全診療ガイドライン（2017年改訂版）（日本循環器学会／日本心不全学会合同ガイドライン）（https://www.j-circ.or.jp/guideline/guideline-series/）

2) Nagai R, et al.：Urgent Management of Rapid Heart Rate in Patients With Atrial Fibrillation/Flutter and Left Ventricular Dysfunction - Comparison of the Ultra-Short Acting β1-Selective Blocker Landiolol With Digoxin（J-Land Study）. Circ J 2013：77：908–916

3) Digitalis Investigation Group：The effect of digoxin on mortality and morbidity in patients with heart failure. N Engl J Med 20：336：525-533

4) Elayi CS, et al.：Digoxin, mortality, and cardiac hospitalizations in patients with atrial fibrillation and heart failure with reduced ejection fraction and atrial fibrillation：an AF-CHF analysis. Int J Card 2020：313：48-54

5) 日本循環器学会，他：2021年 JCS/JHFS ガイドライン フォーカスアップデート版 急性・慢性心不全診療 （日本循環器学会／日本心不全学会合同ガイドライン）（https://www.j-circ.or.jp/guideline/guideline-series/）

石橋祐記／明石嘉浩

循環器疾患／慢性心不全 ▶▶ β遮断薬

14 心機能低下を伴う，あるいは心機能が保たれている心不全に対するβ遮断薬の適否および用いる場合の使い方は？

●症例

患者	経過
63歳男性，心機能が低下している心不全（EF40％），非虚血性心筋症	高血圧を指摘されていたが，未加療であった．この数日間，労作時息切れが増え，昨晩は横になって眠ることができなかった．翌日受診し，心不全の診断を受け，入院加療を勧められたが，仕事が多忙にて外来診療を希望された．フロセミド，スピロノラクトンの利尿薬から初期加療が開始され，心不全が代償化できたのを確認し，ACE阻害薬であるエナラプリルが導入，β遮断薬はビソプロロールを少量から導入した．

 ### 経口β遮断薬の適応について

　日本循環器学会/日本心不全学会「急性・慢性心不全診療ガイドライン」で，心筋梗塞患者において左室リモデリング（左室拡大や左心機能低下）を予防するためのβ遮断薬の使用や，HFrEF（heart failure with reduced ejection fraction；心機能が低下している心不全）に対して，生命予後改善を目的としたβ遮断薬の使用は，class I で推奨されています[1]．心不全などの症状を有していない無症候性の左室機能低下症例では，β遮断薬は class IIa 適応となっています．また，頻脈性心房細動を有する慢性心不全の場合に，心拍コントロールをする目的でのβ遮断薬の使用は，class IIa です[2]．

　わが国でも心不全は，HFpEF（heart failure with preserved ejection fraction；心機能が保たれている慢性心不全）が多いのが特徴ですが，現状においては，HFpEFにおけるβ遮断薬を最大限使用することはAHA/ACC/HFSA ガイドラインでは，class IIb[3] となっています．

表1 ▶ 高齢者を対象とするβ遮断薬の臨床試験

試験名	年	被検薬	対象	結果
SENIORS	2005	ネビボロール	70歳以上の心不全例 HFpEFを含む	総死亡あるいは心血管系入院減少
CIBIS-ELD	2011	ビソプロロール・カルベジロール	65歳以上 HFpEF+HFrEF	β遮断薬の忍容性は良好、ビソプロロールで心拍数減少
OPTIMIZE-HF	2014	カルベジロール・ビソプロロール・メトプロロール	65歳以上（平均年齢81歳）HFpEF	β遮断薬は総死亡あるいは心不全入院改善せず

　また，**表1**に高齢者における心不全治療薬の効果を検証した数少ない論文を示しました．高齢者においてもβ遮断薬の忍容性はあり，HFrEFに対して効果は一貫しています．HFpEFに対しては，総死亡，心不全入院低下に寄与せず，個々の症例に応じて検討する必要がありそうです．

> HFrEF症例において，死亡率を低下させることが証明されているβ遮断薬であるカルベジロールもしくはビソプロロールのうち1種類を使用することが，死亡率および心不全入院率を低下させるために推奨されます．

β遮断薬の使い分けと注意事項

　β遮断薬は$β_1$選択性の有無，α遮断作用の有無，内因性交感神経刺激作用の有無，脂溶性・水溶性等により分類されます．このうち心不全に対する予後改善効果が示されているのは，α遮断作用を有するカルベジロール，$β_1$選択性のビソプロロールおよびメトプロロールです（ただし，メトプロロールはわが国では心不全に対して保険適用外です）．
　前述の特性を考えると，肺気腫，慢性閉塞性肺疾患，気管支喘息といった呼吸器疾患を併存疾患として有する場合は，$β_1$選択性の高い

ビソプロロールを選択するのが推奨されます．また，徐拍化効果，抗不整脈作用もビソプロロールが優れているため，頻脈性不整脈を有するHFrEFでは，ビソプロロールの選択が有用かもしれません．

おもな副作用も知っておく必要があります．β_1受容体による血圧低下や徐脈，めまい，倦怠感，α受容体遮断による血圧低下，ふらつきは最も多い副作用であり，高齢者には注意が必要です．また，カルベジロールはβ_2遮断作用で気管支れん縮を誘発する可能性もあることを忘れてはいけません．

> β遮断薬の使い分けは，肺気腫，慢性閉塞性肺疾患，気管支喘息といった呼吸器疾患の併存疾患の合併の有無，また徐拍化効果や抗不整脈作用を期待するか否かで選択するのがよいでしょう！

経口β遮断薬導入の仕方と目標用量について

心不全症例にβ遮断薬を導入するにあたっては，本症例のように「うっ血がある程度代償化された後に低用量から導入」するのが推奨されます．また，水分を引きすぎた状態でも低心拍出になるため，注意を要します．

HFrEF症例では，ビソプロロール0.625 mg/日，分1あるいは，カルベジロール2.5 mg/日，分2で開始します．カルベジロールが分2である理由は，カルベジロールのtmaxは0.8時間と，早く副作用が出てしまうと増量が難しくなる懸念点と，1回で十分量投与するより2回に分けて少量ずつ投与する方が，急激な血中濃度の上昇が防げるためといわれていることに由来します．目標用量ですが，β遮断薬でのLVRR（left ventricular reverse remodeling；左室のリバースリモデリング）効果を考えると，用量依存性であることが知られており，ビソプロロール5 mg/日，カルベジロール20 mg/日を目標に可能な限り漸増していくことが大切です．

> HFrEFにおけるβ遮断薬は，可能な限り目標用量まで漸増していくことが大切です！

point 4　β遮断薬を目標まで漸増できないときはどうするか？

　β遮断薬は，デコンディショニングにより，β遮断薬の導入や増量が困難になる場合も少なくありません．めまいやふらつき，倦怠感などがある場合は，心臓リハビリテーションを用いながら導入，漸増を行っていくのも大切です．また，洞調律症例では，心拍数を低下させる薬剤にイバブラジンがあります．

　イバブラジンは，**表2**に示す通り，陰性変力作用・血圧低下を伴わない点が，β遮断薬との大きな相違点です．低血圧や低心拍出状態が続いている状態で心拍数が高い症例では，イバブラジンを併用することで心拍出量が増加し，その後にβ遮断薬を導入できる可能性があります．また，慢性肺疾患においてもβ遮断薬を目標まで導入できないケースもあり，そういった症例でもイバブラジンの併用は効果を発揮します．

> β遮断薬の導入困難，増量困難な症例では，洞調律に限ってみると，イバブラジンの併用が有効になることがあります！

表2　β遮断薬とイバブラジンの特徴の比較

	β遮断薬	イバブラジン
使用できる調律	洞調律，心房細動	洞調律のみ
心拍数低下	↓	↓
一回心拍出量	↓	↑
心拍出量	↓	→～↑
抗不整脈作用	＋	逆に心房細動の発症につながることはある
血圧低下	＋	－

患者さんの QOL と治療目標

- β遮断薬は HFrEF においては，生命予後改善に最も効果のある薬剤です．
- カルベジロールとビソプロロールの特性を知り，使い分けることが大切であり，用量依存性であるため，可能な限り最大用量を目指します．
- β遮断薬が導入あるいは増量困難な場合，洞調律であればイバブラジンを併用するのが有用となります．

My Best 処方

- HFrEF：ビソプロロール 1 日 1 回 0.625 mg より開始，目標量 5 mg/ 日（EF<20％でカテコラミンから離脱が困難な症例などでは，ビソプロロール 0.3125 mg/ 日，分 1 から開始）
- HFrEF：カルベジロール 1 日 2 回，1 回 1.25 mg より開始，目標量 20 mg/ 日（EF<20％でカテコラミンから離脱が困難な症例などでは，カルベジロール 1.25 mg/ 日，分 2 で開始します）

文献

1) 日本循環器学会，他：2021 年 JCS/JHFS ガイドライン フォーカスアップデート版 急性・慢性心不全診療 （日本循環器学会／日本心不全学会合同ガイドライン）(https://www.j-circ.or.jp/guideline/guideline-series/)
2) 日本循環器学会，他：急性・慢性心不全診療ガイドライン（2017 年改訂版）（日本循環器学会／日本心不全学会合同ガイドライン）(https://www.j-circ.or.jp/guideline/guideline-series/)
3) Heidenreich PA, et al.：2022 AHA/ACC/HFSA Guideline for the Management of Heart Failure: A Report of the American College of Cardiology/American Heart Association Joint Committee on Clinical Practice Guidelines. Circulation 2022; 145:e895-1032

石橋祐記／明石嘉浩

循環器疾患／慢性心不全 ▶▶ ACE 阻害薬，ARB

15 心機能低下を伴う，あるいは心機能が保たれている心不全に対する ACE 阻害薬・ARB の適否および用いる場合の使い方は？

● 症例

患者	経過
68 歳女性，心機能が低下している心不全（EF35％），非虚血性心筋症，CKD stage Ⅲ，高血圧	15 年前から高血圧を指摘され，近医でニフェジピン L 錠 20 mg/ 日の内服加療中であった．昨晩，突然の呼吸困難を認め，急性心不全で入院となった．来院時血圧 170/110 mmHg であり，CS（clinical scenario）1 に準じて初期加療にて症状は改善．背景に，eGFR 45 の慢性腎臓病（chronic kidney disease：CKD），EF 35％の非虚血性心筋症を認めており，ACE 阻害薬であるエナラプリルを導入した．

 ACE 阻害薬・ARB の適応について

　HFrEF（heart failure with reduced ejection fraction；心機能が低下している心不全）においては，交感神経系，レニン・アンジオテンシン・アルドステロン（RAA）系が賦活化されることが左室リモデリングを引き起こし，死亡，心不全の悪化などのイベントにつながると考えられています．RAA 系を抑制する薬剤であるアンジオテンシン変換酵素（ACE）阻害薬/アンジオテンシンⅡ受容体拮抗薬（ARB）/アンジオテンシン受容体ネプリライシン阻害薬（ARNi）は，HFrEF において予後改善効果が示されており，これらの薬剤を忍容性がある限り最大用量を用いることが HFrEF 治療で最も重要になってきます[1]．

　日本循環器学会/日本心不全学会「急性・慢性心不全診療ガイドライン」[2]では，心筋梗塞患者において左室リモデリング（左室拡大や左心機能低下）を予防するための ACE 阻害薬の使用や，HFrEF に対して，生命予後改善を目的とした ACE 阻害薬の使用は，Class Ⅰで推奨

されております．ARB も ACE 阻害薬に忍容性がない場合に Class I で推奨されております．

　一方で，HFpEF（heart failure with preserved ejection fraction；心機能の保たれている心不全）には生命予後改善を認めた大規模研究はなく，AHA/ACC/HFSA ガイドライン[1]においては，Class IIb の推奨度と記載されていますが，注意書きのなかで HFpEF のなかでも EF が低い症例には有用である可能性と記載されている点に着目し，個々の症例に応じた対応が必要になります．しかし，HFpEF の中には，心不全 Stage A に該当する高血圧の段階で，ACE 阻害薬 /ARB が導入されていることが多いことも特徴です．HFmrEF（heart failure with mildly reduced ejection fraction；心機能が中等度低下している心不全）においては，HFrEF と同様の心不全治療薬が有効であることが，臨床試験のポストホック解析などから示されており，AHA/ACC/HFSA ガイドライン[1]においては，Class IIb の推奨度と記載されています．HFmrEF においては，禁忌がなければ，HFrEF に準じた薬物療法を選択するのが良いと考えられています．

　ARNI については，別項で説明しますが，HFrEF において ACE 阻害薬よりも良好な予後改善効果が期待されており，NYHA（New York Heart Association；ニューヨーク心臓協会）II 〜 III 度の症状を有する HFrEF 症例では，ARNI の使用が死亡率を下げるために推奨されています．

RAA 系を抑制する薬剤である ACE 阻害薬 /ARB は，HFrEF においては良好な予後改善効果が示されており，これらの薬剤を忍容性がある限り最大用量を用いることが HFrEF 治療で最も重要になってきます．

表1 ▶ 慢性心不全で使用する ACE 阻害薬と ARB

	薬剤名	開始量	維持量	年・雑誌
ACE 阻害薬	エナラプリル	2.5 mg/日	5～10 mg/日，1日1回	1987/1991/1992 N Engl J Med
ARB	カンデサルタン	4 mg/日（重症例・腎障害では 2 mg/日）	4～8 mg/日（最大量 12 mg/日），1日1回	2000/2003 Lancet

 ACE 阻害薬と ARB の使い分け

　ACE 阻害薬は，最も早期に慢性心不全に対する予後改善効果のエビデンスが確立した薬剤であり，基本治療薬として用いるべきと考えられています．つまり，禁忌がない限り，HFrEF 患者への投与が Class I で推奨されます．また，無症候性左室収縮機能不全に対しても，心不全入院の抑制および生命予後改善効果が報告されており，心不全ステージ B の患者から適応があります．心不全ステージ A に該当する高血圧診療においても第一選択薬の一つとして位置づけられており，腎保護効果もあり，心腎連関の観点からも有用な薬剤であるといえます．

　ARB については，アンジオテンシン II が ACE 以外の経路でも産生されるため，ACE 阻害薬ではブロックできないアンジオテンシン II の作用も抑制可能であるという特性をもつ一方で，ブラジキニンの代謝経路には作用しないため，ブラジキニンの心保護効果は期待できないという相違点があります．様々な研究において，ARB は ACE 阻害薬と同等の予後改善効果が示されていますが，心不全の発症抑制に関しては ACE 阻害薬と比較して ARB は限定的であることも知られています．したがって，ガイドラインでは，急性心筋梗塞後および心不全に対する ARB の使用は，ACE 阻害薬に忍容性がない場合とされています[3]．わが国において，心不全の適応症が承認されている ARB は，表1 のカンデサルタンのみです．

> 慢性心不全に対してのARBの使用は，ACE阻害薬に忍容性がない場合としましょう．

副作用について

　ARBの副作用においては，低血圧，めまい，頭痛，疲労感，呼吸困難，アナフィラキシー反応という一般的なもの以外に，急性腎障害や高カリウム血症，浮腫などが発生することがあります．ACE阻害薬の副作用は，乾性咳嗽が有名であり，頭痛，めまい，低血圧，消化器症状，味覚障害も報告されています．ARBと同様に急性腎障害や高カリウム血症も重要な副作用です．高齢者や腎機能障害がある患者には注意が必要です．

　では，高カリウム血症が生じたらどう対応するのがよいのでしょうか？　高カリウム血症患者は予後不良であることが知られていますが，特に高カリウム合併心不全では死亡率が上昇することが報告されています[4]．高カリウム血症でなぜ心不全の予後が不良になるのかを考えてみますと，その原因は高カリウム血症自体ではなく，高カリウム血症が存在することでRA系阻害薬やMRAを中止してしまうことにあるということが報告[5]されています．そこで，RA系阻害薬やMRAを使用する心不全患者の高カリウム血症に対しては薬剤を減量・中止するのではなく，Kバインダーを使用し，血清K値をコントロールした上で薬剤を継続することが推奨されるようになりました．

> ACE阻害薬・ARB内服をしている高カリウム合併心不全患者においては，ACE阻害薬・ARBを中止するのではなく，Kバインダーを使用し，血清K値をコントロールした上で薬剤を継続しましょう！

予後予測の目

- RA系阻害薬はHFrEFにおいては，生命予後改善に効果のある薬剤です．
- HFrEFにおいては，禁忌がない限り，ACE阻害薬から開始します．忍容性がない場合は，ARB（わが国では，カンデサルタンのみ）を使用します．
- ACE阻害薬・ARB内服をしている高カリウム合併心不全患者においては，ACE阻害薬・ARBを中止すると予後不良が知られており，Kバインダーを上手に使用しましょう！

My Best 処方

◎ HFrEF
処方例1：HFrEF：エナラプリル　1日1回1.25〜2.5 mgより開始，目標量10 mg/日
処方例2：HFrEF：カンデサルタン　1日1回2〜4 mgより開始，目標量12 mg/日

文献

1) Heidenreich PA, et al.：2022 AHA/ACC/HFSA Guideline for the Management of Heart Failure: A Report of the American College of Cardiology/American Heart Association Joint Committee on Clinical Practice Guidelines. Circulation 2022；145:e895-1032
2) 日本循環器学会，他：2021年 JCS/JHFS ガイドライン フォーカスアップデート版 急性・慢性心不全診療 （日本循環器学会/日本心不全学会合同ガイドライン）．（https://www.j-circ.or.jp）
3) 日本循環器学会，他：急性・慢性心不全診療ガイドライン（2017年改訂版）（日本循環器学会/日本心不全学会合同ガイドライン）．（https://www.j-circ.or.jp）
4) Collins A, et al.：Association of Serum Potassium with All-Cause Mortality in Patients with and without Heart Failure, Chronic Kidney Disease, and/or Diabetes. Am J Nephrol 2017；46：213-221
5) McDonagh TA, et al.：2021 ESC Guidelines for the diagnosis and treatment of acute and chronic heart failure: Developed by the Task Force for the diagnosis and treatment of acute and chronic heart failure of the European Society of Cardiology (ESC) With the special contribution of the Heart Failure Association (HFA) of the ESC. Eur Heart J 2021；42：3599-3726

石橋祐記／明石嘉浩

循環器疾患／慢性心不全 ▶▶ 利尿薬—トルバプタン，ループ利尿薬，ANP

心機能低下を伴う，あるいは心機能が保たれている心不全に対する利尿薬の適否および用いる場合の使い方は？

● 症例

患者	経過
73歳女性，心機能の保たれている心不全（EF50％），慢性心房細動，CKD stage III，高血圧，重度の三尖弁閉鎖不全症	15年前から高血圧を指摘され，近医でアジルサルタン40 mg/日，発症時期不詳の慢性心房細動にてエドキサバン30 mg/日の内服加療中であった．1か月で体重が3 kg増加し，労作時の息切れも増えてきたため，かかりつけ医を受診．慢性心不全増悪にて，大学病院へ紹介．心不全加療目的に入院し，トルバプタン7.5 mg/日，フロセミド20 mg/日が導入となった．3か月経過し，フロセミド20 mgはアゾセミド30 mgに切り替えた．

 心不全での利尿薬の概要

　心不全に対して，急性期においては，うっ血所見，低灌流所見の是正を目指して治療します．利尿薬，特にループ利尿薬はうっ血症状の改善のためになくてはならない薬剤となります．この場合の注意点は，血行動態の急激な悪化（血管内体液量の急激な減少による低血圧），低カリウム血症，腎機能悪化です[1]．高齢者では腎機能障害を伴う症例が多く，特にフロセミドによる腎機能悪化が危惧されます．急性増悪期における腎機能悪化は長期予後不良と関連することも示されており，注意を要します．急性期が過ぎたら，利尿薬を漫然と継続するのではなく，短時間作用型利尿薬であるフロセミドから長時間作用型に変更することが推奨されます．アゾセミドはフロセミドよりも心不全増悪による入院件数を減らす効果も知られています．利尿薬は排尿回数の増加を起こすことから，高齢者の患者によっては外出時の内服を回避することも多くなるため，このような対応は有用です．ま

表1 ▶ 各利尿薬の概略

利尿薬の種類	一般名	作用部位	機序	副作用
ループ利尿薬	フロセミド トラセミド アゾセミド	ヘンレループの上行脚	$Na^+/K^+/2Cl^-$ 共輸送体を阻害して Na^+ の再吸収を抑制	電解質異常（低カリウム血症）や代謝異常（高血糖症，高尿酸血症，血清中脂質増加），難聴など
ミネラルコルチコイド受容体拮抗薬	スピロノラクトン エプレレノン	遠位尿細管から皮質集合管，集合管	アルドステロン受容体を抑制し，Na^+ や H_2O の再吸収を抑制	電解質異常（高カリウム血症）や男性の女性化乳房/性欲減退，女性の月経不順
サイアザイド系利尿薬	トリクロルメチアジド ヒドロクロロチアジド	遠位尿細管	Na^+/Cl^- 共輸送体を阻害し，Na^+，H_2O の再吸収を抑制	電解質異常（低カリウム血症，高カルシウム血症），代謝異常（高血糖症，高尿酸血症，血清中脂質増加），光過敏症
バソプレシン受容体拮抗薬	トルバプタン	集合管	バソプレシンがバソプレシン V_2 受容体へ結合するのを阻害し，水の再吸収を抑制	高ナトリウム血症，口喝，肝機能障害

た，トルバプタンは水利尿を図る経口利尿薬です．高齢者の心不全におけるトルバプタン早期導入は利尿薬静注よりも身体活動能力維持に有用との報告があります．急性増悪期におけるトルバプタンの使用はフロセミドよりも腎機能悪化を来たしにくい点もメリットとなります．

> 利尿薬は，うっ血からくる症状を軽減させる，目に見える治療として重要であり，早期のうっ血解除が重要です．

各利尿薬の特徴を知る

表1 に，各利尿薬の概略[2]を示します．

1）ループ利尿薬

EF にかかわらず，うっ血解除のために最初に使用されることが多い薬剤で

す．濃度依存性に利尿作用を示しますが，天井効果もあります．また，フロセミドは血中のアルブミンと結合して尿細管まで到達するため，低アルブミン血症では反応性が低下します．長期内服により遠位尿細管を肥大させ，Na 再吸収を亢進させて利尿効果が低下することもあります．使い分けを考えた際に，フロセミド＜トラセミド＜アゾセミドの順で作用時間が長くなりますので，急性期はフロセミドを使用し，安定期は長時間作用型であるアゾセミドに変更することで，神経体液性因子への影響も少なく，心血管死や心不全入院を抑制した報告[3]もあり，心不全フェーズに合わせた使い分けが大切です．

2）ミネラルコルチコイド受容体拮抗薬（MRA）

HFrEF の fantastic 4 の薬剤の 1 つです．投与開始，増量後は K のモニタリングをすることが大切です．K ＞ 5.5 mEq/L を認める場合は減量あるいは中止を検討します．HFrEF 症例で可能な限り継続したい場合は，K 吸着薬の併用を検討します．

エプレレノンのほうがミネラルコルチコイド選択性が高く，ホルモンへ影響する副作用は生じにくくなります．また，フィネレノンが 2 型糖尿病を有する慢性腎臓病へ使用できるようになり，今後の心血管イベント抑制への期待が高まります．

3）サイアザイド利尿薬

サイアザイド利尿薬単独での利尿効果は大きくないため，多くは他の薬剤と併用となります．利尿薬の中では比較的降圧効果が大きいため，心不全ステージ A の高血圧加療にも使用されます．

4）バソプレシン受容体遮断薬

2022 年 5 月から，経口のトルバプタンだけでなく，サムタス®（静注薬）が使用できるようになりました．低ナトリウム血症を伴う体液貯留にはとてもよい適応となります．トルバプタンのメリットは，循環血液量の減少や血圧低下が比較的少ないこと，腎機能悪化が起こりにくいことであります．トルバプタンの内服開始・再開は，入院下で行い，飲水量のモニターおよび飲水制限を緩和することを忘れてはいけません．

> HFrEFに対しては，MRAは可能な限り導入しましょう．フロセミドは急性期と安定期の使い分けを検討しましょう．他の利尿薬の使い分けは，血圧，電解質や腎機能に応じて使い分けていきましょう．

患者さんのQOLと治療目標

- 利尿薬は，迅速なうっ血解除には不可欠な薬剤です．
- HFrEFにおいては，MRAは可能な限り導入しましょう．
- フロセミドは急性期と安定期の使い分けを，他の利尿薬は，血圧，電解質や腎機能に応じて使い分けていきましょう．

My Best処方

- HFrEF：スピロノラクトンあるいはエプレレノン　1日1回 50 mg（腎機能，K値によって，25 mgの使用も検討）
- HFpEF～HFrEFのループ利尿薬：フロセミド　1日1回 20～40 mg，安定期に入ったら，アゾセミド1日1回 30～60 mgへ変更を検討する
- HFpEF～HFrEFのバソプレシン受容体拮抗薬：トルバプタン　1日1回 7.5 mg，Na値をみながら1日1回 15 mgまで増量可能

文献

1) Matsue Y, et al.：Time-to-Furosemide Treatment and Mortality in Patients Hospitalized With Acute Heart Failure. J Am Coll Cardiol 2017；69：3042-3051
2) 猪又孝元：利尿薬．日内会誌 2022；111：235-240
3) Masuyama T, et al.：Superiority of long-acting to short-acting loop diuretics in the treatment of congestive heart failure. Circ J 2012；76：833-842

石橋祐記／明石嘉浩

循環器疾患／慢性心不全 ▶▶ MRA

17 心機能低下を伴う，あるいは心機能が保たれている心不全に対する抗アルドステロン薬の適否および用いる場合の使い方は？

● 症例

患者	経過
78歳女性，心機能が低下している心不全（EF35％），非虚血性心筋症，高血圧症，2型糖尿病 	1か月前にCS（clinical scenario）1の心不全にて入院加療となった．退院時の処方は，スピロノラクトン50 mg/日，フロセミド20 mg/日，エンパグリフロジン10 mg/日，サクビトリルバルサルタン200 mg/日，ビソプロロール2.5 mg/日であった．かかりつけ医より，高齢であり，高カリウム血症が心配だというが，eGFRが30 mL/分/1.73 m² 以上で血清 K < 5.0 mEq/L であり，スピロノラクトン継続をお願いした．

 HFrEFでの治療薬

　　HFrEF（心機能が低下している心不全）においては，交感神経系，レニン・アンジオテンシン・アルドステロン系が賦活化し，左室リモデリングを引き起こし，心不全，死亡といった予後不良につながる状況を引き起こします．交感神経系，レニン・アンジオテンシン・アルドステロン系を抑制する薬剤は，①アンジオテンシン変換酵素（ACE）阻害薬・アンジオテンシンⅡ受容体拮抗薬（ARB）・アンジオテンシン受容体ネプリライシン阻害薬（ARNi）や②β遮断薬になります．これらに加えて，③ミネラルコルチコイド受容体拮抗薬（MRA）および④SGLT2阻害薬を加えた4剤を可能な限り導入する治療が推奨治療となっています[1]．HFrEFでNYHA（New York Heart Association；ニューヨーク心臓協会）心機能分類Ⅱ～Ⅳ度の症状を有する患者では，eGFRが30 mL/分/1.73 m² 以上で血清 K < 5.0 mEq/L であれば，死亡率を低下させるためにMRA（スピロノラクトン，エプレレノン）が推奨されることを忘れて

はいけません．

> HFrEF 診療においては，ACE 阻害薬・ARB・ARNi，β 遮断薬，MRA，SGLT2 阻害薬の 4 剤が全て Class I で推奨されます．

MRA の特徴を知る

　ステロイドホルモン受容体のサブファミリーであるミネラルコルチコイド受容体（MR）は，心血管，腎臓などの組織に広く発現し，血圧や体液の恒常性や電解質の影響に関与します．過剰な活性化により心臓や腎臓における，炎症や酸化ストレスを惹起させます．MRA は，腎臓の MR と結合し，K を保持しつつ利尿効果を示します．それだけでなく，心臓の MR 拮抗作用があり，心筋の線維化，リモデリング抑制に寄与し，生命予後を改善することが知られています．エプレレノンの心保護作用は，海外の急性心筋梗塞後の左室機能不全および心不全患者 6,632 例を対象とした EPHESUS[2]（**図 1**）で明らかになりました．

> MRA は，心筋梗塞後心機能低下例においても生命予後改善効果があります！

MRA の注意点

　高齢者での注意点は腎機能障害と高カリウム血症です．高齢者ではこれらの有害反応によって治療を断念せざるを得ないケースが多いのも事実です．非ステロイド系 MRA のフィネレノンはミネラロコルチコイド受容体への親和性に優れ，高カリウム血症や腎機能障害などの有害反応が少ないことが期待されていますが，まだ 2 型糖尿病の慢性腎機能障害の症例のみが対象となっている状況です．高齢者心不全への投与開始に当たっては，併存疾患に慢性腎機能障害を有する場合は

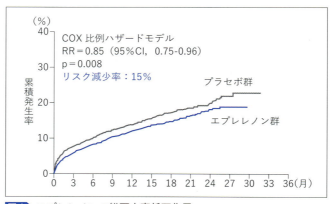

図1 エプレレノンの総死亡率低下作用
(Pitt B, et al.: Eplerenone Post-Acute Myocardial Infarction Heart Failure Efficacy and Survival Study. N Engl J Med 2003; 348:1309-1321. より作成)

特に，投与開始または増量時には細かくK値をチェックすることが推奨されます．HFrEFでは可能な限り継続が必要であり，場合によっては，K吸着療法の併用を検討します．

また，おもな有害反応である内分泌関連有害反応を懸念する場合は，エプレレノンのほうが使用しやすい薬剤です．

> MRAの注意点は，高齢者心不全においては，腎機能障害と高カリウム血症です．

患者さんのQOLと治療目標

- HFrEF診療においては，至適4剤薬物の1つが，MRAです．
- MRAには，心筋梗塞後心機能低下例においても生命予後改善効果があり，積極的に使用しましょう．
- 高齢者心不全では，腎機能障害と高カリウム血症には注意しましょう．

My Best 処方

- HFrEF：スピロノラクトン　1日1回 12.5 ～ 25 mg で開始，維持量 25 ～ 50 mg/ 日（腎機能，K 値によって，適宜漸減も検討）
- HFrEF：エプレレノン　1日1回 25 mg で開始，維持量 50 mg/ 日（腎機能，K 値によって，適宜漸減も検討）
- HFpEF ～ HFmrEF：スピロノラクトンあるいはエプレレノン　1日1回 25 ～ 50 mg（腎機能，K 値によって，漸減も検討）

文献

1) Heidenreich PA, et al.：2022 AHA/ACC/HFSA Guideline for the Management of Heart Failure：A Report of the American College of Cardiology/American Heart Association Joint Committee on Clinical Practice Guidelines. Circulation 2022；145:e895-1032
2) Pitt B, et al.：Eplerenone Post-Acute Myocardial Infarction Heart Failure Efficacy and Survival Study. N Engl J Med 2003；348：1309-1321

石橋祐記／明石嘉浩

循環器疾患／慢性心不全 ▶▶▶ アンジオテンシン受容体ネプリライシン阻害薬

18 心機能低下を伴う，あるいは心機能が保たれている心不全に対するアンジオテンシン受容体ネプリライシン阻害薬の適否および用いる場合の使い方は？

● 症例

患者	経過
76歳女性，心機能が低下している心不全（EF20%），非虚血性心筋症 	1か月前に初回の心不全にて入院加療となった．退院時の処方は，スピロノラクトン25 mg/日，フロセミド20 mg/日，ダパグリフロジン10 mg/日，サクビトリルバルサルタン100 mg/日，ビソプロロール1.25 mg/日であった．外来で心不全管理を目的に，心不全外来に通院となった．収縮期血圧100 mmHgを有しており，サクビトリルバルサルタンを漸増していくこととした．

point 1　HFrEFでの治療薬，ARNi

　近年，新規作用機序を有する心不全薬として，アンジオテンシン受容体ネプリライシン阻害薬（angiotensin receptor neprilysin inhibitor：ARNi）などが使用できるようになりました．HFrEF（heart failure with reduced ejection fraction；心機能が低下している心不全）においては，交感神経系，レニン・アンジオテンシン・アルドステロン系が賦活化し，左室リモデリングを引き起こし，心不全，死亡といった予後不良につながる状況を引き起こします．交感神経系，レニン・アンジオテンシン・アルドステロン系を抑制する薬剤は，アンジオテンシン阻害薬（ACE阻害薬）・アンジオテンシンII受容体拮抗薬（ARB）・ARNiやβ遮断薬になります．これらに加えて，ミネラルコルチコイド受容体拮抗薬（MRA）およびSGLT2阻害薬を加えた4剤を可能な限り導入する治療が推奨治療となっています．

　中でも，ARNiに関して，Na利尿作用，利尿作用，血管拡張作用を有するNa利尿ペプチドは，「心血管保護」の効果が期待できるホ

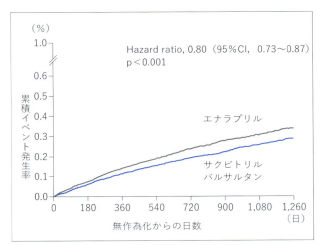

図1 PARAGON-HF 試験での心血管死または心不全入院
(MacMurray JJV, et al.：Angiotensin-neprilysin inhibition versus enalapril in heart failure. N Engl J Med 2014; 371:933-1004 より作成)

ルモンです．Na 利尿ペプチドの分解酵素であるネプリライシンの抑制により内因性 Na 利尿ペプチドの血中濃度を上昇させ，その作用を増強する薬剤の開発が進められてきました．一方で，ネプリライシンはアンジオテンシン II の分解にもかかわります．そこで，ネプリライシン阻害作用をもつサクビトリルとアンジオテンシン II 受容体阻害薬であるバルサルタンを一つの分子として結合した ARNi が創薬されました[1]．

> HFrEF 診療においては，新規心不全薬剤である ARNi は期待されています．

ARNi の臨床試験から学ぶこと

HFrEF に対して，ACE 阻害薬であるエナラプリルとサクビトリルバルサルタンとの効果を比較した PARADIGM-HF 試験では，**図 1** の

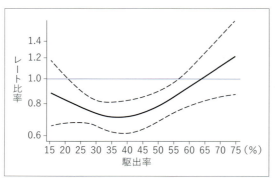

図2 EFからみたARNiの心不全入院および心血管死に対する治療効果
(Solomon SD, et al.: Sacubitril/Valsartan Across the Spectrum of Ejection Fraction in Heart Failure. Circulation 2020; 141: 352-361 より作成)

通り，サクビトリルバルサルタンであるARNiは，エナラプリルであるACE阻害薬に，心血管死と心不全入院のprimary endpointを有意に低下させました[2]．

HFmrEF（heart failure with mildly reduced ejection fraction；心機能が中等度低下している心不全）についても，PARADIM-HF試験とPARAGON-HF試験を合わせた解析において，左室駆出率であるEFが40％以上の症例では，EFが低いほどARNIが効果的だったことも**図2**の通り示されています[3]．現在は，AHA/ACC/HFSAガイドラインでは，現状はClass Ⅱbの推奨です．

> ARNIは，HFrEFの治療薬の1つであるACE阻害薬に有意性をもって，心血管死と心不全入院を減少させ，有効性を示しました．

ARNIの注意点

安全性に対しては，サクビトリルバルサルタンは，PARADIGM-HF，PARAGON-HFいずれの試験も対照群よりも，高カリウム血症や

腎機能増悪の有害反応は少ない傾向を示しました．一方で，血圧低値に関しては，サクビトリルバルサルタンに多い傾向であり，過度の血圧低下には注意を要します．そのため，増量していく際は，収縮期血圧＞95 mmHg を目安に増量していくことが大切になってきます．

> ARNI は安全性にも長けていますが，血圧低値に注意しながら，増量を心がけることが肝要です．

患者さんの QOL と治療目標

- HFrEF 診療においては，至適4剤薬物の1つが，ARNi です．
- ARNI は，HFrEF の治療薬である ACE 阻害薬よりも有効性が示され，積極的に切り替えていくことが生命予後改善につながります．
- 可能な限りの増量を検討しますが，血圧低値には注意が必要です．

My Best 処方

ARNi は予後改善効果が期待できる薬剤であるが，腎機能と血圧を考えて漸増していく必要がある．
処方例：サクビトリルバルサルタン1日2回・1回 50 mg から開始し，SBP＞95 mm Hg であれば，サクビトリルバルサルタン1日2回・1回 100 mg →サクビトリルバルサルタン1日2回・1回 200 mg へ漸増します．

文献

1) 桑原宏一郎：心不全薬物治療の最前線．侵襲医学雑誌 2020；68：349-355
2) MacMurray JJV, et al.：Angiotensin-neprilysin inhibition versus enalapril in heart failure. N Engl J Med 2014；371：933-1004
3) Solomon SD, et al.：Sacubitril/Valsartan Across the Spectrum of Ejection Fraction in Heart Failure. Circulation 2020；141：352-361

石橋祐記／明石嘉浩

循環器疾患／虚血性心疾患

19 虚血性心疾患：疾患概要と治療の基本方針

高齢者の虚血性心疾患治療

　虚血性疾患は心筋を灌流する冠動脈から毛細血管レベルまでの循環に器質的・機能的障害が生じ，急性・慢性の血流障害により心筋組織がダメージを受ける病態です．血管側の原因として急性冠症候群（acute coronary syndrome：ACS）や労作性狭心症等のプラーク破綻や動脈硬化性変化による狭窄，また血管れん縮として異型狭心症があります．また最近ではより微細な血管機能異常として INOCA（冠動脈に狭窄が認められない狭心症）等の微小循環障害が狭心症状の原因として注目されています[1-3]（**図**）．血管閉塞や慢性的な高度狭窄は急性期の心筋壊死や慢性期の心筋リモデリングを通じ，収縮・拡張双方の心臓機能障害（心不全）や不整脈発生等の素地形成の主要な原因となります．

　血管特異的な薬物治療として，①血管ストレス軽減や動脈硬化進行防止に関する薬剤（降圧薬，脂質異常症 / 糖尿病治療薬），②血管イベント再発や血行再建術後合併症防止を目的とした薬剤（抗血小板薬，抗凝固薬），③冠れん縮や微小循環改善による症状緩和を目指した冠拡張薬（亜硝酸薬，Ca 拮抗薬）が挙げられ，更には④ダメージを受けた心筋の保護や長期予後改善効果，抗不整脈効果を期待する薬剤群（心保護薬：RAS 系阻害薬，ネプリライシン阻害薬，β 遮断薬，SGLT2 阻害薬，ミネラルコルチコイド受容体拮抗薬等）があり慢性心不全への治療と重複する薬剤群となっています（**図**）．

　高齢者の虚血性疾患についても昨今では ACS や広範囲の虚血には積極的な介入治療（経カテーテルステント治療：PCI や冠動脈バイパス手術：CABG）が推奨されておりますが，まずはガイドラインを参考に十分な薬物治療を行った上で併存疾患やフレイル等の状況を考慮し，慎重に適応を判断することが不可欠です[1-3]．高齢者に薬物治療を行う際には，年齢による各臓器の機能低下に

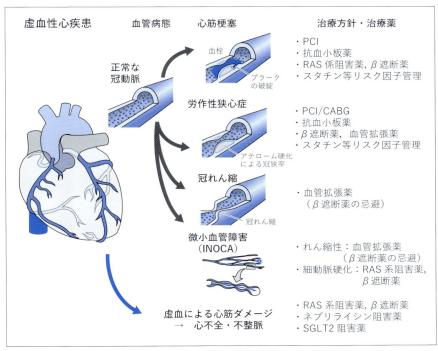

図1　虚血性心疾患の病態と基本的な治療方針・薬物治療

　加え，基礎に高血圧，糖尿病，脂質異常症といった動脈硬化リスク因子が多く，脳梗塞や腎不全また癌やフレイル，認知症といった多重疾患状態であることや，さらにはポリファーマシーの状態であることも留意が必要です[4]．降圧薬や血管拡張薬の投与中に感冒や熱中症により脱水傾向となり低血圧や転倒を起こす例や，抗血小板薬・抗凝固薬服用中に消化性潰瘍，悪性腫瘍や大腸憩室，痔疾等による大出血を来す例など，体調変化や薬物相互作用による思わぬイベントを起こしやすいのが高齢者です．日々の症状把握や血圧・体重等の記録・管理による投与量の調整と再評価，常にリスク・ベネフィットを勘案し服薬継続・中止を折に触れて検討する姿勢が重要と考えます．

文献

1) 日本循環器学会, ほか：2022 年 JCS ガイドライン フォーカスアップデート版 安定冠動脈疾患の診断と治療. https://www.j-circ.or.jp/cms/wp-content/uploads/2022/03/JCS2022_Nakano.pdf
2) 日本循環器学会, ほか：急性冠症候群ガイドライン(2018 年改訂版). https://www.j-circ.or.jp/cms/wp-content/uploads/2018/11/JCS2018_kimura.pdf
3) 日本循環器学会, 日本心血管インターベンション治療学会, 日本心臓病学会：2023 年 JCS/CVIT/JCC ガイドラインフォーカスアップデート版冠攣縮性狭心症と冠微小循環障害の診断と治療. https://www.j-circ.or.jp/cms/wp-content/uploads/2023/03/JCS2023_hokimoto.pdf
4) 近森大志郎：高齢者虚血性心疾患の治療の考え方. 日老医誌 2009；46：391-394.

澤城大悟

循環器疾患／虚血性心疾患 ▶▶ 硝酸薬

虚血性心疾患の長期予後を見据えた最適薬物療法として，硝酸薬の位置づけは？

● 症例

患者	経過
63歳女性，糖尿病，脂質異常症，高血圧	歩行時の胸部不快感を訴え内科を受診し，労作性狭心症が疑われた．以前，造影剤でアナフィラキシーショックを来した既往があり，心臓MRI検査において心筋虚血を疑う所見が認められなかったため血行再建術の適応に乏しいと考えられた．胸部不快感の頻度は月に1回程度であり，ニトロペン®頓用で対症療法を行う方針となった．

 硝酸薬は長期予後を改善する効果は乏しい

　安定冠動脈疾患に対する硝酸薬の継続投与の有効性については十分な根拠となる大規模ランダム化比較試験（RCT）はありません．また急性心筋梗塞発症後の慢性期の硝酸薬の効果に関するRCTの多くは，再灌流療法の導入前に行われており，現在のPCI（percuta-neous coronary intervention，経皮的冠動脈インターベンション）時代における大規模RCTは存在しません．

　PCI導入以前の研究においてはISIS-4[1]とGISSI-3[2]があります．ISIS-4においては急性心筋梗塞発症後24時間以内の患者58,050例に対して一硝酸イソソルビド投与の有無で5週間後の生存率の有意な改善を認めませんでした．GISSI-3については急性心筋梗塞の患者18,895例に対してニトログリセリンの投与の有無で6週間後の生存率を改善しなかったとの結果でした．

　わが国の研究ではJ-CADデータの観察研究[3]にて平均2.7年の追跡で急性心筋梗塞の患者2,995例をpropensity score matchingで調整を

表1 ▶ Propensity Score Analysis of Patients Presenting With AMI for Each Drug Class

Drug class	HR (95%CI)	p value
Statins	0.795 (0.628-1.007)	0.057
Fibrates	0.630 (0.294-1.348)	0.234
CCB	1.226 (1.001-1.501)	0.049
ACEI	0.884 (0.721-1.084)	0.236
ARB	0.855 (0.652-1.121)	0.257
α-β-blockers	0.861 (0.646-1.147)	0.307
β-blockers	0.930 (0.705-1.228)	0.610
Antithrombotics	0.435 (0.336-0.562)	<0.001
Nitrates	0.820 (0.679-0.991)	0.040

(Kohro T, et al.: Effects of medication on cardiovascular events in the Japanese coronary artery disease (JCAD) study. Circ J 2007; 71: 1835-1840. より引用)

行った結果，硝酸薬の服用が有意にMACE(major adverse cardiovascular events；主要心血管イベント)を改善させたという報告があります(**表1**)．そのほかにも予後を悪化させなかったという報告もあり[4]，硝酸薬の心血管イベントに対する予防効果については意見が分かれています．

短期的な症状改善に効果がある

　硝酸薬は末梢静脈ならびに末梢動脈の拡張作用を有しており，それぞれ前負荷，後負荷を軽減し，心筋の酸素需要を低減させます．また，冠動脈の拡張作用も有しており，心筋の酸素供給を増加させます．以上により心筋の需要供給不均衡によって生じる狭心症発作を硝酸薬は是正します(**図1**)．

冠れん縮性狭心症においては事情が異なる

　冠れん縮性狭心症における薬物治療はCa拮抗薬がガイドラインにおいてclass Iで推奨されています[5]．しかし，Ca拮抗薬のみで経過

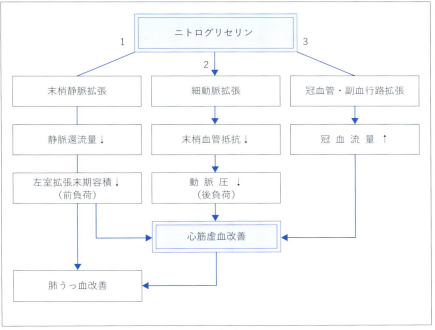

図1 ニトログリセリンによる心筋虚血解除の機序
(ニトロペン®舌下錠 0.3 mg の添付文書, より引用)

観察を行うか硝酸薬やニコランジル(class IIa)[5]を併用するのかについては個々の症例で主治医に委ねられています．治療効果判定は胸痛発作回数や短時間作用型硝酸薬の使用回数で行っておりますが，2/3 の症例で無痛性冠れん縮発作をきたすという報告もあり[6]，注意が必要です．冠れん縮性狭心症と診断された中には疑いのみで処方されている症例や冠動脈の完全閉塞まできたす症例と，かなりの variation があります．処方の継続・中止においては，冠れん縮性狭心症の診断がどのように行われ，どのような所見であったかを確認する必要があり，重症冠れん縮では突然死をきたすこともあるため，心肺停止の既往のある症例や acetylcholine/ ergometrine 負荷にて多枝れん縮が誘発されている症例では，安易に薬剤を減量・中止するべきではありません．

処方時の留意点

　硝酸薬の有害事象として，急激な血圧低下，反射性頻脈などがあり，血圧低下や心拍出量低下などの重大な有害事象が出現した場合には投与を中止する必要があります．使用禁忌の病態として，重篤な低血圧や心原性ショックのほかに右室梗塞，脱水症状(血圧低下によりショックを起こすことあり)などが挙げられます．また，重症大動脈弁狭窄症においても血行動態の破綻をきたす可能性があり，投与は推奨されません．

　また，勃起不全治療薬服用後24時間以内は硝酸薬の併用は禁忌であるため，胸痛を主訴に来院した男性患者に対して，勃起不全治療薬の使用の有無を必ずチェックする必要があります．

　そのほかの注意点として硝酸薬には耐性が生じることが知られています．慢性投与の場合，8〜10時間程度の間隔を空けることで耐性ができるのを予防できます．貼付剤を使用する場合は日中のみに使用することで耐性を防げます．

患者さんのQOLと治療目標

胸痛発作の軽減と頻度の減少
　労作性狭心症の場合，胸痛発作時に内服することで症状の軽減を図ることができます．また，日常の労作の忍容性向上のために長期的に使用することも考慮されます．冠れん縮性狭心症においては突然死の予防や症状の軽減のために使用が推奨されます．

My Best 処方

硝酸薬の使い方

処方例1：ニトログリセリン舌下錠　発作時に1錠舌下スプレー，発作時1噴霧口腔内に投与

　　　　3〜5分程度の経過をみて，改善がなければ再度投与します．3回投与後も改善がなければ即受診が必要です．

処方例2：硝酸イソソルビド（ISDN）徐放錠：40 mg 1日2回　テープ：1日1枚貼付

　　　　経口薬としては肝臓の初回通過効果を受けるため，徐放錠や貼付薬として開発されました．

文献

1) ISIS-4 (Fourth International Study of Infarct Survival) Collabora- tive Grou: ISIS-4: a randomised factorial trial assessing early oral captopril, oral mononitrate, and intravenous magnesium sulphate in 58,050 patients with suspected acute myocardial infarction. ISIS-4 (Fourth International Study of Infarct Survival) Collaborative Group. Lancet 1995；345：669-685

2) Gruppo Italiano per lo Studio della Sopravvivenza nell'infarto Miocardico: GISSI-3: effects of lisinopril and transdermal glyceryl trinitrate singly and together on 6-week mortality and ventricular function after acute myocardial infarction. Gruppo Italiano per lo Studio della Sopravvivenza nell'infarto Miocardico. Lancet 1994；343：1115-1122

3) Kohro T, et al.：Effects of medication on cardiovascular events in the Japanese coronary artery disease（JCAD）study. Circ J 2007；71：1835-1840

4) Yamauchi T, et al.：Long-term nitrate use in acute myocardial infarction（the Heart Institute of Japan, Department of Cardiology nitrate evaluation program）. Cardiovasc Drugs Ther 2008；22：177-184

5) 日本循環器学会 / 日本心血管インターベンション治療学会 / 日本心臓病学会：2023 年 JCS/CVIT/JCC ガイドラインフォーカスアップデート版 冠攣縮性狭心症と冠微小循環障害の診断と治療. https://www.j-circ.or.jp/cms/wp-content/uploads/2023/03/JCS2023_hokimoto.pdf

6) Yasue H, et al.：Coronary spasm: clinical features and pathogenesis. Intern Med 1997；36：760-765

白木瑛一

循環器疾患／虚血性心疾患 ▶▶ 抗血小板薬

21 虚血性心疾患の長期予後を見据えた最適薬物療法として，抗血小板薬の位置づけは？

● 症例

患者	経過
70歳女性，糖尿病，脂質異常症	起床時に胸部の絞扼感を訴え病院を受診，心電図にて胸部誘導 V1-4 の ST 上昇を認め，ST 上昇型急性心筋梗塞が疑われ，バイアスピリン®（アスピリン）を 200 mg 咀嚼投与し冠動脈造影を行った．左前下行枝 #7 に 99％狭窄を認め，プラスグレル 75 mg をローディングし PCI を施行した．高出血リスク（high bleeding risk：HBR）群であり 3 か月間 DAPT を施行しプラスグレル単剤へ変更した．特に胸部症状の再燃を認めずに経過観察を行っている．

 ステント留置後の抗血小板薬 2 剤療法（DAPT）は短期間になってきている

　第一世代の DES（drug eluting stent；薬剤溶出性ステント）においてはステント血栓症が多く主要血管死のリスクとなっていたため，DAPT の期間を延長することでそれを予防していました[1]．第二世代の DES の登場と治療技術の進歩により，ステント血栓症が大幅に減少し逆に長期の DAPT が出血イベントを引き起こし，患者の予後を悪化することが示されました[2]．以降，DAPT の適切な期間について様々な研究がなされてきました．現在のスタンダードは日本版 HBR を評価し，それにより DAPT の期間を決めることが主流となってきています（図 1）．しかし，血栓リスクが高い集団が HBR も高い傾向にあり，明確な判断基準は不明瞭です．また，心房細動合併症例においては抗凝固薬も含めた 3 剤による治療となるため出血リスクが高い場合は短期間の併用となります．DAPT に関する海外の研究にはアジア人がほとんど含まれておらず，日本人を対象とした PCI（percuta-

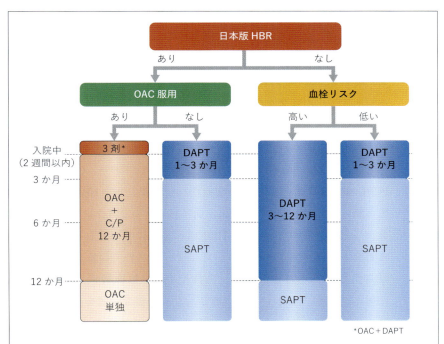

図1 高出血リスク（HBR）をふまえた PCI 施行後の抗血栓療法
（日本循環器学会：2020年 JCS ガイドライン フォーカスアップデート版冠動脈疾患患者における抗血栓療法．https://www.j-circ.or.jp/cms/wp-content/uploads/2020/04/JCS2020_Kimura_Nakamura.pdf，2024年8月閲覧）

neous coronary intervention，経皮的冠動脈インターベンション）後のDAPTの期間を検討したSTOP DAPT試験，STOP DAPT-2試験が報告されています．STOP DAPT試験では第二世代のDESを留置した患者を前向きに検討し3か月でDAPTが終了してもDES留置後1年でステント血栓症を認めませんでした[3]．また，STOP DAPT-2試験においては1か月のDAPT群と12か月のDAPT群に割り付けDES留置後の1年後で出血イベントを優位に減らし虚血イベントは非劣性でした[4]．以上の結果から日本循環器学会ガイドラインにおいて期間の推

奨がされています（**図1**）．

日本版HBRに基づいた出血リスク評価を行う

　日本人は出血リスクが高い患者が多く，虚血イベントの発生率は欧米人にくらべ低いとされています[5]．患者ごとに適切な抗血栓療法を行うために，出血や血栓リスクを評価することが必要です．海外においてはhigh bleeding risk（HBR）基準が用いられており，CREDO-Kyoto PCI/CABG Registry Cohort2 に登録された患者のうちHBRを満たす患者と満たさない患者において大出血イベントのリスクには3倍の差があったと報告されており[6]，HBRは日本人においても有用であるとされました．一方で，Cohort研究により示されている日本人の出血リスク因子とされる低体重，フレイル，末梢血管疾患，心不全がHBRに含まれていないこともあり，より精密な評価を行うために前述の因子を含めた日本版HBRが策定されました．日本版HBRの評価としてCREDO-Kyoto Registry Cohort-3 に登録されたPCI施行患者においてHBRと日本版HBRを評価した研究において，日本版HBRの方が高リスクに該当する患者が多く，1年間の大出血イベントの発生率はHBRと日本版HBRでそれぞれ非HBR患者と比較し約3倍のリスクを有しており，イベント発生率はHBRと日本版HBRでほぼ同等であった[7]ことから，日本人においてより多くの出血高リスク集団を同定できると考えられます．

血栓リスクが高い症例はACSやCKD，PCIの手技内容がリスク因子

　日本循環器学会「2020年JCSガイドラインフォーカスアップデート版冠動脈疾患患者における抗血栓療法」においてリスク因子が示されています（**図2**）．

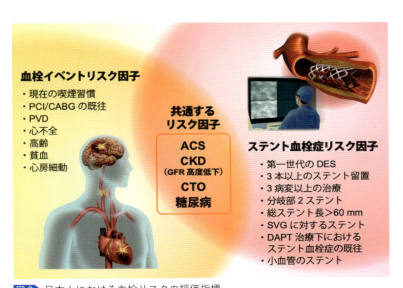

図2 日本人における血栓リスクの評価指標
(日本循環器学会:2020年 JCS ガイドライン フォーカスアップデート版冠動脈疾患患者における抗血栓療法.https://www.j-circ.or.jp/cms/wp-content/uploads/2020/04/JCS2020_Kimura_Nakamura.pdf,2024年8月閲覧)

point 4 抗血小板薬の使い分けは?

　　DAPT療法を施行する場合,抗血小板薬としてバイアスピリン®とADP受容体$P2Y_{12}$を介して作用するチエノピリジン系抗血小板薬を併用します.現在はチエノピリジン系としては第2世代のクロピドグレルや第3世代のプラスグレルや,他にチカグレロルなどが使用されます.プラスグレルはクロピドグレルに比較して代謝経路が単純かつ迅速に効果が発現され,遺伝子多型の影響を受けにくいとされており,TRITON-TIMI38試験[8]においてクロピドグレルに比較して血栓イベントが少なかったと報告されています.また,以前はDAPTから抗血小板薬単剤療法への変更時,バイアスピリン®単剤にすることが大多数でしたが,前述のSTOP-DAPT2試験や欧米からの報告[9]でもチエノピリジン系を残すことにより血栓イベントを減らすことなく

出血リスクを低減することが示されており，チエノピリジン系抗血小板薬を含む ADP 受容体作動薬を継続することが増えてきています．

患者さんの QOL と治療目標

抗血小板薬と消化管出血

　抗血小板薬処方時にはプロトンポンプ阻害薬を処方することが必須とされています．低用量アスピリン内服により，消化管出血のリスクは通常の 2〜4 倍になるとされ，その機序は COX-1 阻害によるプロスタグランジン産生低下による消化管粘膜血流障害や胃粘液分泌低下，COX-2 阻害による血管増生遅延による潰瘍の修復遅延などが挙げられます．チエノピリジン系抗血小板薬単剤においても消化管出血のリスクを上げるとされており，その機序は血管内皮増殖因子受容体の down regulation により潰瘍の修復遅延を起こすとされています．　DAPT に至ってはアスピリン単剤の 2 倍ほど消化管出血を増やすとされています．

　上部消化管出血の原因として *Helicobacter pylori* も挙げられます．バイアスピリン®を長期間服用している患者に対して *H. pylori* 除菌を行うことにより胃潰瘍発症を減らせるかを検討した HEAT study[10] において，最初の 2.5 年においては有意に胃潰瘍・死亡率の低減を認めましたが 2.5 年以降においてはその差が消失したと報告されており，長期の有効性については不明瞭です．

My Best 処方

安定冠動脈疾患の PCI 周術期

処方例：アスピリン錠（100 mg）　1 回 1 錠，1 日 1 回，朝食後
　　　　クロピドグレル錠（75 mg）　1 回 1 錠，1 日 1 回，朝食後

急性冠症候群の PCI 周術期

処方例：アスピリン錠（100〜325 mg）の咀嚼投与
　　　　プラスグレル錠（3.75 mg）　1 錠，1 回ローディング

PCI 慢性期

処方例：下記から 1 つ選択する
　　　（1）アスピリン錠（100 mg）　1 回 1 錠，1 日 1 回，朝食後
　　　（2）クロピドグレル錠（75 mg）　1 回 1 錠，1 日 1 回，朝食後
　　　（3）プラスグレル錠（3.75 mg）　1 回 1 錠，1 日 1 回，朝食後

文献

1) Schömig A, et al. : A randomized comparison of antiplatelet and anticoagulant therapy after the placement of coronary-artery stents. N Engl J Med 1996；334：1084-1089

2) Navarese EP, et al. : Optimal duration of dual antiplatelet therapy after percutaneous coronary intervention with drug eluting stents: meta-analysis of randomised controlled trials. BMJ 2015；350：h1618

3) Natuaki M, et al. : One-year outcome of a prospective trial stopping dual antiplatelet therapy at 3 months after everolimus-eluting cobalt-chromium stent implantation: ShortT and OPtimal duration of Dual AntiPlatelet Therapy after everolimus-eluting cobalt-chromium stent (STOPDAPT) trial. Cardiovasc Interv Ther 2016；31：196-209

4) Watanabe H, et al. : Effect of 1-Month Dual Antiplatelet Therapy Followed by Clopidogrel vs 12-Month Dual Antiplatelet Therapy on Cardiovascular and Bleeding Events in Patients Receiving PCI: The STOPDAPT-2 Randomized Clinical Trial. JAMA 2019；321：2414-2427

5) Levine GN, et al. : Expert consensus document: World Heart Federation expert consensus statement on antiplatelet therapy in East Asian patients with ACS or undergoing PCI. Nat Rev Cardiol 2014；11：597-606

6) Natuaki M, et al. : Application of the Academic Research Consortium High Bleeding Risk Criteria in an All-Comers Registry of Percutaneous Coronary Intervention. Circ Cardiovasc Interv 2019；12：e008307

7) Natuaki M, et al. : Application of the Modified High Bleeding Risk Criteria for Japanese Patients in an All-Comers Registry of Percutaneous Coronary Intervention - From the CREDO-Kyoto Registry Cohort-3. Circ J 2021；85：769-781

8) Wiviott SD, et al. : Prasugrel versus clopidogrel in patients with acute coronary syndromes. N Engl J Med 2007；357：2001-2015

9) Mehran R, et al. : Ticagrelor with or without Aspirin in High-Risk Patients after PCI. N Engl J Med 2019；381：2032-2042

10) Hawkey C, et al. : Helicobacter pylori eradication for primary prevention of peptic ulcer bleeding in older patients prescribed aspirin in primary care（HEAT）: a randomised, double-blind, placebo-controlled trial. Lancet 2022；400：1597-1606

白木瑛一

循環器疾患／虚血性心疾患 ▶▶▶ スタチン

虚血性心疾患の長期予後を見据えた最適薬物療法として，スタチンの位置づけは？

● 症例

患者	経過
60 歳男性，	現病歴：以前から脂質異常症を指摘されていたが，通院および加療を受けていなかった．X 年 2 月の夜に 1 時間続く前胸部痛が出現したが，そのまま入眠した．しかし，翌朝には背部痛を来たし体動困難となったため救急隊を要請した．受診時，心電図では V1-V3 および aVR 誘導に ST 上昇を認め，心臓超音波検査では心室中隔の壁運動低下を認めたため，急性心筋梗塞と判断した．同日に行った心臓カテーテル検査では左前下行枝 #6 の完全閉塞を認め，経皮的冠動脈インターベンション（PCI）をすることで救命することができた． リスク評価：本症例は冠危険因子として 2 型糖尿病・脂質異常症・喫煙歴があり，家族の複数名が脳梗塞や虚血性心疾患に罹患していた．未治療時の LDL-C 値は 205 mg/dL と高値であり，かつアキレス腱厚が 15 mm と肥大していたことにより家族性高コレステロール血症と診断した．このようなハイリスク症例には，再発予防のためにスタチン投与が強く推奨される．

　動脈は平たくいえば，頭のてっぺん（頭皮）から足の指先に至るまで全身に張り巡らされた 1 つの臓器です．生まれたときはピチピチだった血管壁ですが，加齢とともに動脈硬化が進行すると，血管内皮細胞の機能不全を起こして心血管イベント発生の母地となります．1980 年代からはスタチンが臨床で使用されるようになり，心血管疾患による死亡率が大きく低下しました．このゲームチェンジャーたるスタチンの開発に携わった人こそ遠藤章博士，日本人なのです[1]．現在ではスタチンの有用性に関する日本人のエビデンスも確立し[2]，心血管疾患予防の基本薬として確固たる地位を築いています．本項ではこのようなスタチンについて，項目ごとに解説をしていきます．

動脈硬化に関与する脂質

臨床で最も一般的に測定されるコレステロールの種類には低比重リポタンパクコレステロール(low-density lipoprotein cholesterol：LDL-C)，中性脂肪(triglyceride：TG)，高比重リポタンパクコレステロール(high-density lipoprotein cholesterol：HDL-C)がありますが，特に動脈硬化に関与する要素がLDL-Cであることは知られています[3]．LDL-Cは血管内皮細胞の炎症を介して動脈の内膜下に蓄積します．進行すると血管径の狭小化に加え，プラーク表面に線維性被膜(fibrous cap)を形成します．この50～100μmほどの薄い被膜に覆われた脂質コア(＝不安定プラーク)が破綻することで心筋梗塞やアテローム性脳梗塞を発症します[4]．日本循環器学会「冠動脈疾患の一次予防に関する診療ガイドライン」では，高LDLコレステロール血症が認められる場合は優先的に目標値まで改善させ(Class I)，その上で高TGあるいは低HDLコレステロール血症がある際はそれらの改善を目指すことが推奨されています(Class IIa)．

スタチンの分類

現在日本では，6種類のスタチンが使用可能です．LDL-C値低下作用の強さによって，「アトルバスタチン，ピタバスタチン，ロスバスタチン」をストロングスタチン，「シンバスタチン，プラバスタチン，フルバスタチン」をスタンダードスタチンまたはマイルドスタチンと分類することが多いです．冠動脈疾患に対してはストロングスタチンの使用が推奨されています．臨床で使い分けるとすれば，用量を調節しやすいといった理由でロスバスタチンが選択されたり(2.5～20 mg/日)，口腔内崩壊錠(OD錠)の形態があるアトルバスタチン，ピタバスタチン，ロスバスタチンが選択されたりすることがあります．

スタチンの効果

　コレステロールは肝臓において，アセチル-CoA がメバロン酸経路にある HMG-CoA（3-Hydroxy-3-methylglutaryl coenzyme-A）還元酵素などの作用を受けて，最終的に量産される物質です．スタチンの薬理学的な作用は，この HMG-CoA 還元酵素の働きを阻害することで肝臓でのコレステロール合成を減少させることです．これにより血液中に遊離するコレステロール値を減らし，血中コレステロール濃度を下げることが期待できます[4]．動脈硬化性疾患の代表である心筋梗塞の原因の多くは，プラークの線維性被膜の破綻に起因しますが，スタチンにはプラークの退縮効果のみならず，線維性被膜の安定化作用があり，心筋梗塞の予防に役立ちます[5]．

　代謝の過程でイソプレノイドの産生を抑制することで，抗酸化作用や抗炎症作用などの多面的作用（プレイオトロピック効果；pleiotropic effects）が発現するとした説と，発現しないという説の両方の報告があり，今後の動向が気になります．

LDL-C 値のコントロール目標

　日本では脂質異常症の診断基準として，LDL-C 値 ≧ 140 mg/dL，HDL-C 値 < 40 mg/dL，空腹時 TG 値 ≧ 150 mg/dL（もしくは随時 TG 値 ≧ 175 mg/dL）が用いられています．動脈硬化性疾患予防ガイドラインでは，一次予防としての LDL-C 値のコントロール目標は低リスク群で 160 mg/dL 未満，中リスク群で 140 mg/dL 未満，高リスク群で 120 mg/dL 未満とされています．高リスク群ではさらに，糖尿病患者で末梢動脈疾患，小血管障害（網膜症，腎症，神経障害）を合併した際は LDL-C 値 < 100 mg/dL を考慮するとされています．脳血管疾患においても LDL-C 高値は特にアテローム血栓性脳梗塞のイベントリスクを上昇させることがわかっており，スタチンの使用が推奨されてい

ます[6]．動脈硬化性の下肢閉塞性動脈疾患（従来の下肢閉塞性動脈硬化症〈arteriosclerosis obliterans：ASO〉）へのスタチン投与もClass Iで推奨されています[7]．スタチンによる脳梗塞の予防効果を検討した大規模無作為化比較試験（randomized controlled trial：RCT）のメタ解析では，LDL-C値が低いほど脳梗塞発症を抑える効果が強いことが示されました[8]．外来診療では，動脈硬化の重症度判別のスクリーニング検査としてABI・PWV・CAVIなど簡便に行える検査があります[9]．臨床医は採血データだけでなく，これら生理検査等の所見も含めたリスク層別化を行う必要があります．

有害作用

スタチンの有害作用として筋肉痛（2～7％），クレアチンキナーゼ（CK）上昇や筋力低下（0.1～1.0％）が有名です[10]．他にも肝障害や横紋筋融解症を起こすことがあります．REAL-CADでは低用量よりも高用量のスタチン使用で筋肉障害が多かったと報告されています[2]．CYP3A4を介して代謝されるアトルバスタチンとシンバスタチンに関しては，グレープフルーツに含まれるフラノクマリンが小腸のCYP3A4を阻害し，血中濃度を高めるため注意が必要です．

スタチンが使えない人はどうすればよいか

LDL-C低下をおもな目的とする薬剤にはスタチン以外に，エゼチミブ，PCSK9阻害薬，陰イオン交換樹脂製剤，プロブコールなどがあります．エゼチミブはスタチンと併用することを念頭に使用され，1日1回の投与で済みます．虚血性心疾患のガイドラインでもスタチンが使用できない場合，もしくはスタチンのみでは効果不十分な場合に追加投与することがClass II aで推奨されています．FOURIER試験で示されたようにPCSK9阻害薬にも強力なLDL-C低下作用があり

ますが，現在日本で使用できるのは皮下注製剤のみとなっております．経口の PCSK9 阻害薬の開発もなされておりますが，現在治験段階です．

また，現時点で日本では承認されていませんが，米国ではベムペド酸がスタチン不耐症患者への選択肢となっています．スタチンがおもに作用する HMG-CoA 還元酵素よりも上流にある ATP クエン酸リアーゼ活性を阻害することで，LDL-C 値を 18 ％近く低下させ[11]，心血管イベントを有意に抑制させたことが報告されており，わが国での承認が待たれます．

全身の動脈硬化性疾患に対して一次予防・二次予防としてスタチンは有用です．もちろん，運動療法や食事療法が一番大事なことに変わりありませんが，スタチン投与の禁忌でなければ，ガイドラインに準じたスタチンの使用が推奨されます．

My Best 処方

◎心血管イベントの低リスク群
　アトルバスタチン 10mg/ 日
◎心血管イベントの高リスク群または既往のある患者
　アトルバスタチン 10mg/ 日　±エゼチミブ（ゼチーア）10mg/ 日　±エボロクマブ（レパーサ）皮下注
◎中性脂肪高値合併例
　上記に加え，ペマフィブラート（パルモディア）0.2mg/ 日

文献

1）遠藤章：スタチンの誕生. 日農医誌 2016;64:958-965
2）Taguchi I, et al.: High-Dose Versus Low-Dose Pitavastatin in Japanese Patients With Stable Coronary Artery Disease（REAL-CAD）: A Randomized Superiority Trial. Circulation 2018；137：1997-2009
3）Lucero D, et al.: Lipoprotein Assessment in the twenty-first Century. Endocrinol Metab Clin North Am 2022；51：459-481
4）佐藤隆一郎：HMG CoA 還元酵素活性調節機構とスタチン. 化学と生物 2018；56：161-164

5）Ozaki Y, et al.: Effect of Statin Therapy on Fibrous Cap Thickness in Coronary Plaque on Optical Coherence Tomography - Review and Meta-Analysis. Circ J 2019；83：1480-1488

6）日本脳卒中学会：脳卒中治療ガイドライン 2021（改訂 2023）．2023

7）日本循環器学会：末梢動脈疾患ガイドライン 2022 年改訂版

8）Baigent C, et al.: Efficacy and safety of more intensive lowering of LDL cholesterol: A meta-analysis of data from 170,000 participants in 26 randomised trials. Lancet 2010；376：1670-1681

9）Namba T, et al.: I Arterial Stiffness Assessed by Cardio-Ankle Vascular Index. Int J Mol Sci 2019；20：3664

10）廣高史：スタチン．日大医誌 2014；73：81-84

11）Ray KK, et al.: Safety and Efficacy of Bempedoic Acid to Reduce LDL Cholesterol. N Engl J Med. 2019；308：1022-1032

人見泰弘

循環器疾患／虚血性心疾患 ▶▶ Ca拮抗薬

23 虚血性心疾患の長期予後を見据えた最適薬物療法として，Ca拮抗薬の位置づけは？

● 症例

患者	経過
50歳男性	元来頑健であったが，1年ほど前から不定期に胸痛を自覚していた．胸痛は睡眠中に発症することが多かったが，経時的に早朝や夕方にも症状が出始めたため近医を受診．経過から虚血性心疾患が疑われ，カテーテル検査時にアセチルコリン負荷試験を実施したところで前下行枝で一過性に99％のれん縮を認め，心電図でもV1-4誘導で一過性のST上昇を認めた．このため冠れん縮性狭心症と診断し，Ca拮抗薬の内服が開始された．

 なぜCa拮抗薬なのか

　Ca拮抗薬といえば，一般内科領域では血管拡張作用により血圧低下を図る，いわゆるfirst choiceの降圧薬（特にアムロジピン）のイメージが強い薬剤です．しかしその他にも，安定虚血性心疾患患者に対しては冠血管拡張作用による症状緩和目的，また，急性冠症候群罹患後の患者に対しては二次予防目的等に使用されています．なかでも二次予防については，血圧降下による心血管イベントリスクの抑制という面もありますが，冠血管れん縮を予防し冠血流を維持するという面でも重要な役割を果たします．これに関して，日本人の安定冠動脈疾患患者の約40％に冠れん縮性狭心症が関連していることや，日本人の急性心筋梗塞罹患後における冠血管れん縮発生率が，欧米人と比較して約3倍程度高いことがわかっており[1]，こと日本人にとってCa拮抗薬は重要な薬剤であることがいえます．

 Ca拮抗薬の分類とそれぞれの特徴を知る

　まずCa拮抗薬の作用機序のおさらいです．血管平滑筋細胞の細胞

表1 ▶ Ca拮抗薬処方時に留意するべき食品

	食品名
注意する柑橘類	グレープフルーツ，ライム，ハッサク，ブンタン，サワーオレンジ　等
問題のない柑橘類	レモン，ユズ，カボス，キンカン，ポンカン，温州みかん　等
柑橘類以外で注意する食品	イチジク，ザクロ，パセリ，ミツバ，セロリ　等

予後予測の目

　Ca拮抗薬の飲み合わせで注意するべきものとして，グレープフルーツジュースが挙げられることは周知の事実ではありますが，その他の柑橘類はどうでしょうか．
　そもそもグレープフルーツジュースを控えてもらう理由として，グレープフルーツに含まれるフラノクマリン誘導体がCa拮抗薬を分解する代謝酵素のCYP3A4を阻害し，薬剤血中濃度を上昇させることで薬効を過剰にすること，また副作用を増強してしまうことがあります．すなわち，フラノクマリン誘導体をほとんど含まない温州みかんやデコポンなど，品種に注意すれば柑橘類の摂取は問題ないのです（**表1**）．

　膜には電位依存性Caチャネルがあり，チャネルが開口することで細胞外のCaイオンが流入，血管を収縮させます．Ca拮抗薬はこのCaイオン流入を阻害し，血管の収縮を抑制させます．CaチャネルにはL（long lasting）型，T（transient）型，N（non-L）型等の種類がありますが，このうち全身の血管平滑筋や心筋および冠血管にはL型チャネルが多く分布しており，このチャネルをターゲットにした長時間作用型の薬剤を選択していきます．また，Ca拮抗薬は大別するとジヒドロピリジン系と非ジヒドロピリジン系に分類され，とくに，ジヒドロピリジン系薬は創薬された時期によって世代分けがされています．
　表2は虚血性心疾患症例に絞って頻用されるCa拮抗薬をまとめています．結局どれを選択するべきかの結論づけは困難ですが，もっとも古くから登場しエビデンスの蓄積があるニフェジピンは依然として頻用されています．また，第2，第3世代に分類されるベニジピンやアムロジピンは，第1世代と比較して副作用が少なく，半減期も延び

表2 代表的なCa拮抗薬の分類

		薬名	半減期	遮断するチャネル	強み
ジヒドロピリジン系	第1世代	ニフェジピン	約6〜11時間	L型(T型)	降圧効果が強い エビデンスの蓄積
	第2世代	ベニジピン	約2時間 (親和性高く作用時間は24時間)	L型,T型,N型	腎保護効果（T型, N型遮断による） 他のCa拮抗薬と比較し予後改善の可能性
	第3世代	アムロジピン	約30〜40時間	L型(N型)	内服回数の少なさ 副作用の少なさ
非ジヒドロピリジン系	ベンゾチアゼピン系	ジルチアゼム	約7時間	L型	徐拍化効果が強い（陰性変時作用による） エビデンスの蓄積
	フェニルアルキルアミン系	ベラパミル	約4時間	L型	心筋選択性が高い（血管への作用が弱い） 陰性変時作用が強い

たことでより少ない内服回数を可能にしています．なお，予後改善についても第1世代と同等，あるいはより優れているとの報告や[2]，ベニジピンがその他のカルシウム拮抗薬と比較して，主要血管イベントを含めた予後改善効果が示唆された報告[3]などがあり，今後の動向が注目されます．非ジヒドロピリジン系については，陰性変時作用による徐脈や心機能低下に注意する必要がありますが，やはり症例を選んで使用されています．

Ca拮抗薬の注意点と今後

わが国における虚血性心疾患症例に対してのCa拮抗薬の立ち位置は現在のところ，①冠れん縮性狭心症が関与していればその予防に使用できる，②狭心症状の軽減に使用できる，というところまでであり，抗血小板薬や脂質低下療法と比較すると弱い立場にあります．しかし，JBCMI試験[4]などから急性心筋梗塞発症後の心血管死亡をβ遮断薬と同等に抑制することが示されました．このため，2018年のわが国

のガイドラインにおいては急性冠症候群の二次予防として，β遮断薬の代わりに長時間作用型 Ca 拮抗薬の使用を，冠れん縮性狭心症の有無に関わらず考慮できるとしています．また直近の 2023 年にも，冠れん縮性狭心症が関与する割合が多い東アジア地域の急性冠症候群患者のうち，LVEF が 50％以上に保たれている症例に関してはその有用性が定まっていない β遮断薬の代替として Ca 拮抗薬が使用できる可能性があると報告される[5]など，今後その役割が変化する可能性もあります．

My Best 処方

◎安定した虚血性心疾患患者に対して，狭心症状の緩和目的
◎急性冠症候群罹患時に，明らかに冠れん縮性狭心症が関与している際の再発予防目的
処方例：初回開始時や自覚症状，副作用に応じて適宜増減が必要．
・ニフェジピン：アダラート®L　1日2回・1回 20 mg
　　　　　　　　　アダラート®CR　1日1回・1回 20〜40 mg
（＊短時間作用型のニフェジピンは一般的に狭心症に対して使用しない点に注意）
・ジルチアゼム：ヘルベッサー®R　1日1回・1回 100 mg
（＊治療抵抗性の冠れん縮性狭心症に対して，ニフェジピンの血中濃度を上昇させることから併用が検討される）
・ベニジピン　1日2回・1回 4 mg
・アムロジピン　1日1回・1回 5 mg

文献

1) Pristipino C, et al.：Major Racial Differences in Coronary Constrictor Response Between Japanese and Caucasians With Recent Myocardial Infarction. Circulation 2000；101：1102-1108
2) Kim HL: A new perspective on calcium channel blockers in vasospastic angina. Korean J Intern Med 2021；36：63-64
3) Kazuhiko Nishigaki, et al.：Prognostic effects of calcium channel blockers in patients with vasospastic angina--a meta-analysis. Circ J 2010；74：1943-1950.
4) Japanese beta-Blockers and Calcium Antagonists Myocardial Infarction Investigators：Comparison of the effects of beta blockers and calcium antagonists on cardiovascular events after acute myocardial infarction in Japanese subjects. Am J Cardiol 2004；93：969-973.
5) Kim MH, et al.：Clinical Outcomes of Calcium-Channel Blocker vs Beta-Blocker：From the Korean Acute Myocardial Infarction Registry. JACC Asia 2023；3：446-454

田丸屋麟太郎／今井　靖

循環器疾患／虚血性心疾患　▶▶▶　β遮断薬

24 虚血性心疾患の長期予後を見据えた最適薬物療法として，β遮断薬の位置づけは？

● 症例

患者	経過
60歳男性	急性心筋梗塞を発症し緊急入院となった．冠血管病変に対してカテーテル治療を行った後，内服加療として抗血小板薬およびスタチンの内服を先行して開始した．その後，心エコーにてLVEF 30％台の所見を認めたため，血圧や心拍数を見ながらβ遮断薬であるビソプロロールを少量から開始し漸増，その他の内服薬と併せて至適薬物療法の達成を図った．

 β遮断薬の役割と特徴を知る

　安定冠動脈疾患（coronary artery disease：CAD）の患者にβ遮断薬を内服させる目的は，簡潔にまとめると「患者さんの心臓を『休ませる』こと」です．

　すなわち，交感神経アドレナリンβ受容体，その中でも心筋や洞房結節，房室結節に多く分布する$β_1$受容体を遮断し，心収縮力および心拍数を低下させます．これにより，心筋消費エネルギーを抑えて酸素需要を減少させ，また心拍数低下により冠血管灌流を増加させ，心筋の虚血状態を回避し症状緩和に寄与します．さらに，交感神経系の活性を抑制することで，虚血性変化により線維化，瘢痕化した心筋から始まる心室リモデリングの進行を抑制させるという側面や，致死的不整脈の発生を抑制させる側面もあります．

　これまでβ遮断薬はさまざまな薬剤が市販されてきましたが，現在は**表1**のビソプロロール，カルベジロール，ランジオロールが頻用されています．また，安定CADに対してはビソプロロール，カルベジロールの2択といっても過言ではありません．

表1 頻用されるβ遮断薬の分類

薬剤名	α遮断作用	β遮断作用	持続時間	ISA	脂溶性
ビソプロロール	×	β_1選択性	長時間	なし	脂溶性
カルベジロール	○	β_1, β_2遮断	長時間	なし	脂溶性
ランジオロール	×	β_1選択性	短時間	なし	水溶性

ISA（intrinsic sympathomimetic activity；内因性交感神経刺激作用）：β受容体の活性発現部位に結合し，一部β作動薬としても機能させ，β遮断薬の副作用を緩和すると考えられていた作用．現在は無いほうが予後良好であることが知られている．
脂溶性：複数の論文から，水溶性の薬剤と比較して，①血液脳関門を超えて作用するため中枢神経系に作用し交感神経系抑制により強く働く，②心室性不整脈を抑制する，ことが知られている．

 β遮断薬を処方する際の注意点

β遮断薬は，①心収縮力を落とす作用（＝陰性変力作用）および②心拍数を落とす作用（＝陰性変時作用）により心臓を「休ませる」薬剤でした．

たとえば多枝梗塞など広範な範囲の心筋梗塞罹患後で，血圧が不安定な状況で投薬を開始，あるいは右冠動脈に梗塞を来たし洞不全による徐脈傾向の症例で開始すれば，医原性に心不全を増悪させる薬剤にもなりうることに注意が必要です．このため，内服を開始する際は必ず最小用量から，場合によっては添付文書の1/2〜1/4の用量で開始し，血圧や心拍数の変動を見ながら漸増していくことが求められます．

また，急性冠症候群発症に冠れん縮性狭心症の病態が関与していた場合，β遮断薬単剤の使用によりα作用が相対的に優位になり，冠血管収縮を誘発しやすくなります．このため攣縮が確認された場合にはCa拮抗薬の併用が必要になることにも注意が必要です．

予後予測の目

これまで冠動脈疾患に対する予後改善目的の治療は，経皮的冠動脈インターベンション（percutaneous coronary intervention：PCI）や冠動脈バイパス術（coronary artery bypass grafting：CABG）といった侵襲的な血行再建が中心であり，至適薬物療法（optimal medical therapy：OMT）はその補助の意味合いが強くありました．しかしながら2019年のISCHEMIA試験[1]，2022年のREVIVED-BCIS2試験[2]の結果

から，状態が安定したCAD患者に対しては血行再建を行わずOMTのみ実施しても全死亡，心不全入院に関して有意差が出ないことが明らかになり，OMTの役割，重要性が再注目されています．

β遮断薬の使いどころを知る

　ここまで安定CAD症例へのβ遮断薬使用について述べてきましたが，実は依然として，病態によっては使用すべきか否かの結論が定まっていない薬剤でもあります．

　わが国の2018年ガイドライン[3]にも記載のある通り，「心不全徴候を有する，またはLVEF 40％以下の患者に対して，発症早期からβ遮断薬を経口で少量から漸増投与する」ことは長期予後に関してエビデンスも確立されており，推奨class 1で積極的に行うべきです．

　対して，心不全徴候がない，LVEFおよび心機能が保持された陳旧性心筋梗塞症例や，安定した冠動脈狭窄病変のみ認めた症例に対して

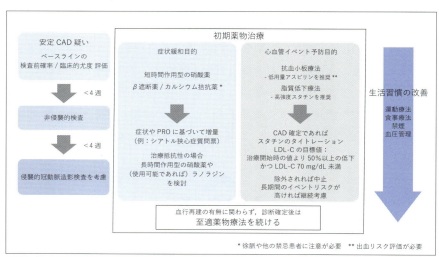

図1 ▶ 安定CADについて診断・リスク評価中の患者に対する内科的治療の開始フロー
(日本循環器学会：2022年 JCSガイドライン フォーカスアップデート版 安定冠動脈疾患の診断と治療．より引用)

投与を開始・継続するべきかについては，結論は出ていません[4,5]．このため，わが国フォーカス版ガイドライン[6]でもあくまで症状緩和に用いることができる，という位置づけであり，現状としては冠血管イベントがあれば全例投薬開始するべきとは言い難い状況です（**図1**）．

なお最新の知見として，2024年に発表されたREDUCE-AMI試験では，LVEFが保たれた急性心筋梗塞患者にβ遮断薬を開始しても心血管イベントの再発リスクは抑制されなかったことが示されました[7]．また同年発表されたABYSS試験では，LVEFが保たれ且つ発症から6か月以上経過した心筋梗塞罹患後患者のβ遮断薬内服を安全に中止することが可能とは言えず，心血管疾患による入院リスクが上昇することが示されました[8]．その他にも大規模臨床試験が複数進行中であり，LVEFが保たれた冠動脈疾患患者に対するβ遮断薬の導入，継続について，今後症例毎にさらに適した選択が可能となるかもしれません．

My Best 処方

安定CAD患者に対する，β遮断薬の初回導入時の処方例

処方例：ビソプロロール　1日1回0.625 mg，あるいはカルベジロール　1日2回・1回1.25 mgで開始する．
◎ビソプロロールを優先：気管支喘息もしくは慢性閉塞性肺疾患（chronic obstructive pulmonary disease：COPD）既往がある症例，血圧＜脈拍を安定させたい症例，肝機能障害がある症例，内服回数を極力減らしたい症例．
◎カルベジロールを優先：腎機能障害がある症例，脈拍＜血圧を安定させたい症例．
※高齢患者の場合や重症心不全合併であれば，上記記載量の1/2からの導入も検討．

文献

1）Spertus JA, et al.：Health-Status Outcomes with Invasive or Conservative Care in Coronary Disease. N Engl J Med 2020；382：1408-1419

2) Perera D, et al.：Percutaneous Revascularization for Ischemic Left Ventricular Dysfunction. N Engl J Med 2022；387：1351-1360
3) 日本循環器学会，他：急性冠症候群ガイドライン（2018 年改訂版）（https://www.j-circ.or.jp/guideline/guideline-series/）
4) Ishak D, et al.：Association of beta-blockers beyond 1 year after myocardial infarction and cardiovascular outcomes. Heart 2023；109：1159-1165
5) Bangalore S, et al.：β -Blocker use and clinical outcomes in stable outpatients with and without coronary artery disease. JAMA 2012；308：1340-1349
6) 日本循環器学会，他：2022 年 JCS ガイドライン フォーカスアップデート版 安定冠動脈疾患の診断と治療（https://www.j-circ.or.jp/guideline/guidline-series/）
7) Yndigegn T，et al.：Beta-Blockers after Myocardial Infarction and Preserved Ejection. FractionN Engl J Med 2024 Apr 18；390：1372-1381
8) Silvain J, et al.：Beta-Blocker Interruption or Continuation after Myocardial Infarction. N Engl J Med：2024 Aug 30.

田丸屋麟太郎／今井　靖

内分泌代謝疾患／脂質異常症

脂質異常症：疾患概念と治療の基本方針

脂質異常症とは

　脂質異常症には高脂血症と低脂血症があり，前者は高コレステロール血症と高トリグリセリド血症に大別されます．低脂血症はまれな遺伝性や肝臓や内分泌疾患による二次性の病態であり，それぞれの原疾患治療に委ねます．

高コレステロール血症

　高コレステロール血症は遺伝性として家族性高コレステロール血症が代表的ですが，特にヘテロ接合体性は200〜300人に1人と日常診療で対象となる疾患です．本疾患治療ではHMG-CoA還元酵素阻害薬（スタチン）が主流ですが，単剤ではそのLDLコレステロール（LDL-C）低下の用量依存性が減弱するので，小腸コレステロールトランスポーター阻害薬（エゼチミブ）や陰イオン交換樹脂（レジン）の併用が望まれます．また，近年ではLDL受容体の調節因子であるPCSK9に対する抑制薬として抗体薬やsiRNA薬が臨床使用できるようになりました．

高トリグリセリド血症

　高トリグリセリド血症は軽度の場合はよくみられる病態ではありますが，TG 500 mg/dL以上ではIV型，V型，I型の鑑別が必要であり，空腹時採血でリポタンパク表現型をアガロース泳動やHPLCで確認します．I型ではリポタンパクリパーゼ欠損（数十万人に1人）が重要ですが，現行の薬物治療の効果は乏しいです．IV型高脂血症の治療薬はフィブラート薬が中心となります．

表1 高脂血症表現型と治療薬

大別分類	リポタンパク表現型	増加する分画	代表疾患名	治療薬
コレステロール主体	IIa	LDL	家族性高コレステロール血症 家族性複合型高脂血症	スタチン高用量 スタチン低用量
	高 HDL	HDL	CETP 欠損症	—
トリグリセリド主体	I	CM	LPL 欠損症	—
	V	CM, VLDL	V 型高脂血症	フィブラート等
	IV	VLDL	肥満	フィブラート等
併存する場合	IIb	LDL, VLDL	家族性複合型高脂血症，糖尿病	スタチン等
	III	IDL	III 型高脂血症	フィブラート等
その他	Lp(a)		腱黄色腫	—
	LpX		胆汁うっ滞	

複合型高脂血症

　軽度〜中等度の高コレステロール血症と高トリグリセリド血症が併存する病態は家族性複合型高脂血症（50 〜 100 人に 1 人）や III 型高脂血症（数万人に 1 人）が代表的ですが，二次性の疾患として 2 型糖尿病が重要です．

　リポタンパク表現型と疾患概念，治療薬のまとめを**表 1** に示します．

稲津明広

内分泌代謝疾患／脂質異常症 ▶▶ HMG-CoA還元酵素阻害薬（スタチン）

スタチン不耐と診断する前に，本当にその患者さんはスタチン不耐？

● 症例

患者	経過
44歳女性	検診を契機に高LDLコレステロール血症を指摘され，家族性高コレステロール血症と診断された．LDL-C値はアトルバスタチン10 mg投与により265 mg/dLから178 mg/dLまで低下した．しかし倦怠感や筋肉痛を訴えたためロスバスタチン2.5 mgへ変更した．しかし症状は同様でありスタチン不耐と診断された．採血検査ではCPKの上昇やその他検査値の異常は認められなかった．

point 1　家族性高コレステロール血症の基本治療はスタチン

　家族性高コレステロール血症はLDL受容体などの遺伝的機能障害に伴い，高LDLコレステロール血症・腱黄色腫・早発性冠動脈疾患を呈する疾患であり，一般人口の300人に1人存在します[1]．したがって高LDLコレステロール血症の診断をした場合には本疾患であるかどうか，を必ず考慮すべきです．本疾患に対する基本的治療はスタチンですが，不十分な場合にはエゼチミブやレジン，PCSK9阻害薬などの併用を考慮します（**図1**）[2]．

point 2　スタチン不耐症の診断

　日本動脈硬化学会「スタチン不耐に関する診療指針2018」によると，スタチン不耐とは「スタチン服用に伴って見られる有害事象により，服用者の日常生活に許容困難な障害が生じ，その結果服薬中断や減量に至るもの」とされています．通常2種類のスタチン服用によりこのような状況である場合を指します[3]．

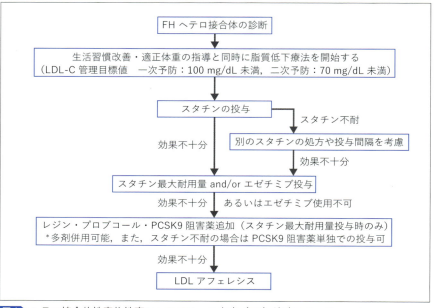

図1 ヘテロ接合体性家族性高コレステロール血症（FH）治療フローチャート
(Nohara A, et al.：Homozygous Familial Hypercholesterolemia. J Atheroscler Thromb 2021;28:665-678 より引用)

スタチン不耐症の診断におけるノセボ効果の影響

　　プラセボ効果とは，偽薬効果というもので，実際には効果のない偽物の薬を飲んだにもかかわらず，その薬によって何らかの症状の改善がみられることですが，一方で，プラセボの投与によって，望まない副作用が現われる現象をノセボ効果と呼びます．ノセボ効果は治療に対するストレス，恐怖，不安などの否定的な感情によって引き出されていると考えられます（**図2**）．実際に，スタチン投与におけるノセボ効果については，副作用によりスタチンの服用を中断した人を対象に，スタチン投与，プラセボ投与，薬剤非投与をランダムに1か月ごとに実施したところ，プラセボ投与時も薬剤非投与時に比べ副作用の程度は2倍に強まったほか，スタチン投与時とプラセボ投与時で副作

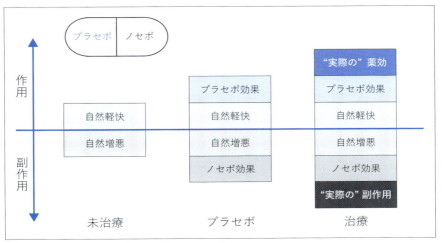

図2 ▶ 薬物治療におけるプラセボ効果・ノセボ効果について

用の程度に差はありませんでした[4]．スタチン処方時に筋肉痛や倦怠感などの副作用の情報の説明を受けた際の不安な感情がこのような症状を誘発する可能性があります．著者は実際に副作用の説明に加えて，本臨床試験の結果やノセボ効果などについての説明もスタチン処方時に行っています．このような説明により著者自身の外来において，スタチン不耐を呈する患者は極めて稀です．

point 4 スタチン不耐症であった場合の処方について

実際にスタチン不耐症であり，スタチンの使用が難しい場合の処方ですが，症状の程度により，スタチンを減量したり，隔日投与を行うことで服薬できる例も存在します．また，スタチン不耐症である場合には，内服薬であればエゼチミブ，今回提示した症例のように家族性高コレステロール血症のような重症例であればPCSK9阻害薬を考慮します．PCSK9阻害薬を用いてもLDL-C低下が得られない場合には家族性高コレステロール血症（ホモ接合体）の可能性があり，専門家へ

とコンサルトすべきです．

予後予測の目

LDL-C は動脈硬化性疾患の causal factor です[5]．したがって，動脈硬化性疾患の高リスク患者に対する治療においては，後述する管理目標値も重要ですが，一般的には「the lower, the better」，さらには特に家族性高コレステロール血症のような遺伝性疾患においては「the earlier, the better」です．従って，動脈硬化性疾患予防ガイドラインの定める目標 LDL-C 値の達成，がまずは目指すべきゴールではあるものの，状況によってはより積極的な治療が望ましい場合が多数存在します．

患者さんの QOL と治療目標

動脈硬化性疾患予防ガイドラインの定める目標 LDL-C 値の達成

LDL-C の治療の目標は動脈硬化性疾患の予防です．従って本目的を達成すべく，日本動脈硬化学会動脈硬化性疾患予防ガイドラインの定める LDL-C 管理目標値を明確にし，これを目指すべきです．LDL-C 管理目標値は，一次予防・二次予防や，その他併存する動脈硬化リスクにより定められているため，個々の患者に応じて評価すべきです．

My Best 処方

スタチン不耐患者に対する処方例

◎トリグリセリドが高めな場合
処方例 1：エゼチミブ 10 mg
処方例 2：ペマフィブラート 0.2 mg
◎ LDL コレステロールが高値な場合
処方例 1：エボロクマブ 140 mg　2 週間に 1 回皮下注
処方例 2：インクリシラン 300 mg　6 ケ月に 1 回皮下注（2 回目投与時は 3 か月に 1 回）

文献

1) Nohara A, et al. : Homozygous Familial Hypercholesterolemia. J Atheroscler Thromb 2021 ; 28 : 665-678
2) Harada-Shiba M, et al. : Guidelines for the Diagnosis and Treatment of Adult Familial Hypercholesterolemia 2022. J Atheroscler Thromb 2023 ; 30 : 558-586
3) 梶波康二, 他 : スタチン不耐に関する診療指針 2018. https://www.j-athero.org/jp/wp-content/uploads/publications/pdf/statin_intolerance_2018.pdf
4) Howard JP, et al. : Side Effect Patterns in a Crossover Trial of Statin, Placebo, and No Treatment. J Am Coll Cardiol 2021 ; 78 : 1210-1222
5) Tada H: Personalized Medicine beyond Low-Density Lipoprotein Cholesterol to Combat Residual Risk for Coronary Artery Disease. J Atheroscler Thromb 2021 ; 28 : 1130-1132

多田隼人

内分泌代謝疾患／脂質異常症 ▶▶▶ 小腸コレステロールトランスポーター阻害薬（エゼチミブ）

27 小腸コレステロールトランスポーター阻害薬はどのような患者に投与する？

● 症例

患者	経過
44 歳女性	検診を契機に高 LDL コレステロール血症を指摘され，家族性高コレステロール血症と診断された．LDL-C 値はアトルバスタチン 10 mg 投与により 265 mg/dL から 178 mg/dL まで低下し，アトルバスタチン 20 mg への増量により 161 mg/dL まで低下が得られた．アトルバスタチンのさらなる増量ではなくエゼチミブの追加を行い LDL-C 値は 100 mg/dL まで低下が得られた．

point 1　高コレステロール血症の基本治療はスタチンであり，併用療法の基本がエゼチミブ

　本疾患に対する基本的治療はスタチンですが，不十分な場合にはエゼチミブやレジン，PCSK9 阻害薬などの併用を考慮します[1]．その中で，エゼチミブはスタチン（コレステロール合成阻害）とは全く異なる作用機序（食事由来のコレステロール吸収阻害）により，スタチンとの併用においても LDL-C を効率よく低下させることが知られています（**図 1**）．また，急性冠症候群患者に対してスタチンにエゼチミブを追加することで主要心血管イベントを低減させることが知られています（IMPROVE-IT 試験）[2]．スタチンの増量については LDL-C 値の低下効果は追加で 6 ％程度（いわゆる 6 ％ルール）とされますが，エゼチミブの追加では 30 ％程度の低下効果が期待できます．なお，高用量スタチン単独と中等量スタチン＋エゼチミブについてのランダム化比較試験（RACING 試験）により主要心血管イベントなどの発生に関して中等量スタチン＋エゼチミブの治療は高用量スタチン治療に対して非劣性でした[3]．

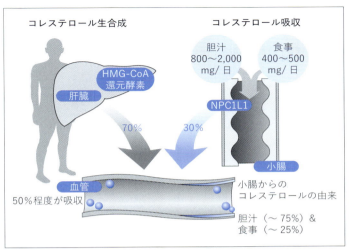

図1 ヒトコレステロール生合成および吸収について

スタチン不耐症に対する使用・エゼチミブ単剤での使用について

前項❷(p.117)でも示しましたが，スタチン不耐症と診断した場合にはスタチン以外のLDL-C低下療法を検討することになります．その場合にはエゼチミブの投与が検討されます．なお，エゼチミブは高リスク高齢者(75歳以上)に対するランダム化比較試験(EWTOPIA75試験)において脳心血管イベントを低減させたことが示されています[4]．

シトステロール血症に対する特効薬としてのエゼチミブ

シトステロール血症は，常染色体潜性遺伝(劣性遺伝)をとる遺伝性脂質代謝異常であり，果物や野菜に含まれる植物ステロールの一種であるシトステロールの排泄低下により血中または組織にシトステロールが蓄積し，黄色腫や早発性冠動脈疾患といった臨床症状を呈する疾患です(図2)[5]．高シトステロール血症とともに高LDL-C血症を呈

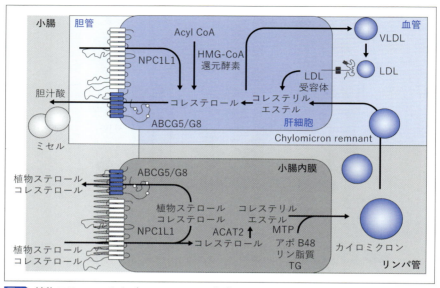

図2 植物ステロールおよびコレステロール代謝について
(Tada H, et al.: Diagnosis and Management of Sitosterolemia 2021. J Atheroscler Thromb 2021;28:791-801 より引用)

することが多く，家族性高コレステロール血症との鑑別が難しい場合もあります．本疾患に対してエゼチミブを投与した場合にはシトステロールのみならず LDL-C 低下効果も期待できます．なお，本症に対してエゼチミブを投与した場合に LDL-C 低下率が 50 ％を超える場合もあり極めて有効です[6]．逆にエゼチミブによる効果が際立った症例を経験した場合にはシトステロール血症を考慮すべきです．

My Best 処方

処方例1：ロスバスタチン 5 mg + エゼチミブ 10 mg
処方例2：ピタバスタチン 2 mg + エゼチミブ 10 mg

予後予測の目

㉖（p.117）でも述べましたがLDL-Cは動脈硬化性疾患のcausal factorです[7]．近年ではより積極的なLDL-C低下療法に関する新たな「エビデンス」により診療ガイドラインにおいてもより積極的なLDL-C低下療法が求められるようになってきています．この目標達成にあたり，スタチン単剤の治療というよりはLDL-C低下療法については「多剤併用療法」が基本となりつつあります．この流れの中で，前述しましたが，スタチンと最も相性が良いと思われるのがエゼチミブであり，また心血管イベント低減のエビデンスについても単剤あるいはスタチンとの併用療法で示されていることからスタチン投与の次に考慮すべき選択肢と言えます．

文献

1) Harada-Shiba M, et al.：Guidelines for the Diagnosis and Treatment of Adult Familial Hypercholesterolemia 2022. J Atheroscler Thromb 2023；30：558-586
2) Cannon CP, et al.：Ezetimibe Added to Statin Therapy after Acute Coronary Syndromes. N Engl J Med 2015；372：2387-2397
3) Kim BK, et al.：Long-term efficacy and safety of moderate-intensity statin with ezetimibe combination therapy versus high-intensity statin monotherapy in patients with atherosclerotic cardiovascular disease (RACING): a randomised, open-label, non-inferiority trial. Lancet 2022；400：380-390
4) Ouchi Y, et al.：Ezetimibe Lipid-Lowering Trial on Prevention of Atherosclerotic Cardiovascular Disease in 75 or Older (EWTOPIA 75): A Randomized, Controlled Trial. Circulation 2019；140：992-1003
5) Tada H, et al.：Diagnosis and Management of Sitosterolemia 2021. J Atheroscler Thromb 2021；28：791-801
6) Tada H, et al.：Beneficial effect of ezetimibe-atorvastatin combination therapy in patients with a mutation in ABCG5 or ABCG8 gene. Lipids Health Dis 2020；19：3
7) Tada H: Personalized Medicine beyond Low-Density Lipoprotein Cholesterol to Combat Residual Risk for Coronary Artery Disease. J Atheroscler Thromb 2021；28：1130-1132

〈多田隼人〉

内分泌代謝疾患／脂質異常症 ▶▶ 陰イオン交換樹脂（レジン）

28 脂質異常症患者で陰イオン交換樹脂（レジン）はどのような患者に投与する？

● 症例

患者	経過
44歳女性	検診を契機に高LDLコレステロール血症を指摘され，家族性高コレステロール血症と診断された．LDL-C値はアトルバスタチン 10 mg 投与により 285 mg/dL から 208 mg/dL まで低下し，アトルバスタチン 40 mg への増量により 168 mg/dL まで低下が得られた．エゼチミブの追加を行い LDL-C 値は 121 mg/dL まで低下が得られた．

 高コレステロール血症の基本治療はスタチンであり，併用療法の基本がエゼチミブおよびレジン

　本疾患に対する基本的治療はスタチンですが，不十分な場合にはエゼチミブやレジン，PCSK9阻害薬などの併用を考慮します[1]．その中で，陰イオン交換樹脂（レジン）は通常であれば，胆汁酸の多くが腸から吸収されて再びコレステロールとして利用されますが，本薬剤により胆汁酸を吸着することで，胆汁酸の再吸収を抑制しコレステロール値を下げる薬です．㉗(p.122)でも述べましたが，強力なLDL-C低下療法はスタチン単剤というよりはスタチンを中心とした併用療法が基本です．この併用療法において，エゼチミブとならび副作用が比較的少なく経口の薬剤としてレジンは比較的使用し易い薬剤です．

 レジンのエビデンスについて

　本薬剤に関して，いわゆる心血管イベントをエンドポイントとしたランダム化比較試験の確たる報告は存在しません．一方で，古くか

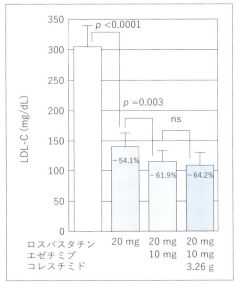

図1 家族性高コレステロール血症に対するスタチン+エゼチミブ+コレスチミド3剤併用療法の効果について
(Kawashiri MA, et al.: Efficacy and safety of coadministration of rosuvastatin, ezetimibe, and colestimide in heterozygous familial hypercholesterolemia. Am J Cardiol 2012;109:364-369 より引用)

ら, 家族性高コレステロール血症(familial hypercholesterolemia: FH)に対してスタチンに追加することでのLDL-Cの更なる低下効果に関しては報告されてきました[2]. さらに, スタチン+エゼチミブ+レジンの3剤併用療法により, FHに対してもかなり強力なLDL-C低下効果を発揮することが報告され(図1)[3], PCSK9阻害薬を除けば経口の薬剤併用療法として, FHに対して最も高頻度に用いられる(現時点で用いるべき)併用療法です.

シトステロール血症に対する特効薬としてのレジン

前項の通り, シトステロール血症は, 常染色体潜性遺伝(劣性遺伝)をとる遺伝性脂質代謝異常であり, 果物や野菜に含まれる植物ステロールの一種であるシトステロールの排泄低下により血中または組織にシトステロールが蓄積し, 黄色腫や早発性冠動脈疾患といった臨床症状を呈する疾患です(図2)[4]. 高シトステロール血症とともに高

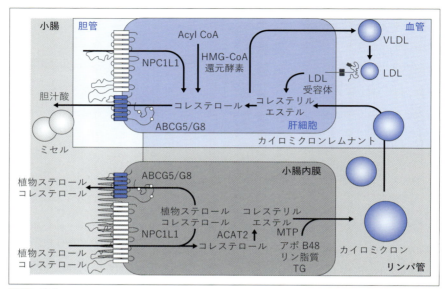

図2 植物ステロールおよびコレステロール代謝について
(Tada H, et al.：Diagnosis and Management of Sitosterolemia 2021. J Atheroscler Thromb 2021； 28：791-801 より引用)

LDL コレステロール血症を呈することが多く，FH との鑑別が難しい場合もあります．本疾患に対してエゼチミブやレジンを投与した場合にはシトステロールのみならず LDL-C 低下効果も期待できます．

point 4　妊婦に対しても使用可能な LDL-C 低下剤としてのレジン

高 LDL コレステロール血症治療の基本薬剤とも言えるスタチンですが，現状では妊婦に対する使用は禁忌です．妊婦に対し LDL-C 低下療法が必要なケースはそう多くはないものの，たとえば FH の場合には問題となりえます．このような場合には必要に応じてレジンを投与することも選択肢の一つとなりえます．

128　内分泌代謝疾患／脂質異常症 ▶▶ 陰イオン交換樹脂（レジン）

予後予測の目

㉖（p.117）コラムでも述べましたが，LDL-Cは動脈硬化性疾患のcausal factorです[5]．近年ではより積極的なLDL-C低下療法に関する新たな「エビデンス」により診療ガイドラインにおいてもより積極的なLDL-C低下療法が求められるようになってきています．この目標達成にあたり，スタチン単剤の治療というよりはLDL-C低下療法については「多剤併用療法」が基本となりつつあります．この流れの中で，前述しましたがスタチンと最も相性の良いと思われるのがエゼチミブであり，さらに低下が求められる，特にFHに対して有効であるのがレジンです．

My Best 処方

処方例1：ロスバスタチン 20 mg + エゼチミブ 10 mg + コレスチミド 3 g
処方例2：ピタバスタチン 4 mg + エゼチミブ 10 mg + コレスチミド 3 g

文献

1) Harada-Shiba M, et al.：Guidelines for the Diagnosis and Treatment of Adult Familial Hypercholesterolemia 2022. J Atheroscler Thromb 2023；30：558-586
2) Mabuchi H, et al.：Reduction of serum cholesterol in heterozygous patients with familial hypercholesterolemia. Additive effects of compactin and cholestyramine. N Engl J Med 1983；308：609-613
3) Kawashiri MA, et al.：Efficacy and safety of coadministration of rosuvastatin, ezetimibe, and colestimide in heterozygous familial hypercholesterolemia. Am J Cardiol 2012；109：364-369
4) Tada H, et al.：Diagnosis and Management of Sitosterolemia 2021. J Atheroscler Thromb 2021；28：791-801
5) Tada H：Personalized Medicine beyond Low-Density Lipoprotein Cholesterol to Combat Residual Risk for Coronary Artery Disease. J Atheroscler Thromb 2021；28：1130-1132

多田隼人

内分泌代謝疾患／脂質異常症 ▶▶▶ プロブコール

29 プロブコールは高齢高 LDL コレステロール血症の治療に有効？

●症例

患者	経過
75歳女性	10年来の高血圧患者でCa拮抗薬とα遮断薬を投与されている．認知症の疑いで脳神経内科に定期受診をしている．今回，健康診断でLDL-C値 166 mg/dLを指摘されて当科受診した．空腹時血糖 116 mg/dL，HbA1c 6.2％，baPWV高値，エコーで頸動脈硬化を軽度に認めた．MRIで脳萎縮，海馬萎縮は年齢相応であった．BMI 27，腹囲 92 cmでアキレス腱肥厚は認めなかった．耐糖能障害を認め，リポタンパク表現型はⅡaであった．食事療法後にもLDL-C高値とApoB高値が持続したため，薬物療法を考慮した．

 プロブコール投与によりコレステロール転送はどうなるか？ 薬効としてのHDL-C低下は望ましい変化か？

　プロブコールの多面的薬理作用を示します（**図1**）．プロブコールはレジンと同様にスタチン認可前から臨床使用されてきたコレステロール低下薬です[1]．血清LDL-C低下に加えてHDL-C低下やTG低下作用が報告されています．そのHDL-C低下作用としてコレステリルエステル転送タンパク（CETP）増加作用（＋23％）[2]，肝臓HDL受容体増加作用があり，さらにABCA1によるコレステロール流出能の低下が報告されています[3]が，プロブコールではABCA1以外の経路による細胞コレステロール流出能が保持されると報告されています．また，HDL-Cはレムナント受容体を介して肝臓へのコレステロール転送亢進が示唆されます．肝臓ABCA1活性低下からHDL-C産生は低下します．一方，ApoC3低下，ANGPTL3低下によるTG異化亢進によりVLDL-HDLサイクルの亢進から小粒子HDL形成が生じやす

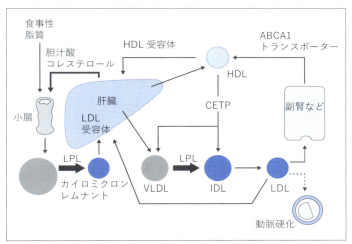

図1 プロブコール薬理作用

く，HDL-C を LDL 受容体経路以外を介して肝臓へコレステロール転送させるので HDL-C 低下は必ずしも動脈硬化惹起性とは言えません．

頸動脈硬化，心血管イベントへの効果は？

　プロブコールでは PCI（経皮的冠動脈インターベンション）後に血管拡張が消失する現象（血管ネガティブリモデリング）の抑制作用が報告されています．九州大学の FAST では高コレステロール血症の一次予防で IMT（内膜中膜複合体厚）縮小と心血管イベントの抑制を認めました[4]．順天堂大学の Kasai らは傾向スコア解析において PCI または CABG（冠動脈バイパス手術）患者の予後観察を行い，全死因死亡率の予後改善を報告しました[5]．脂質低下療法の二次予防においてプロブコールの追加効果を検討したプール化解析（PROSPECTIVE and IMPACT）において，脳心血管イベント低下の調整ハザード比は 0.67（95 % CI 0.44 〜 1.03, p=0.052）であり，プロブコールの長期使用の有効性と安全性が報告されました[6]．なお，この研究で HDL-C が低下

するほど臨床効果が大きいことが示唆されました．

抗酸化作用を示す臨床試験はあるのか？

　プロブコール治療患者由来血清でLDL酸化抑制が報告されています．家ウサギでパラオキソナーゼ1やヘムオキシゲナーゼ-1亢進が示唆されています．一方，家ウサギでNADPHオキソナーゼ抑制が示唆されています[7]．プロブコールで血管内皮のVCAM-1やMCP1発現の抑制が認められます．

プロブコール投与の適応および中止判断について

　プロブコールによるQT延長については定期検査が必要であり，心室性不整脈の発症に注意を要します．

　プロブコールは二次性QT延長症候群の原因の一つとして日本循環器学会ガイドラインに記載されています[8]．遺伝的背景を有する症例のほか，二次性QT延長症候群の原因を複数もっている症例などでQT延長をきたすことが多いと考えられます．プロブコールは心筋Kチャネル（Kv11.1）を阻害し，心筋活動電位の延長，QT延長をもたらすことが報告されています[9]．

高HDL-C血症はプロブコール治療対象になるか？

　EPOCH-Japan studyで，HDL-C 90 mg/dL以上の高HDLコレステロール血症で心血管リスク増加が示唆されました[10]．しかしながら，これはアルコール多飲による交絡の可能性があり，また，CETP欠損の有無による成因別の群間比較は示されていません．これまでプロブコールによる心血管イベント抑制を高HDLコレステロール血症で区分するサブグループ解析はなく，また，プロブコールによる黄色

腫の退縮効果がスタチンに勝るとするランダム化比較試験はありません[2]．CETP欠損や肝性リパーゼ活性低下例を含む高HDLコレステロール血症に関する治療方針についてコンセンサスはありません．

My Best 処方

　スタチン不耐ではありませんが後期高齢高LDLコレステロール血症であり，フレイルや今後の認知機能低下の懸念から，スタチン以外の薬剤を選択しました．
処方例：プロブコール　1日1回500 mg（朝食後）

文献

1) Yamashita S, et al.：Where are we with probucol: A new life for an old drug? (Review). Atherosclerosis 2009：207：16-23

2) Inazu A, et al.：Opposite effects on serum cholesteryl ester transfer protein levels between long-term treatments with pravastatin and probucol in patients with primary hypercholesterolemia and xanthoma. Atherosclerosis 1999：145：405-413

3) Favari E, et al.：Probucol inhibits ABCA1-mediated cellular lipid efflux. Arterioscler Thromb Vasc Biol 2004：24：2345-2350

4) Sawayama Y, et al.：Effects of probucol and pravastatin on common carotid atherosclerosis in patients with asymptomatic hypercholesterolemia. Fukuoka Atherosclerosis Trial (FAST). JACC 2002：39：610-616

5) Kasai T, et al.：Probucol therapy improves long-term (>10-year) survival after complete revascularization: A propensity analysis. Atherosclerosis 2012：220：463-469

6) Arai H, et al.：Integrated analysis of two probucol trials for the secondary prevention of atherosclerotic cardiovascular events: PROSPECTIVE and IMPACT. J Atheroscler Thromb 2022：29：850-865

7) Umeji K, et al.：Comparative effects of pitavastatin and probucol on oxidative stress, Cu/Zn superoxide, PPAR-γ, aortic stiffness in hypercholesterolemia. Am J Physiol Heart Circ Physiol 2006：291：H2522-H2532

8) 青沼和隆（班長）：遺伝性不整脈の診療に関するガイドライン（2017年改訂版）．https://www.j-circ.or.jp/cms/wp-content/uploads/2017/12/JCS2017_aonuma_h.pdf

9) Hayashi K, et al.：Probucol aggravates long QT syndrome associated with a novel missense mutation M124T in the N-terminus of HERG. Clin Sci (Lond) 2004：107：175-182

10) Hirata A, et al.：Association of extremely high levels of high-density lipoprotein cholesterol with cardiovascular mortality in a pooled analysis of 9 cohort studies including 43,407 individuals: The EPOCH-JAPAN study. J Clin Lipidol 2018：12：674-684

稲津明広

内分泌代謝疾患／脂質異常症 ▶▶▶ フィブラート（SPPARM αを含む）

30 高TG血症治療に心血管病予防のエビデンスはある？

● 症例

患者	経過
50歳女性	42歳時の乳癌術後で抗HER2療法中であったが、体重増加（BMI 29）とともに2,000 mg/dL以上のTG高値を認め当科に紹介となった。本例は45歳で閉経し、腹部エコーで高度の脂肪肝を認めた。飲酒は機会のみであった。母に高脂血症を認める。本例のフィブラート投与前値はCHOL 327 mg/dL, TG 2,320 mg/dL, HDL-C 34 mg/dLであり、リポタンパク表現型はV型であった。食事療法でカロリー制限を開始した。本例は胆石症の既往がありウルソデオキシコール酸の服用を継続している。

 フィブラートの多面的効果と副作用（表1, 図1）

　フィブラートは核転写因子PPAR αのリガンドとして作用し、LPL活性増加（ApoC3低下とApoA5増加）、ApoA1, ApoA2の合成増加によるHDL産生を増加します。肝臓のミトコンドリアで脂肪酸のβ酸化を亢進させることでTGを低下させ、VLDL分泌を低下させます。

　PPAR αは肝臓からFGF21の分泌を誘導し、脂肪細胞のインスリン感受性を高め、糖代謝を改善させます[1]。

　動脈硬化性疾患予防ガイドライン（2017）ではTG>500 mg/dLの場合、急性膵炎のリスクを考慮し、脂質制限や禁酒などの食事指導とともにフィブラート系薬剤を考慮する（推奨レベルB）としています。また、フィブラート薬はIDLが増加するⅢ型高脂血症の第一選択薬です[2]。これはIDLのTGを加水分解させ、粒子を小さくしてApoB-100を介したLDL受容体による肝臓取り込みを亢進させます。

表1 フィブラートの薬理作用

- PPAR-α活性化
- ApoC-Ⅲの合成低下：LPL活性化
- ApoA-Vの合成増加：LPL活性化
- ApoA-Ⅰ, A-Ⅱの合成増加：HDL合成増加
- 肝臓　脂肪酸のβ酸化亢進：TG合成低下

ApoC3はLPLインヒビター，ApoA5はLPLアクチベータ．

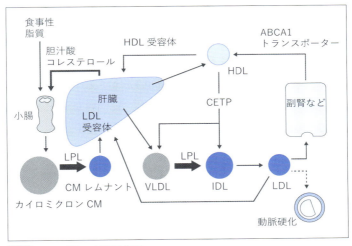

図1 フィブラート薬理作用

フィブラートの適応症と長期予後について：全死亡率と心血管死亡率の乖離が意味するところ

一方，心血管病リスクについては，フェノフィブラートが糖尿病での心筋梗塞を抑制するFIELD試験[3]がありますが，シンバスタチンにフェノフィブラートを追加した臨床試験では主要心血管イベント発症率の有意差は得られませんでした（ACCORD試験[4]）．フィブラートの18試験をまとめたメタアナリシスでは冠動脈イベントと糖尿病性網膜症の低下は顕著であったが，非血管死亡は相対危険度1.10（95% CI 0.995～1.21, p=0.063）と増加傾向であった[5]．この論文で基

礎 TG 値を 177 mg/dL で区分したところ TG 高値群でより有意に冠動脈イベントの低下が認められた．

選択的 PPAR α モデュレーターの意義

　ペマフィブラートは従来より PPAR α 選択性の高い化合物で肝腎への副作用が少ない薬剤として開発されました．PROMINENT 試験では選択的 PPAR α モデュレーターであるペマフィブラートにおいて心血管イベント発症率は不変でした[6]．本ランダム化比較試験は 2 型糖尿病で高 TG 血症（200 〜 499 mg/dL）を対象にペマフィブラートを 0.4 mg 投与し，プラセボと比較しました．TG 低下と HDL-C 増加は顕著でしたが，反対に LDL-C は ＋ 14 ％，ApoB は ＋ 3 ％増加した．有害事象として重大事象は認めなかったが，慢性腎臓病，急性腎障害，肝障害（NAFLD〈nonalcoholic fatty liver disease；非アルコール性脂肪性肝疾患〉除く），静脈血栓症はペマフィブラート群で増加しました．

フィブラート薬による LDL サイズへの影響（表 2）

　VLDL と LDL の増加が併存した複合型高脂血症では VLDL-TG と LDL-CE との交換反応が CETP を介して亢進し，その結果生じた LDL-TG が肝性リパーゼ活性で加水分解されることで小型の LDL が生じます．フィブラートによる TG 低下と LDL-C 増加は，リポタンパクリパーゼ（LPL）や肝性リパーゼ活性を介した VLDL-TG の加水分解による VLDL から LDL へのサイズ縮小化の結果であり，リポタンパク全体の動脈硬化惹起性は VLDL 低下のみならず，LDL-C 値や LDL サイズを含めた総合的判断が必要となる．フィブラートによる LDL 増加は small, dense（小粒子，高比重）LDL ではなく large, buoyant（大粒子，低比重）LDL であり[8]，その動脈硬化惹起性は軽度である

表2 small, dense LDL が悪いのは

・コレステロール：ApoB mol ratio ＝1500：1
・LDL 受容体への結合は弱い
・血中停滞時間は長い
・血管内皮を通過しやすい
・酸化変性を受けやすい

(Chapman MJ: Fibrates in 2003:therapeutic action in atherogenic dyslipidaemia and future perspectives. Atherosclerosis 2003；171：1-13 より)

と考えられてきましたが，冠動脈イベントの低下が治療群対象全体では不変であり，サブグループアナリシスで高 TG 血症群でより顕著であることから，フィブラート単剤での冠動脈疾患イベント抑制効果は十分とは言えません．また，フィブラートにより血清 PCSK9 値が増加するので[7]，動脈硬化予防の観点からは LDL-C を確実に低下させるためにスタチン併用が望ましいと考えます．

point 5 胆石症を有する患者や既往例に使えるか？

フェノフィブラートとペマフィブラートでは胆嚢疾患，胆石症患者には禁忌です．よって，本例は既往者であり，慎重な経過観察が必要です．

point 6 スタチンとの併用の意義と横紋筋融解症リスク

スタチンとゲムフィブロジルとの併用で横紋筋融解症発症のリスクが危惧されましたが，ゲムフィブロジルの販売が中止され，さらに 2018 年以降ではフィブラートとスタチンの併用は禁忌ではなくなりました．しかしながら，いずれのフィブラート薬も肝障害，胆道疾患，腎機能に影響が考えられますので，フィブラート薬の選択については注意を要します．フェノフィブラートに比べ，ベザフィブラートでは ALT 増加が少なく，ペマフィブラートでは eGFR 減少と γ GTP

増加が少ないと報告されています[9]．一般にフィブラート薬による腎機能低下に伴うホモシステイン増加の副作用が動脈硬化のリスクとして懸念されています．

My Best 処方

処方例：ペマフィブラート徐放錠　1日1回0.2 mg（夕食後）

文献

1) Goto T: A review of the studies on food-derived factors which regulate energy metabolism via the modulation of lipid-sensing nuclear receptors. Biosci Biotechnol Biochem 2019；83：579-588
2) Kawashiri M, et al.：Impact of bezafibrate and atorvastatin on lipoprotein subclass in patients with type III hyperlipoproteinemia: Result from a crossover study. Clin Chim Acta 2011；412：1068-1075
3) Keech A, et al.：Effects of long-term fenofibrate therapy on cardiovascular events in 9795 people with type 2 diabetes mellitus (the FIELD study): randomised controlled trial. Lancet 2005；366：1849-1861
4) ACCORD Study Group; Ginsberg HN, et al.：Effects of combination lipid therapy in type 2 diabetes mellitus. N Engl J Med 2010；362：1563-1574
5) Jun M, et al.：Effects of fibrates on cardiovascular outcomes: a systematic review and meta-analysis. Lancet 2010；375：1875-1884
6) Das Pradhan A, et al.：Triglyceride lowering with pemafibrate to reduce cardiovascular risk. N Engl J Med 2022；387：1923-1934
7) Noguchi T, et al.：Comparison of effects of bezafibrate and fenofibrate on circulating proprotein convertase subtilisin/kexin type 9 and adipocytokine levels in dyslipidemic subjects with impaired glucose tolerance or type 2 diabetes mellitus: Results from a crossover study. Atherosclerosis 2011；217：165-170
8) Chapman MJ: Fibrates in 2003:therapeutic action in atherogenic dyslipidaemia and future perspectives. Atherosclerosis 2003；171：1-13
9) Oya J, et al.：Efficacy of pemafibrate in comparison to fenofibrate and bezafibrate on triglyceride levels and liver, and renal functions in patients with hypertriglyceridemia and type 2 diabetes. J Tokyo Wom Med Univ 2023；7：101-108

稲津明広

内分泌代謝疾患／糖尿病

糖尿病：疾患概要と治療の基本方針

臨床薬理ポイント

- 2型糖尿病の病態に合わせた血糖降下薬による治療が必要です．
- 腎・肝障害のある患者および高齢者は，遷延性低血糖をきたす危険性があるので注意を要します．
- 妊娠中または妊娠する可能性の高い場合および授乳中には経口薬を使用しません．

糖尿病の病態生理と診断

　2型糖尿病はその病態が不均一な疾患群であり，インスリン分泌不全とインスリン抵抗性のいずれが高血糖を引き起こしているかは，個々の患者で多様です．近年，糖質代謝の様々なステップに作用する血糖降下薬の出現により，ひとりひとりの糖尿病患者で破綻をきたしている糖代謝のステップを見極めて血糖コントロールの手段を選択することが可能になりつつあります．薬剤の機序により，インスリン分泌促進，抵抗性改善，糖吸収・排泄調節系に分けられます．肥満，インスリン分泌・感受性や心・腎・肝保護作用に応じて薬剤を選択します．

① 食物の炭水化物は，胃で一旦ためられ，アミラーゼで分解されながら，ゆっくりと上部小腸に流れます．複合糖質は上部小腸表面に存在する2単糖分解酵素（α-グルコシダーゼ）の作用によりグルコースやフルクトースのような単糖まで分解されて初めて吸収されます．α-グルコシダーゼ阻害薬はこの過程を遷延させることにより食後高血糖を改善します．

② 小腸から吸収された糖は門脈に注ぎ，肝臓に流入します．門脈血中のグル

コース濃度の上昇を感知して，膵 β 細胞から速やかにインスリンが分泌されます．スルホニル尿素（SU）薬はグルコースの有無を問わず，インスリン分泌を持続的に刺激します．グリニド系速効型インスリン分泌促進薬は速やかに短時間のみインスリン分泌を刺激し，食後高血糖を是正します．一方，インクレチン関連薬（DPP-4 阻害薬，GLP-1 受容体作動薬など）は，グルコースによるインスリン分泌を促進します．

③肝から吸収された糖はグリコーゲンの形で蓄えられます．絶食時にはグルカゴンやカテコラミンがグリコーゲンを分解し，血中にグルコースを速やかに供給します．

④肝臓はさらに，骨格筋由来の乳酸・ピルビン酸や糖原性アミノ酸のアラニン，脂肪細胞内の中性脂肪の分解によってできたグリセロールを材料として，グルコースを合成します．これを糖新生といい，肝臓が 7 ～ 9 割，腎臓が 1 ～ 3 割を担当しています．

⑤門脈血中に分泌されたインスリンは，まず肝からの糖新生・グリコーゲン分解を抑え，肝でのグリコーゲン合成を促進します．したがって，夜間から早朝にかけての基礎インスリン分泌が空腹時血糖を規定しています．

⑥ビグアナイド薬はおもに肝臓における糖新生抑制により早朝高血糖を是正します．

⑦肝から産生された糖，および肝を素通りした糖が大循環に入り，血糖として測定されます．糖は，生命の維持に重要な脳・神経細胞（100 ～ 150 g/ 日）および血球（50 g/ 日）にインスリン非依存性に取り込まれます．

⑧さらに，余剰の糖は骨格筋や脂肪細胞，そして肝臓に運ばれ，各々，骨格筋ではグリコーゲンとタンパク，脂肪組織では中性脂肪，肝臓ではグリコーゲンと中性脂肪の形で蓄積されます．

⑨食事に反応して膵臓から追加分泌されたインスリンは，肝臓を通り抜け大循環に入り，骨格筋・脂肪組織への糖取り込みを促進します．

⑩チアゾリジン薬は，肝，骨格筋，脂肪組織における上記のインスリン作用を増強します．

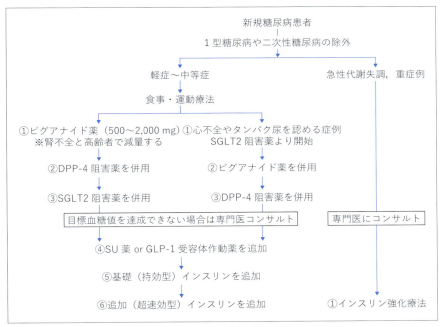

図1 糖尿病治療基本アルゴリズム @ 金沢大学糖尿病センター

いかに血糖降下薬を使いこなすか

　2009年にDPP-4阻害薬が発売され，翌年にGLP-1受容体作動薬が，2014年にSGLT2阻害薬が日本国内で発売されました．薬剤の選択肢が増える中，各々の病態に応じた治療が望まれます．治療開始後に目標血糖値に達しない場合は，治療強化のstep upをはかる必要があります．日本糖尿病学会発行の糖尿病治療ガイドラインでは，インスリン分泌促進系・インスリン抵抗性改善系・ブドウ糖吸収遅延系・ブドウ糖排泄促進系に薬剤を分類し，食事・運動などの生活改善と1剤の薬剤の組み合わせで効果が不十分な場合は2種類以上の薬剤の併用を認めています．しかし，具体的な薬剤選択については個々の病態に応じて臨床家の判断にゆだねられています．金沢大学附属病院糖尿病センターでは薬物選択のアルゴリズムを提案しています（**図1**）．

- ステップ1：ファーストライン治療薬はビグアナイド薬（禁忌がなければ高用量），心不全やタンパク尿を認める症例では SGLT2 阻害薬より開始します．
- ステップ2〜3：不十分ならビグアナイド，DPP-4 阻害薬，SGLT2 阻害薬を順次互いに併用します．
- ステップ4：併用によっても目標血糖コントロールを達成できない場合は専門医コンサルトし，さらに病態精査の上，注射剤などの導入を検討します．まず，SU 薬あるいは GLP-1 受容体作動薬を追加します．GLP-1 受容体作動薬を追加する場合は DPP-4 阻害薬を中止します．
- ステップ5：基礎インスリンを追加します．
- ステップ6：各食前の超速効型インスリンを追加し，強化インスリン療法へ移行します（原則として併用薬はビグアナイド薬のみ）．

竹下有美枝

内分泌代謝疾患／糖尿病 ▶▶ SU薬

スルホニル尿素薬による低血糖の リスクを減らすためには？

● 症例

患者	経過
78歳男性， BMI 26 kg/m²	60歳頃に糖尿病と診断された．経口血糖降下薬（合剤）では改善せず，食前に服用する薬剤も勧められたが，服用回数も多いこともあって飲み忘れが多かった．GLP-1作動薬の注射も勧められていたが，自己注射は拒否した．グリメピリド（1 mg）1錠/朝が開始された．他院の循環器内科にも通院しており，最近SGLT2阻害薬も追加された．ある日，畑仕事中に意識を消失して救急搬送された．

高齢者糖尿病の血糖コントロール目標

　高齢者の糖尿病治療目標は，認知機能や基本的・手段的ADL（activities of daily living；日常生活動作），併存疾患を考慮して個別に設定するよう推奨されています．特にインスリン製剤やスルホニル尿素（SU）薬，グリニド製剤は，重症低血糖が危惧されるため，HbA1cの目標の下限値が設定されています（図1）[1)2)]．

　本症例は認知機能正常かつADLは自立していますが，75歳以上であり血糖コントロールの目標は8.0％未満，下限7.0％に該当します．併用薬にも十分留意し，SU薬を使用する場合は，少量から慎重に使用する必要があります．

　近年はSGLT2阻害薬（エンパグリフロジン，カナグリフロジン，ダパグリフロジン）の，心不全予防のエビデンスが確立されました[3)]．また，腎保護目的にも投与される機会が増え，糖尿病診療以外にも処方されるケースが増えています．高齢者や腎機能障害を合併している場合は，安全性に配慮が必要です[4)]．SU薬は血糖非依存性にインスリン分泌を刺激し，他の経口血糖降下薬と併用すると，いっそう低血

		カテゴリーI	カテゴリーII	カテゴリーIII
患者の特徴・健康状態		①認知機能正常 かつ ②ADL自立	①軽度認知障害〜軽度認知症 または ②手段的ADL低下、基本的ADL自立	①中等度以上の認知症 または ②基本的ADL低下 または ③多くの併存疾患や機能障害
重症低血糖が危惧される薬剤(インスリン製剤, SU薬, グリニド薬など)の使用	なし	7.0%未満	7.0%未満	8.0%未満
	あり	65歳以上75歳未満 7.5%未満(下限6.5%) / 75歳以上 8.0%未満(下限7.0%)	8.0%未満(下限7.0%)	8.5%未満(下限7.5%)

図1 高齢者のコントロール目標
(日本糖尿病学会:高齢者糖尿病の血糖コントロール目標について. http://www.jds.or.jp/modules/important/index.php?content_id=66. より抜粋)

糖のリスクは増えます．そのため，シックデイや低血糖への対応の指導が必須です．近年は，重症低血糖の対策の選択肢として，グルカゴン点鼻粉末の使用も検討できるようになりました[5]．SU薬は，体重増加を来しやすい薬剤であり[6]，高BMI患者への適応を慎重に検討する必要があります．

SU薬の種類と特徴

Marcel Janbon氏が腸チフスの治療薬の研究を行っていた時に，sulfonylureaを動物に投与したところ，奇妙な行動が観察されました．その行動は，低血糖が原因であったことが偶然判明し，SU薬が開発されました[7]．第1世代(トルブタミドなど)は近年使用されず，現在第2，第3世代が使われています(**表1**)．

SU薬は，膵臓のβ細胞に存在するKri6.2/SUR1(sulfonylurea

表1 ▶ SU薬の種類

薬剤名	用量,最大量 (mg/day)	半減期 (時間)	作用時間 (時間)	錠剤 (mg)	排泄
第2世代					
グリベンクラミド	1.25～5, 10	2.7	12～24	1.25, 2.5	腎,胆汁
グリクラジド	20～120, 160	8.6	6～24	20, 40	腎
第3世代					
グリメピリド	0.5～3, 6	1.47	6～12	0.5, 1, 3	腎,胆汁

receptor 1)サブユニットATP依存性カリウム(K_{ATP})チャネルを閉鎖し,細胞内から細胞外へのK^+の流出を停止します.細胞内K^+の上昇によって,細胞膜が脱分極を起こし,電位依存性カルシウムチャネルが開き,Ca^{2+}がβ細胞内に流入し,インスリンの分泌を促します(図2)[8].インスリン分泌が低下し二次無効を来した場合やインスリン依存状態へ至った際には効果は乏しくなるため,その際にはインスリン導入を考慮すべきです.

SU薬は過去の薬？

経口血糖降下薬の開発に伴い,SU薬が第一選択とされる機会は減っています.しかし半世紀以上臨床で使用されてきた薬剤で,安価で,エビデンスも蓄積されており,細小血管症を抑制することが明らかにされています[9].新規にSU薬を処方された患者を平均1.3年追跡し,心筋梗塞,脳血管障害,重症低血糖,心血管死,全死亡を比較したコホート研究では,グリメピリドは,第2世代より全死亡率が有意に低く,心血管死も低い傾向であったことを明らかにしています[10].

第一選択とされる症例としては,MODY(maturity-onset diabetes of the young)が挙げられます.中でも,MODY3, MODY1はSU薬への反応が良好です[11].

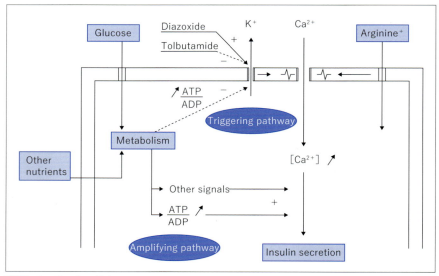

図2 ▶ SU薬の作用機序
(Henquin JC: Triggering and amplifying pathways of regulation of insulin secretion by glucose. Diabetes 2000;49:1751-1760. より引用)

　新生児糖尿病の原因のひとつは，K_{ATP}チャネルを構成するSUR1遺伝子異常です．SUR1をコードするABCC8の変異も原因であり，SU薬は治療に有効です[12]．

　歴史の長い薬ですが，決して「過去の薬」ではなく，比較的病歴の短い，非肥満，インスリン分泌が低下しているが枯渇はしていない症例などで，適切に使用すれば，比較的安価で効果的に治療を行うことができます．

My Best 処方

BMI22 kg/m² と肥満はなく，インスリン依存状態ではない．
既にビグアナイドと DPP-4 阻害薬の合剤と，SGLT2 阻害薬を服用しているが，目標のコントロールに達しない．
微量アルブミン尿は認めているが，腎機能は低下していない．
本人および家族に，低血糖やシックデイの指導を十分に行っている．
処方例：グリメピリド 0.5 mg 1 錠 / 朝　を追加

文献

1) 日本糖尿病学会：高齢者糖尿病の血糖コントロール目標について．http://www.jds.or.jp/modules/important/index.php?content_id=66

2) 日本老年医学会，一般社団法人日本糖尿病学会，編：高齢者糖尿病診療ガイドライン 2023．南江堂，2023

3) Zinman B, et al.：Empagliflozin, Cardiovascular Outcomes, and Mortality in Type 2 Diabetes. N Engl J Med 2015；373：2117-2128

4) 坊内良太郎，他：2 型糖尿病の薬物療法のアルゴリズム（第 2 版）．糖尿病 2023；66：715-733

5) Matsuhisa M, et al.：Nasal glucagon as a viable alternative for treating insulin-induced hypoglycaemia in Japanese patients with type 1 or type 2 diabetes: A phase 3 randomized crossover study. Diabetes Obes Metab 2020；22：1167-1175

6) Apovian CM, et al.：Body Weight Considerations in the Management of Type 2 Diabetes. Adv Ther 2019；3：44-58

7) Janbon M, et al.：Accidents hypoglycémiques graves par un sulfamidothiazol（le VK ou 2254 RP）. Montpell Med 1942；85：441-444

8) Almér LO, et al.：Influence of sulfonylureas on the secretion, disposal and effect of insulin. Eur J Clin Pharmacol 1982；22：27-32

9) UKPDS Group: Effect of intensive blood-glucose control with metformin on complications in overweight patients with type 2 diabetes（UKPDS 34）. Lancet 1998；352：837-853

10) Douros A, et al.：Comparative cardiovascular and hypoglycaemic safety of glimepiride in type 2 diabetes: A population-based cohort study. Diabetes Obes Metab 2020；22：254-262

11) 堀川幸男，他：Maturity-onset diabetes of the young．糖尿病 2019；62：461-463

12) Babenko AP, et al.：Activating mutations in the ABCC8 gene in neonatal diabetes mellitus. N Engl J Med 2006；355：456-466

奥村美輝／竹下有美枝

内分泌代謝疾患／糖尿病 ▶▶ グリニド薬

33 グリニド薬が有効と考えられる患者像は？

● 症例

患者	経過
59歳男性，2型糖尿病	罹病期間約10年，BMI 21．DPP-4阻害薬，メトホルミン，SGLT2阻害薬などで加療されるもHbA1c 7.5％前後とややコントロール不十分な状態が続いていた．直近の受診時に，更なる経口血糖降下薬の調整について相談された．

 α-グルコシダーゼ阻害薬（食後血糖改善薬として）との使い分け

　グリニド薬・α-グルコシダーゼ阻害薬（以降，α-GIと記載）はいずれも食後高血糖の是正を目指す薬剤である[1]こと，食直前内服が必要であることなど共通点が多いです．これら2系統の薬剤の使い分けを考えたいと思います．

　まず，特に基礎疾患のない糖尿病患者ではこれら2系統以外の薬剤が優先されることが多いです．2007～2009年に糖尿病を専門とする医療機関に通院中の40～75歳未満の糖尿病患者を対象に行われたJDCP study1[2]では，使用率はグリニド薬9.6％，α-GI 31.2％率でしたが，薬物療法の選択肢が増えた現時点ではより低い使用率であると想定されます．そのため，グリニド薬・α-GIは2剤目以降，多くは3剤目以降に用いられることと考えられます．

　グリニド薬・α-GIが適する，食後高血糖をきたす症例としては，糖尿病初期や，ステロイド糖尿病などが挙げられます．肝機能障害では食後高血糖となりますが，便秘や低血糖に注意が必要であり，グリ

ニド薬・α-GI の使用時にはこれら有害作用への留意が必要です．また，高度腎機能障害患者では禁忌となる薬が多いため，経口血糖降下薬の中では DPP-4 阻害薬，グリニド薬(ミチグリニドもしくはナテグリニド)，α-GI の中からの選択となることが多いです(SGTL2 阻害薬は血糖降下以外の作用を期待して用いられます)．なお，糖尿病初期を除いては，いずれもインスリン治療が適する症例でもあります．

　痩せ型で，内因性インスリン分泌が低下している症例では，グリニド薬(+基礎インスリン)が適しています．一方，α-GI は，インスリン分泌が保たれている肥満者の体重増加を避けるのに適しています．グリニド薬・α-GI の追加にあたっては，代表的な有害作用である低血糖や体重増加，消化器症状などの発現を念頭に置き，薬剤選択することが望ましいです．グルベス® 配合錠(ミチグリニド 10 mg とボグリボース 0.2 mg 配合)はミチグリニド 10 mg 単独治療と比較して，食後血糖を有意に抑制したことも報告されており，グリニド薬・α-GI の併用も食後血糖をさらに低下させるのに有用です[3]．

　2 型糖尿病の薬物療法のアルゴリズムで，グリニド薬・α-GI はいずれも服薬継続率が低い薬剤とされています．服薬継続率が低くなる一因として食直前内服が必要な薬剤であることが挙げられますが，他の内服薬を食直前内服に統一することで服薬遵守率低下を阻止することができます[4]．

SU 薬(インスリン分泌促進薬として)との使い分け

　欧米人と比較してインスリン分泌能が低下しているとされる日本人の糖尿病症例において，インスリン分泌促進薬を適切に使用することは重要です．これらはいずれも β 細胞の SU 受容体を介してインスリン分泌を促進することで薬効を発揮することから，グリニド薬と SU 薬の併用は行いません．2 型糖尿病の進展過程で，当初は基礎インスリンが保たれるものの，食後追加インスリン分泌が低下しています．

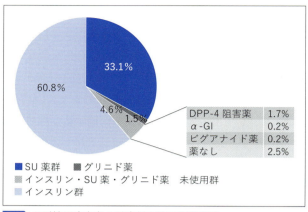

図1 2型糖尿病患者の重症低血糖の原因薬剤
（難波光義, 他：糖尿病治療に関連した重症低血糖の調査委員会報告. 糖尿病 2017；60：826-842. より改変）

グリニド薬はそのような糖尿病罹病初期に有効です．また，主に食後高血糖を呈するステロイド糖尿病にも適しています．また，2型糖尿病患者の重症低血糖の原因薬剤として，インスリン群が60.8％，SU薬群が33.1％，グリニド薬は1.5％と報告されており[5]，重症低血糖リスクを鑑みつつ治療を強化したい際にもグリニド薬は有用です．ただし，薬剤クリアランスが低下する腎不全例では低血糖をきたしうることに留意します．

一方，血糖降下作用は一般にSU薬のほうがグリニド薬よりも強いとされており，血糖コントロールが明らかに不良な症例に追加するのであれば，SU薬が有用な選択肢となります．また，薬価，服用回数の観点から，服薬順守率もSU薬のほうが高いと考えられます．

レパグリニドとCYP2C8関連薬剤併用による低血糖

糖尿病患者の高齢化に伴い，脳梗塞や心筋梗塞などの併存疾患を有し，抗血小板薬を内服中の患者も増加しています．グリニド薬の一種

であるレパグリニドと，抗血小板薬の一種であるクロピドグレルとの併用薬剤に留意が必要です．クロピドグレルは，薬物代謝酵素チトクローム（cytochrome）P 450（以降，CYPと記載）を介した種々の薬剤との相互作用が知られています[6]．レパグリニドの代謝にはおもにCYP2C8が関与しているとされます[7]．

クロピドグレル75 mg内服下に，グリニド（レパグリニド1.5 mg/日またはミチグリニド30 mg/日）を開始した前後の血糖値を評価した後ろ向き研究において，空腹時血糖は，レパグリニド群で43.6 ± 33.6 mg/dL，ミチグリニド群で11.6 ± 30.0 mg/dL低下し，レパグリニド群ではミチグリニド群（代謝にCYPはほとんど関与していない）に比し有意な血糖低下作用を認め，低血糖の発生率も多かったです[8]．添付文書にはレパグリニドとクロピドグレルは併用注意と記載されています[9]．

My Best 処方

併用薬剤をふまえたグリニド薬の使い分け

処方例1：クロピドグレル使用時：ミチグリニド1日3回・1回10 mg（食直前）
処方例2：クロピドグレル非使用時，比較的血糖コントロール不良な時：レパグリニド1日3回・1回0.25 mg（食直前）
※グリニド薬は1日3回投与に拘らず，患者の生活習慣や血糖コントロール状況を踏まえ，1日1回や1日2回の投与も検討可．

予後予測の目

他の薬剤もCYP2C8を介してレパグリニドの代謝を阻害する可能性がある

添付文書には，デフェラシロクス，スルファメトキサゾール・トリメトプリム，ファビピラビルが挙げられている．とりわけ，スルファメトキサゾール・トリメトプリムはレパグリニドに併用される可能性が高いと考えられ，レパグリニドに併用する際には低血糖への留意が望ましい．

文献

1）坊内良太郎，他：2型糖尿病の薬物療法のアルゴリズム（第2版）．糖尿病 2023；66：715-733
2）田嶼尚子，他：糖尿病合併症の実態とその抑制に関する大規模観察研究― 研究計画と2型糖尿病のベースラインデータ：JDCP study 1 ―．糖尿病 2015；58：346-357
3）Ono Y, et al.：Mitiglinide/voglibose fixed-dose combination improves postprandial glycemic excursions in Japanese patients with type 2 diabetes mellitus. Expert Opin Pharmacother 2013；14：361-370
4）黒岡直子，他：2型糖尿病患者を対象とした服薬アドヒアランス
～良好な血糖管理に必要な服薬遵守度・遵守率の検討～．糖尿病 2020；63：609-617
5）難波光義，他：糖尿病治療に関連した重症低血糖の調査委員会報告．糖尿病 2017；60：826-842
6）Tornio A, et al.：Glucuronidation converts clopidogrel to a strong time-dependent inhibitor of CYP2C8: a phase II metabolite as a perpetrator of drug-drug interactions. Clin Pharmacol Ther 2014；96：498-507
7）シュアポスト®錠 0.25mg, 0.5mg 医薬品インタビューフォーム 改訂第11版，2022
8）Akagi Y, et al.：Risk of hypoglycemia associated with repaglinide combined with clopidogrel, a retrospective cohort study. J Pharm Health Care Sci 2020；6：5
9）シュアポスト®錠 0.25mg, 0.5mg 添付文書 改訂第3版，2022

小西正剛／竹下有美枝／篁　俊成

内分泌代謝疾患／糖尿病 ▶▶ DPP-4 阻害薬

34 DPP-4 阻害薬の有効性と起こりうる有害反応は？

● 症例

患者	経過
76 歳女性，糖尿病 	健康診断で HbA1c 7.6%，微量アルブミン尿あり．日中は忙しく，薬は 1 日 1 回にして欲しい．DPP-4 阻害薬を処方された．3 か月後，HbA1c 6.5%，微量アルブミン尿は改善した．その頃から皮膚に水疱ができるようになったが内科には相談せずに様子を見ていた．

DPP-4 とは何か？

　分化抗原群(cluster of differentiation：CD)は細胞の表面に発現する分子につけられる名前です．たとえば CD20 は B 細胞に，CD31 は血管内皮細胞に特徴的に発現しており，それぞれ個別の働きがあります．CD26 は，もともと T 細胞に存在することが報告され，T 細胞活性化抗原として機能することが分かっていました．一方で肝臓や腸管などの細胞表面にはタンパク分解能を持った分子，すなわち DPP-4 が存在することが知られていました．1992 年，この CD26 と DPP-4 は同一のものであることが発見されました[1]．DPP-4 は細胞表面との結合部位を欠いた状態でもタンパク分解が可能であり，可溶性 DPP-4 として血中を循環しています．DPP-4 は GLP-1 や GIP の他に複数のタンパクを分解する能力を持ち，血中インクレチン濃度などのダイナミックな変化に寄与しています．

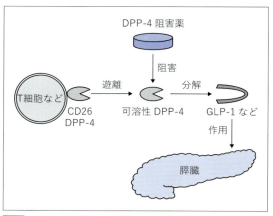

図1 ▶ DPP-4阻害薬の作用

 DPP-4阻害薬の特徴

　DPP-4阻害薬は2006年に薬剤として使われ始めました．DPP-4によるインクレチン分解を遅らせることでインクレチン効果を間接的に増強させる薬剤です[2]．実際に，DPP-4の作用を阻害するとGLP-1は分解されずに血中に残存するため，血中GLP-1濃度は数倍〜10倍程度にまで上昇します（**図1**）．インクレチン作用は基本的に血糖依存的であるため，DPP-4阻害薬の単独使用による低血糖は限りなく発生しません．ただし，血糖降下作用のあるSU薬やインスリン等と併用した場合には低血糖を起こす可能性があります．複数の大規模研究において，DPP-4阻害薬はプラセボと比較して心血管イベントに対して確かな有効性をみとめず，非劣性が示されています．つまり，DPP-4阻害薬は心血管イベントを抑制できなかった，と解釈できます．一方，この研究のサブ解析にて，DPP-4阻害薬は微量アルブミン尿の出現やその進行を抑制することが示されました[3]．また，低血糖，消化器症状，感染症，および骨折の頻度は増加させないと報告されており，概ね安全な薬剤と言われています．ただし，下記に示すご

表1 DPP-4阻害薬の一覧

一般名（名前順）	排泄経路	投与回数	他薬との合剤
アナグリプチン	腎（一部肝）	1日2回	メトホルミン
アログリプチン	腎	1日1回	メトホルミン，ピオグリタゾン
オマリグリプチン	腎	週1回	（なし）
サキサグリプチン	腎（一部肝）	1日1回	（なし）
シタグリプチン	腎	1日1回	イプラグリフロジン
テネリグリプチン	肝（一部腎）	1日1回	カナグリフロジン
トレラグリプチン	腎	週1回	（なし）
ビルダグリプチン	腎・肝	1日2回	メトホルミン
リナグリプチン	肝（胆汁）	1日1回	エンパグリフロジン

とく，稀ではあるが重篤な有害反応の出現に留意する必要があります．複数のDPP-4阻害薬が使用可能で，代謝経路や内服頻度を考慮して選択されます（**表1**）．

DPP-4阻害薬の日本人に対する有効性

糖尿病の病態・治療効果には人種差，すなわち遺伝的要因がありますが，DPP-4阻害薬は日本人に有効な場合が多いと考えられています．遺伝子の単塩基バリアント（single nucleotide variant：SNV）は様々なパターンで存在します．多くのSNVは病的意味を持ちませんが，一部のSNVは病気の発症や治療効果といった診療に関連するものが報告されています．2019年，日本人と欧米人のSNVを比較した研究において，日本人に特徴的な複数のSNVが報告されました．この報告では，特定のGLP-1受容体遺伝子SNVは日本人の一定数でみられ，他方欧米人ではほとんど認めませんでした[4]．このGLP-1受容体SNVがあるとGLP-1に対してのインスリン分泌反応が高く，すなわちインクレチン製剤が効きやすい状態を引き起こすと考えられます．こうした日本人に特徴的なSNVはインクレチン製剤が有効である根拠の一つになっています．

留意すべき DPP-4 阻害薬の有害反応

　DPP-4 阻害薬には特徴的な有害反応が存在します．特に，水疱性類天疱瘡や RS3PE 症候群といった免疫異常の疾患を発症する場合があります．DPP-4 が T 細胞活性化抗原であることを踏まえると，DPP-4 阻害薬が T 細胞にたいして作用を有する可能性が想定されます．水疱性類天疱瘡は全身の皮膚に出現する，おもに高齢者に特徴的な難治性皮膚疾患です[5]．DPP-4 阻害薬に関連する水疱性類天疱瘡は，DPP-4 阻害薬の開始後，数か月〜1 年以上経過して発症すると報告されています．速やかに DPP-4 阻害薬を中止したのち，長期の経口ステロイドによる加療を要します．DPP-4 阻害薬に関連した水疱性類天疱瘡は一部の HLA で発症が多いと言われており今後の早期発見や予防に役立つ可能性があります[6]．RS3PE 症候群は四肢の浮腫，関節症状(痛み，腫脹，または可動域制限)，および全身倦怠感や発熱を示す，おもに高齢者に特徴的な疾患であり，ステロイド治療を要します[7]．DPP-4 阻害薬投与に関連した RS3PE 症候群は十分な知見はないものの一定数の報告があり，今後の適切な診断によって DPP-4 阻害薬と RS3PE 症候群との関連の有無が明らかになってくると思われます．また，DPP-4 阻害薬によって急性膵炎の発症リスクが上がる可能性が報告されています[8]．複数の二重盲検プラセボ比較では DPP-4 阻害薬内服による急性膵炎の発症率は概ね 1.5 倍程度でしたが有意な違いは認めませんでした．現段階では急性膵炎のリスクはないとは言えず，腹部・背部症状が出現した際には急性膵炎の可能性も考慮する必要があります．

My Best 処方

DPP-4 阻害薬が有用な症例への処方例

42歳男性，日中は仕事で外出していることが多い．BMI 22.5 で横ばい，HbA1c 8.2%，微量アルブミン尿を認める．
処方例：アナグリプチン　1日2回・1回100 mg（朝夕食後），（HbA1c 改善が不十分の場合，メトホルミンを追加）

文献

1) Tanaka T, et al.：Cloning and functional expression of the T cell activation antigen CD26. J Immunol 1992；149：481-486
2) Deacon CF: Dipeptidyl peptidase 4 inhibitors in the treatment of type 2 diabetes mellitus. Nat Rev Endocrinol 2020；16：642-653
3) Rosenstock J, et al.：Effect of Linagliptin vs Placebo on Major Cardiovascular Events in Adults With Type 2 Diabetes and High Cardiovascular and Renal Risk. JAMA 2019；321：69-79
4) Suzuki K, et al.：Identification of 28 new susceptibility loci for type 2 diabetes in the Japanese population. Nat Genet 2019；51：379-386
5) Tasanen K, et al.：Dipeptidyl Peptidase-4 Inhibitor-Associated Bullous Pemphigoid. Front Immunol 2019；10：1238
6) Ujiie H, et al.：HLA-DQB1*03:01 as a Biomarker for Genetic Susceptibility to Bullous Pemphigoid Induced by DPP-4 Inhibitors. J Invest Dermatol. 2018；138：1201-1204
7) Yamauchi K, et al.：RS3PE in Association With Dipeptidyl Peptidase-4 Inhibitor: Report of Two Cases. Diabetes Care 2012；35：e7
8) Chen S, et al.：Association between dipeptidyl peptidase-4 inhibitor drugs and risk of acute pancreatitis: A meta-analysis. Medicine (Baltimore) 2017；96：e8952

中野雄二郎

内分泌代謝疾患／糖尿病 ▶▶▶ GLP-1 受容体作動薬

35 GLP-1 受容体作動薬が効果的な病態は？

● 症例

患者	経過
58 歳男性	54 歳，急性心筋梗塞にてステント挿入，その際に糖尿病を指摘された．食事・運動療法に加えて DPP-4 阻害薬が開始された．宴会の多い職場で，食欲が抑えられないことがある．ウォーキングを行うも続かない．身長 168 cm，体重 72 kg，BMI 25.5 kg/m^2，空腹時血糖 128 mg/dL，HbA1c 7.8％．DPP-4 阻害薬を中止し，リラグルチド 1 日 1 回 0.3 mg の皮下注から開始し，徐々に 0.9 mg まで増量した．経過中胃腸障害は認めず，食欲をコントロールしながら無理なく食事療法に取り組むことができ，半年後，体重は 4 kg 減量し，HbA1c 6.9％に低下した．

 point 1 | **動脈硬化性心血管疾患既往または高リスクには GLP-1 受容体作動薬が第一選択として推奨されている**

　心血管複合アウトカムに関して，GLP-1 受容体作動薬のプラセボに対する優越性が複数の大規模臨床試験で示されました．GLP-1 受容体作動薬に対するメタ解析[1]の結果では，GLP-1 受容体作動薬介入により主要心血管イベント（心血管死，非致死性心筋梗塞，非致死性脳卒中），心血管死亡，脳卒中の発症率は各々 12 ％，12 ％，16 ％減少しました．このような背景から米国糖尿病学会治療ガイドラインでは，動脈硬化性心血管疾患，心不全のハイリスク糖尿病患者では，HbA1c に関係なく GLP-1 受容体作動薬の治療を推奨しています[2]．また，白色人種とアジア人とで比較したメタ解析[3]において，GLP-1 受容体作動薬の主要心血管イベントの発生率は，白色人種で 13 ％，アジア人では 32 ％減少しており，アジア人において強い効果が認められています．

GLP-1 受容体作動薬の有害反応

　リラグルチドの有害反応として，下痢・便秘・悪心等の消化器症状が投与初期に認められます．胃腸障害発現を軽減するため，低用量より投与を開始し用量の漸増を行います．消化器症状や中枢を介した食欲抑制効果の影響から，体重減少やサルコペニア/フレイルを助長する可能性もあり，とくに高齢者では十分に注意を払う必要があります．単独投与では低血糖のリスクは少ないが，SU薬やインスリン製剤との併用で低血糖の発生頻度が増加するため，併用薬剤量を減量する必要があります．最近のメタ解析からは，急性膵炎・膵癌・甲状腺髄様癌の発症リスクは増加させないことが報告されています[4]．系統的レビューとメタ解析から，GLP-1受容体作動薬を高用量で長期間使用すると，胆嚢や胆管疾患リスクが高まることが報告されています[5]．

大規模臨床試験では，脂肪性肝疾患患者における肝脂肪化病理を改善させる

　リラグルチドは肝臓と脂肪のインスリン抵抗性を改善し，組織学的に肝の脂肪化と線維化進展を有意に抑制しました[6]．また，セマグルチドは肝酵素と体重を用量依存性に減少させ，肝線維化が増悪しない割合を有意に高めました[7]．ネットワークメタ解析からは，GLP-1受容体作動薬はSGLT2阻害薬と比較して，脂肪性肝疾患患者の肝酵素，体組成，血圧，脂質，血糖値の低下に有効です[8]．

表1 ▶ 介入前の CPR と各治療介入前後の空腹時血糖および HbA1c 値の変化

	GLP-1 RA First	Insulin-GLP-1 RA Relay	P*
CPR ≦ 1.49 (Q1)			
FPG	−26.0 (−79.0 to −4.0)	−92.0 (−136.0 to −31.0)	0.134
HbA1c	−1.9 (−2.3 to −0.7)	−3.4 (−4.6 to −2.4)	0.072
CPR 1.49-2.19 (Q2)			
FPG	−57.0 (−114.0 to −6.5)	−93.0 (−199.8 to −50.0)	0.276
HbA1c	−1.5 (−4.7 to −0.3)	−2.9 (−4.8 to −1.0)	0.388
CPR 2.19-2.84 (Q3)			
FPG	−90.0 (−257.0 to −33.0)	−95.0 (−145.0 to −25.0)	0.459
HbA1c	−4.0 (−5.0 to −1.8)	−3.4 (−6.0 to −1.9)	0.955
CPR > 2.84 (Q4)			
FPG	−43.0 (−59.0 to −20.0)	−23.0 (−281.0 to 22.0)	0.261
HbA1c	−2.2 (−3.9 to −0.8)	−2.2 (−3.3 to 0.0)	0.643

(Takeshita Y, et al.: Insulin-glucagon‐like peptide‐1 receptor agonist relay and glucagon‐like peptide‐1 receptor agonist first regimens in individuals with type2 diabetes: A randomized, open‐label trial study. J Diabetes Investig 2022;13:965-974. より一部改変)

予後予測の目

GLP-1 受容体作動薬の有用性,効果的な症例は?

　インスリン分泌が比較的保たれた肥満 2 型糖尿病症例が良い適応となります.血糖管理不良状態ではインクレチン作用が減弱している可能性が指摘されてきましたが,筆者らは,血糖管理不十分な 2 型糖尿病患者に対し,GLP-1 First(リラグルチド)および Insulin-GLP-1 Relay(インスリン デグルデク介入後にリラグルチドに切り替え)の比較試験からインクレチン抵抗性の存在を検証しました(**表1**)[9].結果,血糖管理不良時に導入しても,GLP-1 First および Insulin-GLP-1 Relay ともに半年後に到達する空腹時血糖・HbA1c・体重の低下は同等でした[9].したがって,高血糖状態でも GLP-1 受容体作動薬の有効性は保たれます.ただし,内因性インスリン分泌能が低い群では,GLP-1 アナログ製剤使用前にインスリンを使用すると,より血糖低下効果が大でした[9].したがって,内因性インスリン分泌能低下が顕著な症例では,有効性が低下する可能性があります.

患者さんのQOLと治療目標

シタグリプチンからリラグルチドへ切り替えることで，3か月後にHbA1cは0.67％低下し，体重は1.62 kg減少しました[10]．DPP-4阻害薬からリラグルチドの切り替えは，経口から注射製剤への変更であり，金銭的な負担が上がるにもかかわらず，血糖・体重が低下したこともありDTSQ治療満足度が低下することはありませんでした[10]．現在，週1回投与の注射製剤オゼンピック®（セマグルチド），デュラグルチド，1日1回投与の経口製剤リベルサス®（セマグルチド）が「2型糖尿病」の効能・効果で使用可能です．GLP-1受容体作動薬は，心・腎・肝臓を保護しながら，血糖・体重管理を改善することが明らかとなり，多様化する糖尿病患者のニーズに合わせた使い分けにも期待が高まります．

My Best処方

DPP-4阻害薬を使用しても糖尿病治療目標に達成できない患者に対する処方：内因性インスリン分泌能がある程度保たれていることを確認したうえで，DPP-4阻害薬を中止して以下の薬剤に切り替え．
処方例1：リラグルチド0.9 mgを維持用量として1日1回朝または夕に皮下注射する．ただし，1日1回0.3 mgから開始し，1週間以上の間隔で0.3 mgずつ増量する．
処方例2：デュラグルチド0.75 mgを週1回皮下注射する．患者の状態に応じて1.5 mgを週1回投与に増量できる．
処方例3：セマグルチド週1回0.5 mgを維持用量として皮下注射する．ただし，週1回0.25 mgから開始し，4週間投与した後，週1回0.5 mgに増量する．
処方例4：経口セマグルチド1日1回7 mgを維持用量とし経口投与する．ただし，1日1回3 mgから開始し，4週間以上投与した後，1日1回7 mgに増量する．

文献

1) Kristensen SL, et al.：Cardiovascular, mortality, and kidney outcomes with GLP-1 receptor agonists in patients with type 2 diabetes: a systematic review and meta-analysis of cardiovascular outcome trials. Lancet Diabetes Endocrinol 2019；7：776-785
2) ElSayed NA, et al.：9. Pharmacologic Approaches to Glycemic Treatment: Standards of Care in Diabetes—2023. Diabetes Care 2023；4：S140-S157
3) Lee MMY, et al.：Meta-analyses of Results From Randomized Outcome Trials Comparing Cardiovascular Effects of SGLT2is and GLP-1RAs in Asian Versus White Patients With and Without Type 2 Diabetes. Diabetes Care 2021；44：1236-1241
4) Bethel MA, et al.：Cardiovascular outcomes with glucagon-like peptide-1 receptor agonists in patients with type 2 diabetes: a meta-analysis. Lancet Diabetes Endocrinol 2018；6：105-113

5) He L, et al. : Association of Glucagon-Like Peptide-1 Receptor Agonist Use With Risk of Gallbladder and Biliary Diseases. JAMA Intern Med 2022 ; 182 : 513

6) Armstrong MJ, et al. : Liraglutide efficacy and action in non-alcoholic steatohepatitis (LEAN): Study protocol for a phase Ⅱ multicentre, double-blinded, randomised, controlled trial. BMJ Open 2013 ; 3 : 1-13

7) Newsome PN, et al. : A Placebo-Controlled Trial of Subcutaneous Semaglutide in Nonalcoholic Steatohepatitis. New England Journal of Medicine 2021 ; 384 : 1113-1124

8) Gu Y, et al. : Comparative efficacy of 5 sodium-glucose cotransporter protein-2 (SGLT-2) inhibitor and 4 glucagon-like peptide-1 (GLP-1) receptor agonist drugs in non-alcoholic fatty liver disease: A GRADE-assessed systematic review and network meta-analysis of randomized controlled trials. Front Pharmacol 2023 ; 14 : 1102792.

9) Takeshita Y, et al. : Insulin–glucagon‐like peptide‐1 receptor agonist relay and glucagon‐like peptide‐1 receptor agonist first regimens in individuals with type 2 diabetes: A randomized, open‐label trial study. J Diabetes Investig 2022 ; 13 : 965-974

10) Takeshita Y, et al. : Vildagliptin vs liraglutide as a second-line therapy switched from sitagliptin-based regimens in patients with type 2 diabetes: A randomized, parallel-group study. J Diabetes Investig 2015 ; 6 : 192-200

竹下有美枝

内分泌代謝疾患／糖尿病 ▶▶ α-グルコシダーゼ阻害薬

α-グルコシダーゼ阻害薬（α-GI）が有効と考えられる患者像は？

● 症例

患者	経過
34歳男性、耐糖能異常	2年ほど前から健診でHbA1c 5.8％前後を指摘されていた．健診異常を契機とした医療機関受診時に食事療法，運動療法を指導され継続するも，体重およびHbA1cは緩やかな上昇を呈した．半年ほど前から昼食の摂取が遅れた際に動悸・冷汗などを自覚していた．食事療法・運動療法の再指導，薬物療法について相談された．BMI 27，空腹時血糖 118 mg/dL，HbA1c 6.2％．

 2型糖尿病の発症抑制，反応性低血糖に対する薬物療法

　標準的な食事療法と定期的な運動を行っている耐糖能異常患者1,780例を，ボグリボース0.2 mgを1日3回経口投与する群とプラセボ投与群に無作為に割り付けた多施設共同二重盲検並行群間比較試験では，ボグリボース投与群はプラセボ投与群に比べ2型糖尿病への進展リスクを有意に低下させました（897例中50例 vs 881例中106例，ハザード比 0.595，95％ CI 0.433-0.818）[1]．この試験結果から，現在 α-グルコシダーゼ阻害薬（α-GI）のうち，ボグリボース0.2mgのみが「耐糖能異常における2型糖尿病の発症抑制」の保険適応があります．

　保険適応の詳細は，「耐糖能異常（空腹時血糖が126 mg/dL未満かつ75 g経口ブドウ糖負荷試験の血糖2時間値が140〜199 mg/dL）と判断され，糖尿病発症抑制の基本である食事療法・運動療法を3〜6か月間行っても改善されず，かつ高血圧症，脂質異常症（高トリグリセリド血症，低HDLコレステロール血症など），肥満（body mass index：BMI 25 kg/m² 以上），2親等以内の糖尿病家族歴のいずれかを有する場合」に限定されています[2]．

⑯ α-グルコシダーゼ阻害薬（α-GI）が有効と考えられる患者像は？　163

反応性低血糖は，胃切除術後などの消化管に原因を有するもの，2型糖尿病の初期段階，明らかな耐糖能異常を有さない特発性反応性低血糖の3つが主要因で，治療の主体は低炭水化物食や頻回食などの食事療法です[3]．反応性低血糖患者にα-GIを投与すると，グルコースの変動や低血糖症状が抑制されます[4]．わが国では，耐糖能異常を認める症例であれば，前述したボグリボース0.2 mgの保険適応があり，薬物療法の選択肢となります．

1型糖尿病での経口血糖降下薬としての役割

　2024年7月時点で，わが国で1型糖尿病に対して使用できる経口血糖降下薬は一部のSGLT2阻害薬（イプラグリフロジン，ダパグリフロジン）と，α-GIのみです．1型糖尿病におけるSGLT2阻害薬の導入にあたっては，「1型糖尿病患者の使用には一定のリスクが伴うことを十分に認識すべきであり，使用する場合は，十分に臨床経験を積んだ専門医の指導のもと，患者自身が適切かつ積極的にインスリン治療に取り組んでおり，それでも血糖コントロールが不十分な場合にのみ使用を検討すべきである」と記載され[5]，血糖コントロール状況によって基礎・追加インスリン双方の調整が必要となります．

　α-GIは，おもにα-GI内服時の追加インスリンを調整すればよいため，比較的導入が簡便です．1型糖尿病患者を対象に，インスリン強化療法にミグリトールを併用すると，HbA1cに差は認めないものの，インスリン投与量の減少と食後血糖の改善を認めました[6]．α-GI併用時において，低血糖時対応をブドウ糖で行うことに留意が必要です．

α-GIのインクレチン調節作用（糖吸収部位の変化による，GIP↓ GLP-1↑）

　糖質の大部分は上部小腸で吸収されますが，αGIにより糖質の吸

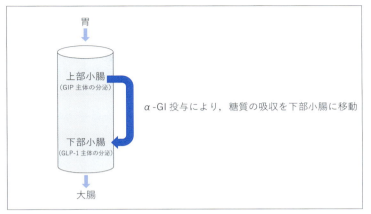

図1 α-GIによるインクレチン分泌の変化
(Narita T, et al.: Miglitol induces prolonged and enhanced glucagon-like peptide-1 and reduced gastric inhibitory polypeptide responses after ingestion of a mixed meal in Japanese Type 2 diabetic patients. Diabet Med 2009; 26:187-188. より作成)

収を下部小腸に移動させることで,上部小腸のK細胞から分泌されるGIPを減らし,下部小腸のL細胞から分泌されるGLP-1を増やすことが期待されます(**図1**).わが国における2型糖尿病患者を対象とした試験では,ミグリトール使用によりGIPが低下し,GLP-1が上昇しました[7].

日本人肥満2型糖尿病患者を対象とした,ミグリトール,シタグリプチン,および両剤の初期併用療法の,混合食に対する血漿インクレチン反応および内臓脂肪に及ぼす影響を検証したMASTER studyでは,ミグリトールとシタグリプチンの併用は,シタグリプチンによる活性型GIPの増加を抑制し,体重の減少およびアディポネクチンの増加を伴う活性型GLP-1のさらなる増加をきたしました[8].

予後予測の目

消化器症状に着目したα-GIの選択

α-GIの有害反応の一つとして,消化器症状が知られています.健常男性を対象に

行われたミグリトールとアカルボースのクロスオーバー試験では，ミグリトール投与群では軟便傾向，アカルボース投与群では硬便傾向となり，鼓脹や腹部膨満感の症状はアカルボース投与群で強かったです[9]．これらの結果を踏まえ，糖尿病患者にαGIを選択する際に，便秘や腹部膨満感があればミグリトールを，下痢や軟便があればアカルボースを投与するなど，消化器症状に着目した薬剤選択が考慮されます．

My Best 処方

目的・背景にあわせた α-GI の使い分け

処方例1：2型糖尿病の発症抑制，耐糖能異常を有する反応性低血糖に対する薬物療法
ボグリボース　1日3回・1回0.2 mg（食直前）
処方例2：DPP-4阻害薬との併用時，便秘や腹部膨満感がある際
ミグリトール　1日3回・1回50 mg（食直前）

文献

1) Kawamori R, et al.：Voglibose for prevention of type 2 diabetes mellitus：a randomised, double-blind trial in Japanese individuals with impaired glucose tolerance. Lancet. 2009；373：1607-14.
2) ボグリボース錠 0.2mg, 0.3mg 添付文書
3) 後藤久典，他：反応性低血糖症．糖尿病・内分泌代謝科 2022；54：461-465
4) Suzuki K, et al.：Postprandial Reactive Hypoglycemia Treated with a Low-dose Alpha-glucosidase Inhibitor：Voglibose May Suppress Oxidative Stress and Prevent Endothelial Dysfunction. Intern Med 2016；5：949-953
5) 糖尿病治療における SGLT2 阻害薬の適正使用に関する Recommendation（改訂 2022年8月10日）
6) Kubo S, et al.：Combination therapy of miglitol and insulin in type 1 diabetes mellitus patients. J Diabetes Investig 2010；1：60-65
7) Narita T, et al.：Miglitol induces prolonged and enhanced glucagon-like peptide-1 and reduced gastric inhibitory polypeptide responses after ingestion of a mixed meal in Japanese Type 2 diabetic patients. Diabet Med 2009；26：187-188
8) Mikada A, et al.：Effects of miglitol, sitagliptin, and initial combination therapy with both on plasma incretin responses to a mixed meal and visceral fat in over-weight Japanese patients with type 2 diabetes. The MASTER randomized, controlled trial.. Diabetes Res Clin Pract 2014；106：538-547
9) Aoki K, et al.：Comparison of Adverse Gastrointestinal Effects of Acarbose and Miglitol in Healthy Men：A Crossover Study. Intern Med 2010；49：1085-1087

小西正剛／竹下有美枝／筌　俊成

内分泌代謝疾患／糖尿病 ▶▶ チアゾリジン

チアゾリジン薬が有効または注意が必要な病態は？

● 症例

患者	経過
64歳女性，糖尿病	健康診断でHbA1c 8.1％，肥満および脂肪肝を指摘され，ピオグリタゾンを処方された．6か月後，HbA1c 6.2％，脂肪肝の軽減を認めた．一方，体重は5 kg増加し下腿浮腫を認めた．

point 1　チアゾリジン誘導体はインスリン抵抗性患者に有効

　糖尿病治療薬のなかでチアゾリジン誘導体はインスリン抵抗性改善薬に分類されます．薬効としては，ペルオキシソーム増殖因子応答性受容体γサブユニット（PPARγ）を作動させ，以降のシグナルを作動させることで効果を発揮します[1]．おもに，脂肪組織，肝臓，および骨格筋といったインスリン標的臓器にたいして効果を示します．インスリン分泌には影響しないため，チアゾリジン誘導体の単独使用による低血糖発症はほとんど起こりません（図1）．

point 2　チアゾリジン誘導体の臓器別作用

　脂肪組織，肝臓，および骨格筋はホルモンやサイトカイン，炎症細胞，および神経支配によって相互に制御していると考えられています[2]．実際に非アルコール性脂肪性肝疾患（nonalcoholic fatty liver disease：NAFLD）では骨格筋でのインスリン感受性が低下します[3]．チアゾリジン誘導体は脂肪組織において脂肪分化を促進します．この

167

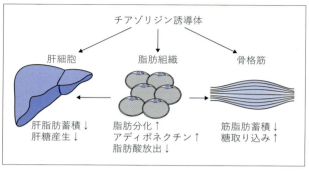

図1 チアゾリジン誘導体の作用

際に，脂肪組織から分泌されるアディポネクチンや炎症性サイトカインを調整し，増加したアディポネクチンによって肝臓や骨格筋でのインスリン感受性が上昇すると考えられています[4]．マウスにおいて骨格筋のみでPPARγの作用を阻害すると末梢組織（おもに骨格筋）のインスリン感受性が低下します[5]．すなわち，脂肪組織を介さない直接的なPPARγの作用があると考えられます．一方，PPARγの肝臓への作用は，ヒトとマウスでは異なるといわれており，ヒトでの直接的な作用は明確にされていません．ヒトにおけるピオグリタゾンとプラセボのランダム化比較試験（randomized controlled trial：RCT）において，ピオグリタゾンを投与したのちに，インスリン投与による肝糖産生の抑制，および骨格筋のインスリン感受性は改善していました[6]．こうした情報から，チアゾリジン誘導体が有効な病態は，脂肪肝に併発する骨格筋インスリン感受性が低い場合が挙げられます．

チアゾリジン誘導体は浮腫を引き起こす場合がある

　チアゾリジン誘導体の副作用に浮腫があります[7]．二つの作用が指摘されており，近位尿細管への速やかな作用，および集合管への慢性的な作用で，いずれもNaの再吸収を引き起こします[8]．チアゾリジン誘導体がナトリウム再吸収を増やす場合があるため，症候性の心不

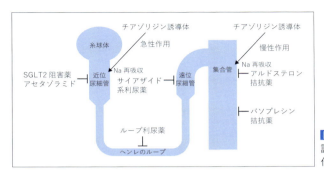

図2 チアゾリジン誘導体のNa再吸収作用

全患者に対しての使用は禁忌です．チアゾリジン誘導体によるNa再吸収を防ぐ方法は，現在は確立していません．2023年の研究でSGLT2阻害薬によって近位尿細管のNa再吸収を阻害できる可能性が報告されています[9]．集合管へ対する慢性作用に対してはENaC発現亢進によるものと考えられています．アルドステロンはENaC発現を上昇させてNa再吸収に寄与します．アルドステロン拮抗薬はENaCより上流の阻害のため，チアゾリジン誘導体がENaC発現を増やす作用を止める効果は乏しいと予想されます．そのため，遠位尿細管より近位に作用する，ループ利尿薬やサイアザイド系利尿薬を用いる必要があると考えられます．こうしたNa再吸収への対策にはエビデンスがありませんが，今後の臨床応用がまたれます（**図2**）．

骨代謝への影響

　チアゾリジン誘導体は骨粗鬆症に悪影響を来す可能性が指摘されています．骨芽細胞は間葉系幹細胞に由来します．チアゾリジン誘導体は間葉系幹細胞が骨芽細胞へ分化するのに必要な転写因子の働きを阻害します．その一方で，PPARγは間葉系幹細胞から脂肪組織への分化を誘導しています[10]．4,748人の横断研究によると，骨折した糖尿病患者群では非骨折患者群と比べてチアゾリジン誘導体の処方期間が

長い患者が約 2 倍いました[11]．特に閉経後女性では骨粗鬆症を懸念する報告があり，慎重な投与が勧められます．

My Best 処方

チアゾリジン誘導体が有用な症例

40 歳男性，飲酒は少ないものの，運動不足である．健康診断で高度の脂肪肝を指摘されている．BMI 26 で横ばい, HbA1c 8.6％である．
処方例：ピオグリタゾン　1 日 1 回 15 mg（朝食後），（HbA1c 改善が不十分の場合，SGLT2 阻害薬を追加）

文献

1) Yki-Järvinen H.: Thiazolidinediones. N Engl J Med 2004；351：1106-1118
2) Imai J, et al.：Regulation of systemic metabolism by the autonomic nervous system consisting of afferent and efferent innervation. Int Immunol. 2022；34：67-79
3) Kato K, et al.：Ectopic Fat Accumulation and Distant Organ-Specific Insulin Resistance in Japanese People with Nonalcoholic Fatty Liver Disease. Plos One 2014；9：e92170
4) Ahmadian M, et al.：PPAR γ signaling and metabolism: the good, the bad and the future. Nat Med 2013；19：557-566
5) Hevener AL, et al.：Muscle-specific Pparg deletion causes insulin resistance. Nat Med 2003；9：1491-1497
6) Cusi K, et. al.: Long-Term Pioglitazone Treatment for Patients With Nonalcoholic Steatohepatitis and Prediabetes or Type 2 Diabetes Mellitus: A Randomized Trial. Ann Intern Med 2016；165：305-315
7) Kahara T, et al.：Relationship between Plasma hANP Level and Pretibial Edema by Pioglitazone Treatment. Endorc J 2005；52：373-376
8) Endo Y, et al.：Thiazolidinediones enhance sodium-coupled bicarbonate absorption from renal proximal tubules via PPAR γ -dependent nongenomic signaling. Cell Metab 2011；13：550-561
9) Lo SC, et al.：Pioglitazone, SGLT2 inhibitors and their combination for primary prevention of cardiovascular disease and heart failure in type 2 diabetes: Real-world evidence from a nationwide cohort database. Diabetes Res Clin Pract 2023；200：110685
10) Hamann C, et al.：Bone, sweet bone—osteoporotic fractures in diabetes mellitus. Nat Rev Endocrinol 2012；8：297-305
11) Meier C, et al.：Use of thiazolidinediones and fracture risk. Arch Intern Med 2008；168：820-825

中野雄二郎

内分泌代謝疾患／糖尿病 ▶▶ ビグアナイド（メトホルミン）

38 古くて新しい薬，メトホルミンの立ち位置は？

● 症例

患者	経過
63歳男性	3年前から健康診断で血糖高値を指摘されていた．直近の健康診断においてHbA1c 7.8％，空腹時血糖値 153 mg/dL と糖尿病の診断基準を満たしたことから専門医を受診した．GAD抗体は陰性で，網膜症なし，腎症も1期（eGFR 78 mL/分/1.73 m²）であり，細小血管合併症の進行は認めなかった．大血管障害の既往歴もない．メトホルミン 500 mg 分2で薬物療法が開始となり，1か月後にはHbA1c 7.2％まで改善を認めた．消化器症状もないことから，1,500 mg 分2まで漸増され，3か月後にはHbA1c 6.3％まで改善を認めた．

 メトホルミンは大血管症エビデンスを有する

　ビグアナイド薬のうち，メトホルミンは最も広く用いられている治療薬であり，長年，米国糖尿病学会（American Dietetic Association：ADA）の「Standards of Medical Care in Diabetes」で第一選択薬に位置づけられてきました．

　メトホルミンについて最も有名なエビデンスとして UKPDS34 が挙げられます[1]．UKPDS34では，肥満合併2型糖尿病患者を対象にSU薬，メトホルミン，インスリンの各群と従来療群が比較されました．メトホルミン群は，血糖低下が同程度であったSU薬群もしくはインスリン群と比較して糖尿病関連エンドポイント，総死亡，脳卒中イベントを有意に減少させました（**図1**）．UKPDSの対象集団をさらに10年間フォローアップした UKPDS80 においても治療薬の制限は解除されていましたが，メトホルミンに当初割り付けられた群は，糖尿病関連エンドポイント，総死亡，心筋梗塞のイベントを有意に減少させま

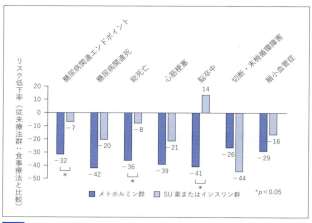

図1 UKPDS34：メトホルミン群とSU薬またはインスリン群の比較
（Effect of intensive blood-glucose control with metformin on complications in overweight patients with type 2 diabetes (UKPDS 34). UK Prospective Diabetes Study (UKPDS) Group. Lancet 1998；352：854-865 より引用）

した[2]．また，アテローム性動脈硬化症を有する2型糖尿病集団に対してメトホルミンによる二次予防効果を調べた観察研究であるREACH（Reduction of Atherothrombosis for Continued Health）Registryにおいて，メトホルミン群は，全死亡率，心血管死，心筋梗塞，脳卒中イベントを有意に減少させました．これらのエビデンスを背景に，薬価も安価であることから欧米における2型糖尿病治療薬の第一選択薬として君臨してきました．

メトホルミンは多様な血糖低下機序を有する

メトホルミンは90年前にガレガソウという薬用植物（中世ヨーロッパでは，ガレガソウに口渇，多尿など高血糖症状を緩和する作用があることが知られていた）より血糖低下作用を有するグアニジンが同定され，類似化合物として開発された歴史の古い薬剤です．メトホルミ

図2 メトホルミンの作用機序

肝細胞
ミトコンドリア内
・ミトコンドリア呼吸鎖抑制
　（AMPK活性化につながる）
・グリセロリン酸シャトル抑制

ミトコンドリア外
・AMPK活性化
・グルカゴンシグナル抑制
　（AMPによるアデニル酸シクラーゼ
　阻害，AMPKによるPDE4B阻害）

消化管
・十二指腸におけるAMPK活性化により，GLP-1
　シグナル，迷走神経を介し肝糖新生抑制
・GLP-1，PPY，GDF15の分泌促進
・腸管内腔へのグルコース排泄
　（短鎖脂肪酸増加，腸内細菌叢変化，体外エネル
　ギー排泄を介して血糖低下に寄与する可能性）

腸内細菌叢変化を介して
・SGLT1発現上昇させ，腸管でのグルコース感知
　能上昇
・腸管炎症，腸管バリア機能を改善
・二次胆汁酸グリコウルソデオキシコール酸を増
　加させFXRシグナルを活性化

ンの作用機序の解明については，分子生物学の発展を待つ必要があり，2001年以降精力的に研究され，現在でも新たな作用機序の報告が相次いでいます．

メトホルミンの作用機序は大きく分けて，肝細胞でのAMP kinase（AMPK）依存的機序と肝細胞での非依存的機序，消化管での作用機序に分けられます．AMPK依存的機序としては，最終的にAMPKを活性化させることで糖新生を抑制すると考えられています．AMPK活性化機序としては，ミトコンドリア呼吸鎖complex 1を阻害することによるAMP/ATP比の上昇[3]，AMP deaminase抑制によるAMPの増加[4]，eNOS作用を介した機序[5]が報告されています．肝細胞内でのAMPK非依存的機序としては，AMP上昇によるアデニル酸シクラーゼ抑制を介したグルカゴンシグナルの抑制作用[6]，ミトコンドリアのグリセロリン酸シャトルの酵素であるグリセロリン酸デヒドロゲナーゼ活性を阻害することにより乳酸由来の糖新生を抑制する作用[7]が挙げられます（**図2**）．

また，メトホルミンは血中濃度が上昇しない緩徐溶解製剤でも同等の血糖低下作用が得られたという研究結果から，血中に吸収されなくても消化管で血糖降下作用を発揮すると考えられています．消化管作

用の一つとしては小腸 AMPK を活性化することで腸管の GLP-1 シグナルが亢進し，中枢神経（延髄孤束核），肝臓迷走神経を介して肝臓糖新生を抑制するという臓器連関を介した機序が報告されています[8]．

さらに近年，FDG-PET/MRI を用いた研究によりメトホルミンによる消化管へのグルコース排泄作用が報告されています[9]．腸管内腔グルコース排泄と検査時血糖値には負の相関があるとされ[10]，その因果関係，グルコース排泄機序，メトホルミンでみられる腸内細菌叢変化との関連，血糖低下効果への寄与の検討が待たれます．メトホルミン服用者では FDG-PET 検査での消化管への FDG 集積が亢進するということは，検査結果解釈という観点からも臨床医として知っておくべき事実です．

―― 予後予測の目 ――

　メトホルミンは 1 日 1,000 mg で使用した場合において，DPP-4 阻害薬や SGLT2 阻害薬を標準用量で使用した場合と比較して，薬価は 5 分の 1 以下です．
　日本で行われた JDOIT-2 研究から，医療費の経済的負担は糖尿病患者受診中断のおもな理由とされています．メトホルミンは経済面からも患者に優しく，この点は長期薬剤アドヒアランスの維持，さらなる生命予後改善に寄与する可能性があります．
　ADA Standards of Medical Care in Diabetes 2022 年版以降，メトホルミンは第一選択薬ですが，動脈硬化性心血管疾患合併や心不全，慢性腎臓病（chronic kidney disease：CKD）があれば，GLP-1 受容体作動薬あるいは SGLT2 阻害薬の使用が推奨されると改訂されています．GLP-1 受容体作動薬や SGLT2 阻害薬のような質の高い大規模ランダム化比較試験（randomized controlled trial：RCT）でエビデンスを有する新しい薬剤が出現した現在，薬価の観点や長期の使用経験を踏まえると，CKD が進行し乳酸アシドーシスリスクが懸念される症例を除けば，メトホルミンは多くの症例で積極的な投与が検討される薬剤に変わりはありません．メトホルミンに焦点を当てた RCT の実施は今後期待できませんが，近年その重要性が高まっており，経済性を含む多面的な要因を考慮した結果を得られるリアルワールドエビデンスが，より効果的な薬剤選択順を確立していくと期待されます．

My Best 処方

　メトホルミンにおいてエビデンスを有する投与量が 2,000 〜 3,000 mg/ 日であることを受けて，2010 年以降は本邦でも最大投与量 2,250 mg/ 日まで使用可能です．

　下痢，腹痛，悪心・嘔吐はメトホルミンのおもな有害反応です．初期投与時および増量時に消化器症状の発現が多く注意が必要です．

　重度の腎機能障害（eGFR 30 mL/ 分 /1.73 m² 未満），透析患者には禁忌です．

処方例：メトホルミン 1 日 2 回・1 回 250 mg から開始して，最終的に 1 日 2 回・1 回 750 mg まで増量．

文献

1) Effect of intensive blood-glucose control with metformin on complications in overweight patients with type 2 diabetes (UKPDS 34). UK Prospective Diabetes Study (UKPDS) Group. Lancet 1998；352：854-865
2) Holman RR, et al.：10-year follow-up of intensive glucose control in type 2 diabetes. N Engl J Med 2008；359：1577-1589
3) Stephenne X, et al.：Metformin activates AMP-activated protein kinase in primary human hepatocytes by decreasing cellular energy status. Diabetologia 2011；54：3101-3110
4) Ouyang J, et al.：Metformin activates AMP kinase through inhibition of AMP deaminase. J Biol Chem 2011；286：1-11
5) Fujita Y, et al.：Metformin suppresses hepatic gluconeogenesis and lowers fasting blood glucose levels through reactive nitrogen species in mice. Diabetologia 2010；53：1472-1481
6) Miller RA, et al.：Biguanides suppress hepatic glucagon signalling by decreasing production of cyclic AMP. Nature 2013；494：256-260
7) Madiraju AK, et al.：Metformin suppresses gluconeogenesis by inhibiting mitochondrial glycerophosphate dehydrogenase. Nature 2014；510：542-546
8) Duca FA, et al.：Metformin activates a duodenal Ampk-dependent pathway to lower hepatic glucose production in rats. Nat Med 2015；21：506-511
9) Morita Y, et al.：Enhanced Release of Glucose Into the Intraluminal Space of the Intestine Associated With Metformin Treatment as Revealed by [18F] Fluorodeoxyglucose PET-MRI. Diabetes Care 2020；43：1796-1802
10) Ito J, et al.：Dose-dependent accumulation of glucose in the intestinal wall and lumen induced by metformin as revealed by 18 F-labelled fluorodeoxyglucose positron emission tomography-MRI. Diabetes Obes Metab 2021；23：692-699

後藤久典

内分泌代謝疾患／糖尿病 ▸▸▸ SGLT2阻害薬

39 心・腎・肝保護を目指したSGLT2阻害薬の適切な使用方法は？

● 症例

患者	経過
71歳男性	13年前から2型糖尿病と診断され，メトホルミン 1,000 mg/日で治療を継続していた．直近のHbA1cは7.3％であった．腎症は2期（eGFR 55 mL/分/1.73 m^2）と進行を認めており，5年前に労作性狭心症に対してPCI（percutaneous coronary intervention；経皮的冠動脈インターベンション）歴がある．最近になり下腿浮腫の増悪あり，BNPを測定したところ，140 pg/mLと高値を認めた．心エコーではEF 52％と保たれていたが，拡張障害を認めた．心・腎保護を期待して，エンパグリフロジンが開始された．6か月後の採血では，BNP 74 pg/mLまで低下を認め，随時尿アルブミン値も減少を認めた．

 point 1　SGLT2阻害薬の心・腎・肝保護のエビデンス

　Sodium glucose cotransporter 2（SGLT2）阻害薬は，腎臓の近位尿細管でのグルコースの再吸収を抑制することで血糖低下作用を示す経口血糖降下薬です．エンパグリフロジンの心血管安全性試験として実施されたEMPA-REG OUTCOMEにおいてエンパグリフロジンは心血管疾患既往のある2型糖尿病患者に対して心血管死，非致死性心筋梗塞，非致死性脳卒中の複合エンドポイントをプラセボ群と比較して14％減少させ，心血管死を38％，心不全入院を35％減少させました．また，腎保護効果も同時に示されており，腎症の新規発症・増悪を39％，腎複合エンドポイントを46％減少させました[1]．それ以降もCANVAS，DECLARE-TIMI 58において心血管イベントハイリスク2型糖尿病に対するSGLT2阻害薬の心血管イベント抑制，腎複合アウトカム抑制効果が証明されてきました．心血管保護効果については中でも心不全入院の抑制効果が特に顕著であり（約30％の心不全入院抑

制），この結果を受け，2型糖尿病の有無にかかわらず心不全抑制効果があるかを検証するEMPEROR-Reduced，EMPEROR-Preserved，DAPA-HF，DELIVERという大規模臨床研究が実施されました．一貫して明らかになっていることは，SGLT2阻害薬は，2型糖尿病の有無にかかわらず，慢性心不全における心不全入院を抑制するということです．さらに，これまで有効性が明らかでなかった左室駆出率（EF）が保たれたHFpEF（heart failure with preserved ejection fraction；心機能が保たれている心不全）に対しても有効性が示されました[2]．

　腎保護効果については，メタアナリシスよりSGLT2阻害薬は末期腎不全の発症リスクを38％低下させました[3]．CKD（chronic kidney disease；慢性腎臓病）ステージが進行した対象集団（eGFR<30 mL/分/1.73 m^2〈CKDステージ4〉）においても，CREDENCE試験よりSGLT2阻害薬はeGFRの年間変化量を2.5/年改善させました[4]．eGFR 30 mL/分/1.73 m^{2}以下，以上いずれの集団でも腎保護効果に差は認めず，腎機能低下例においてもSGLT2阻害薬が腎保護効果を有することが確立されつつあります．さらに，こうした腎保護効果は尿アルブミンの有無にかかわらず発揮されることもCANVAS試験やメタアナリシスより明らかになっています[3]（図1）．

　最近では，非糖尿病症例も含めた尿アルブミン陽性CKDに対しても，SGLT2阻害薬が腎複合エンドポイントを改善させることがDAPA-CKDで示されました．

　非アルコール性脂肪性肝疾患（nonalcoholic fatty liver disease：NAFLD）およびその重症型である非アルコール性脂肪性肝炎（non-alcoholic steatohepatitis：NASH）において，高血糖がNASHの最も重要な表現型である肝線維化を促進することが連続肝生検研究より明らかとなり[5]，NAFLD・NASHは糖尿病の合併症と言っても過言ではありません．一方，NAFLD・NASHに対し，確立された治療方法は現時点において存在しませんが，チアゾリジン誘導体であるピオグリタゾン，GLP-1受容体作動薬であるリラグルチドは，NAFLD・NASH

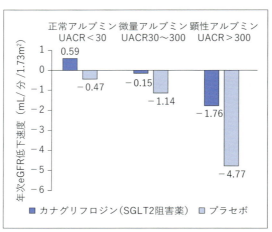

図1 ▶ 腎症病期別のSGLT2阻害薬によるeGFR低下速度改善効果
(CANVAS試験より)

患者に対する組織学的改善を証明しました．近年SGLT2阻害薬についても，NAFLD・NASHの病理学的改善効果が証明されつつあります．NAFLD合併2型糖尿病患者に対して，SGLT2阻害薬（トホグリフロジン）あるいはSU薬を投薬し，12か月間の介入前後で肝生検による組織学的評価を行ったランダム化比較試験（randomized controlled trial：RCT）[6]において，SGLT2阻害薬は介入前後で脂肪化，肝細胞風船様変化，炎症，線維化とすべての肝病理スコアを有意に改善させました．同等に血糖が低下したSU薬群においては，肝細胞風船様変化のみの改善でした．また，SGLT2阻害薬群の線維化改善率は60％と高く，肝病理スコアの改善率を主要評価項目とした過去の研究と比較しても，SGLT2阻害薬群の線維化改善率の高さが顕著でした（**表1**）．

以上から，SGLT2阻害薬は単なる血糖低下作用を超えて心・腎・肝保護と多様な臓器保護効果を有することが明らかになりました．臓器保護の機序としては，ケトン体利用へのシフト，交感神経抑制，組織酸素供給量の改善，糸球体内圧低下，炎症・酸化ストレス改善など多くの機序が想定されています．

表1 糖尿病治療薬による NASH 病理スコアの改善（既報 RCT の比較）

	介入期間	肝病理スコアの改善率			
		脂肪化	肝細胞風船様変性	炎症	線維化
Belfort R, et al., 2006					
プラセボ	24 週	38%	24%	29%	33%
ピオグリタゾン（チアゾリジン）	24 週	65%	54%	65%	46%
Armstrong MJ, et al., 2016					
プラセボ	48 週	45%	32%	55%	16%
リラグルチド（GLP-1 受容体作動薬）	48 週	83%	61%	48%	26%
Newsome PN, et al., 2020					
プラセボ	72 週	26%	39%	26%	31%
セマグルチド 0.1 mg（GLP-1 受容体作動薬）	72 週	53%	53%	41%	46%
セマグルチド 0.2 mg（GLP-1 受容体作動薬）	72 週	60%	71%	47%	32%
セマグルチド 0.4 mg（GLP-1 受容体作動薬）	72 週	63%	74%	38%	43%
Takeshita Y, et al., 2022[6]					
トホグリフロジン（SGLT2 阻害薬）	48 週	65%	55%	50%	60%
グリメピリド（SU 薬）	48 週	30%	25%	15%	35%

積極的に SGLT2 阻害薬を投与すべき症例は

　前項の心血管イベント，腎イベント抑制効果を受けて，米国糖尿病学会（American Dietetic Association：ADA）の 2023 年ガイドラインにおいては，動脈硬化性心血管疾患やハイリスク指標がある場合には，GLP-1 受容体作動薬と並んで SGLT2 阻害薬の投与が推奨されています．さらに心不全症例においては，HFrEF（heart failure with reduced ejection fraction；心機能が低下している心不全）および HFpEF 共に SGLT2 阻害薬が推奨されており，CKD 症例においても，GLP-1 受容体作動薬に優先して SGLT2 阻害薬が推奨されています[7]．

　eGFR が低下すると SGLT2 阻害薬の血糖低下作用自体は減弱します．一方，EMPA-KIDNEY 試験において，eGFR 20 mL/分 /1.73 m² 以上 30 mL/分 /1.73 m² 未満の症例でも，SGLT2 阻害薬は，腎複合アウ

トカムの発症リスクを有意に低下させました[8]．糖尿病合併CKD症例の場合には，アルブミン尿の有無にかかわらず，eGFR 20 mL/分/1.73 m^{2}以上の場合，積極的に投与を検討すべきです．また，eGFR 15 mL/分/1.73 m^{2}未満では，新規に投与開始すべきではないとされていますが，継続使用の場合には透析移行阻止のために継続するということが日本腎臓学会が公表した「CKD治療におけるSGLT2阻害薬の適正使用に関するrecommendation」に記載されています．

　2型糖尿病患者は心不全高リスク集団であるということに注意し，常に心不全合併を疑う必要があります．スクリーニング検査としてはBNP，NT-proBNP測定が簡便であり，BNP > 100 pg/mL（NT-proBNP > 400 mg/dL）であれば治療対象となる心不全の可能性が高く，循環器専門医にコンサルトすべきです．SGLT2阻害薬を開始すべき基準に関しては，「糖代謝異常者における循環器病の診断・予防・治療に関するコンセンサスステートメント2020」に根拠を求めると，BNP > 100 pg/mL（NT-proBNP > 400 mg/dL），心筋梗塞の既往，CKD合併例においてSGLT2阻害薬が推奨とされています．

SGLT2阻害薬における注意すべき有害反応

1）正常血糖ケトアシドーシス

　SGLT2阻害薬では，インスリンによらない血糖低下作用を有することから，血糖値が正常範囲であってもインスリン作用が低下する状態で脂肪酸酸化が亢進し，正常血糖ケトアシドーシスに至ることがあります．特にインスリン依存状態糖尿病患者においてインスリンの急速な減量や中止，過度な糖質制限を行った際，食事摂取不良・感染症などのシックデイ時においてケトアシドーシスのリスクが高まります．このようなシックデイ時にはSGLT2阻害薬の休薬，中止を行う必要があります．食事摂取ができない全身麻酔手術が予定されている際には，術前3日前からの休薬が必要である点は留意する必要があり

ます．食事が十分摂取できるようになってから再開を行います．

2）サルコペニア，フレイルリスク

SGLT2 阻害薬投与中は異化亢進状態となることから脂肪量のみならず筋肉量も減少することが懸念されます．SGLT2 阻害薬を用いた前向き介入研究において，集団としては骨格筋量，筋力が変化しないと報告されています[9]．ただ，個別症例に目を向けると，比較的短期間で体脂肪とともに骨格筋量が顕著に減少し，サルコペニアに至ったという症例も報告されています[10]．特に内因性インスリン分泌能が低下したやせ型高齢者への使用時には，十分な注意が必要です．

予後予測の目

SGLT2 阻害薬はその糸球体内圧低下作用から，投与後早期に"initial dip"と呼ばれる eGFR 低下を認めることがあるため，開始後早期（2 週間～2 か月程度）に eGFR を評価することが望ましいです．ちなみに，eGFR の initial dip 自体は，のちの腎予後には影響を与えないと報告されており，initial dip がないからと言って腎保護が得られないわけではありません．

患者さんの QOL と治療目標

近年，腎臓領域の臨床研究評価項目として eGFR 低下速度が重要視されています．SGLT2 阻害薬は，尿アルブミン量によらず，eGFR 低下速度を改善させます．特に，正常アルブミン尿の症例で SGLT2 阻害薬の臓器保護効果が見えにくい場合にも，SGLT2 阻害薬投与前後で eGFR 低下速度を評価することで，その臓器保護作用が可視化される可能性があります．治療目標を医師・患者間で共有しやすく，双方のモチベーション向上に繋がるのではないでしょうか．現在ではインターネット上で検索すると簡単に「eGFR 年間低下速度計算ツール」を使用できます．

My Best 処方

◎ NASH 合併 2 型糖尿病症例，夜間頻尿を有する症例に対する処方例
処方例：トホグリフロジン（20 mg）1 錠分 1 朝食後
◎慢性心不全，慢性腎臓病を有する 2 型糖尿病症例に対する処方例
処方例：エンパグリフロジン（10 mg）1 錠分 1 朝食後

文献

1) Zinman B, et al.：Empagliflozin, Cardiovascular Outcomes, and Mortality in Type 2 Diabetes. N Engl J Med 2015；373：2117-2128
2) Anker SD, et al.：Empagliflozin in Heart Failure with a Preserved Ejection Fraction. N Engl J Med 2021；385：1451-1461
3) McGuire DK, et al.：Association of SGLT2 Inhibitors With Cardiovascular and Kidney Outcomes in Patients With Type 2 Diabetes: A Meta-analysis. JAMA Cardiol 2021；6：148-158
4) Bakris G, et al.：Effects of Canagliflozin in Patients with Baseline eGFR <30 ml/min per 1.73 m^2: Subgroup Analysis of the Randomized CREDENCE Trial. Clin J Am Soc Nephrol 2020；15：1705-1714
5) Sako S, et al.：Trajectories of Liver Fibrosis and Gene Expression Profiles in Nonalcoholic Fatty Liver Disease Associated With Diabetes. Diabetes 2023；72：1297-1306
6) Takeshita Y, et al.：Comparison of Tofogliflozin and Glimepiride Effects on Nonalcoholic Fatty Liver Disease in Participants With Type 2 Diabetes: A Randomized, 48-Week, Open-Label, Active-Controlled Trial. Diabetes Care 2022；45：2064-2075
7) American Diabetes Association. Standards of Care in Diabetes-2023. Diabetes Care 2023；46：S1-S91
8) The EMPA-KIDNEY Collaborative Group et al. Empagliflozin in Patients with Chronic Kidney Disease. N Engl J Med 2023；388：117-127
9) Yabe D, et al.：Efficacy and safety of the sodium-glucose co-transporter-2 inhibitor empagliflozin in elderly Japanese adults（≥65 years）with type 2 diabetes: A randomized, double-blind, placebo-controlled, 52-week clinical trial（EMPA-ELDERLY）. Diabetes Obes Metab 2023；25：3538-3548
10) Yasuda M, et al.：Sodium-glucose cotransporter 2 inhibitor and sarcopenia in a lean elderly adult with type 2 diabetes: A case report. J Diabetes Investig 2020；11：745-747

後藤久典

内分泌代謝疾患／骨粗鬆症

骨粗鬆症：疾患概要と治療の基本方針

骨粗鬆症の定義

世界保健機関（World Health Organization：WHO）は「骨粗鬆症は，低骨量と骨組織の微細構造の異常を特徴とし，骨の脆弱性が増大し，骨折の危険性が増大する疾患である」と定義しています．骨粗鬆症自体では症状はありませんが，椎体骨折や大腿骨頸部骨折の強力なリスク因子であり，骨折を起こすと日常生活動作（activities of daily living：ADL），生活の質（quality of life：QOL），生命予後を著しく低下させるため，予防や治療が非常に重要な疾患です．2005年の統計でわが国での骨粗鬆症の人数は 1,280 万人（女性 980 万人）となっており，さらなる高齢化社会を迎え，現在ではより多くの骨粗鬆症症例が存在すると考えられます．心筋梗塞や脳梗塞などの心血管イベント予防を目的に行う高血圧，脂質異常症，糖尿病の予防や治療と同様に，骨折の予防を目的とした骨粗鬆症の予防や治療は非常に重要です．しかし，医療者側の治療意識が依然として低いことや，骨密度の正確な測定に必要な二重エネルギーX線吸収測定法（dual-energy X-ray absorptiometry：DXA）の機器が一般外来診療や健康診断，人間ドックの場面で普及していないことなどから，骨粗鬆症は予防医学の分野において重要な頻度の高い疾患であるにもかかわらず治療実施率が低いという今後改善すべき側面ももっています．

原発性骨粗鬆症の診断基準と薬物治療開始基準

原発性骨粗鬆症は，続発性骨粗鬆症と骨粗鬆症類縁疾患を厳密に除外したうえで以下の3つの基準のいずれかで診断します．①骨密度が young adult mean（YAM）70％以下，②その他の脆弱性骨折（肋骨，骨盤，上腕骨，橈骨遠位端，

下腿骨）があり骨密度が YAM80 ％未満，③大腿骨近位部骨折または椎体骨折あり．一方，骨粗鬆症の薬物治療開始基準は，上記に加えて骨密度が YAM70 ％より大きく 80 ％未満の症例の中で，④ FRAX®（WHO の骨折リスク評価ツール）の 10 年間骨折確率 15 ％以上または⑤大腿骨近位部骨折の家族歴を有する症例となります[1].

続発性骨粗鬆症と骨粗鬆症類縁疾患

　原発性骨粗鬆症は，続発性骨粗鬆症と骨粗鬆症類縁疾患を厳密に除外したうえで診断されるべきなのですが，この除外診断の実践率は非常に低いようです．続発性骨粗鬆症と骨粗鬆症類縁疾患のリストを**表 1** に示しますが，これらの除外診断を実践し原疾患に対する治療が行われないと，骨粗鬆症の治療効率が悪かったり，重篤な疾患が見落とされて生命予後を悪化させるなど（例：多発性骨髄腫）の事態を招く可能性があります．特に骨形成が低下することで荷重骨（肋骨，骨盤，大腿骨頭，大腿骨骨幹部，下腿骨骨幹部，踵骨，中足骨など）に骨折を生じる骨軟化症や低ホスファターゼ症を適切に鑑別せずに，骨吸収抑制薬を使用してしまうと，骨形成をさらに抑制し荷重骨の骨折リスクを上昇させてしまうため注意が必要です．

原発性骨粗鬆症の治療方針

　表 2 に示すように，原発性骨粗鬆症の治療薬は 4 クラス 16 製剤まで増え，以前と比べ，より病態や疾患の程度などの多様性に対応した個別化医療を展開できるようになりました．特に骨形成促進薬の開発は，これまで比較的消極的であった骨粗鬆症の治療をより積極的でダイナミックなものへと変貌させています．一方で治療薬が多くなり過ぎたことから，専門外の医師にとっては製剤の選択に苦慮する事態となっています．

　2017 年に米国骨代謝学会は骨粗鬆症の治療目標を YAM70 ％と設定し，3 〜 5 年以内に治療目標を達成できる製剤を選択することを推奨しています[2]．わ

表1 続発性骨粗鬆症と骨粗鬆症類縁疾患

続発性骨粗鬆症	
内分泌性	副甲状腺機能亢進症，甲状腺機能亢進症，性腺機能不全，Cushing 症候群，慢性低ナトリウム血症
栄養性	吸収不良症候群，胃切除後，神経性やせ症，ビタミンA /D 過剰，ビタミンC 欠乏症
薬物性	グルココルチコイド製剤，性ホルモン低下療法，抗けいれん薬，SSRI，ワルファリン，メトトレキサート，ヘパリン，チアゾリジンなど
不動性	全身性（臥床安静，対麻痺，廃用症候群，宇宙旅行），局所性（骨折後など）
先天性	骨形成不全症，Marfan 症候群など
その他	関節リウマチ，糖尿病，慢性腎臓病，肝疾患，アルコール依存症，肺疾患（COPD など）
骨粗鬆症類縁疾患	
骨軟化症	FGF23 関連低リン血症 （腫瘍性骨軟化症，X 連鎖性低リン血症性くる病など） Fanconi 症候群 ビタミンD 依存症，欠乏症 低ホスファターゼ症
多発性骨髄腫	
線維性骨異栄養症	
局所の骨密度低下，易骨折性を示す疾患	悪性腫瘍の骨転移，強直性脊椎炎，脊椎血管腫，化膿性脊椎炎，脊椎カリエス
易骨折性を来す骨代謝性疾患	骨 Paget 病，骨大理石病

（骨粗鬆症の予防と治療ガイドライン作成委員会（日本骨粗鬆症学会，日本骨代謝学会，骨粗鬆症財団）
（編）：骨粗鬆症の予防と治療ガイドライン 2015 年版，委員長 折茂肇，より改変）

が国では骨形成促進薬の対象は，以下にあげる「骨折の危険性の高い骨粗鬆症」としています．①骨密度－2.5 SD（YAM 約 70 ％）以下かつ 1 個以上の脆弱性骨折，②腰椎骨密度－3.3 SD（YAM 約 60 ％）未満，③2 個以上の既存椎体骨折，④椎体骨折半定量グレード 3（椎体圧潰が 40 ％以上）．また骨粗鬆症未加療の閉経後女性において，骨形成促進薬から開始し次いで骨吸収抑制を使用したほうが，その逆の順番と比較して最終的な骨密度増加効果が明らかに高いことが示されています[3]．ちなみに骨粗鬆症治療薬のクラスを閉経後骨粗鬆症に使用した 3 年目(骨形成促進薬は骨吸収抑制薬との逐次療法，エルデカルシ

表2 原発性骨粗鬆症の治療薬

	製剤	椎体骨骨密度増加効果（ベースラインより）	使用対象（治療開始前の状態）	備考
骨形成促進薬 PTH1R作動薬 抗スクレロスチン抗体	テリパラチド（遺伝子組換え）（フォルテオ®） テリパラチド酢酸塩（テリボン®） アバロパラチド（オスタバロ®） ロモソズマブ（イベニティ®）	10～15%/3年（骨吸収抑制薬との逐次療法で）	＊「骨折の危険性の高い骨粗鬆症」（本文参照）	・PTH1R作動薬は高カルシウム血症/尿症による消化管症状，脱水に注意 ・骨吸収抑制薬長期使用などによる骨形成低下による荷重骨骨折/歯科合併症の治癒促進が理論上期待できる
骨吸収抑制薬 ビスホスホネート 抗RANKL抗体	アレンドロン酸（ボナロン®/フォサマック®） リセドロン酸（アクトネル®/ベネット®） ミノドロン酸（ボノテオ®/リカルボン®） イバンドロン酸（ボンビバ®） ゾレドロン酸（リクラスト®） デノスマブ（プラリア®）	6～8%/3年	＊以外　椎体骨骨密度 　　　YAM60～67%	・長期使用（特に慢性腎臓病症例での）による荷重骨骨折（非定型骨折を含む）/歯科合併症（顎骨壊死，根尖性歯髄炎）に注意 ・デノスマブは中止6か月以降に後療法がないと椎体骨折の高リスクとなる
選択的エストロゲン受容体作動薬	ラロキシフェン（エビスタ®） バゼドキシフェン（ビビアント®）	2～3%/3年	＊以外　椎体骨骨密度 　　　YAM68%～	
ビタミンD製剤 活性型ビタミンD 天然型ビタミンD	エルデカルシトール（エディロール®） カルシトリオール（ロカルトロール®） アルファカルシドール（アルファロール®/ワンアルファ®） コレカルシフェロール/エルゴカルシフェロール	エルデカルシトールのみ：2～3%/年	・エルデカルシトールのみ：＊以外　椎体骨骨密度　　　YAM68%～ ・全製剤：PTHの上昇を伴うビタミンD欠乏症	・活性型ビタミンD製剤は特に慢性腎臓病症例で高カルシウム血症/尿症による消化管症状，脱水に注意（天然型ビタミンD製剤は理論上惹起しない）

トールは1年目）のベースラインからの腰椎骨密度増加効果が，骨形成促進薬：10～15%，骨吸収抑制薬：6～8%，SERM/エルデカルシトール2～

3％となります[4,5].以上から有害反応や禁忌，慎重投与を十分に考慮し，患者の治療頻度や製剤の投与方法の嗜好を加味したうえで，基本的には「骨折の危険性の高い骨粗鬆症」では骨形成促進薬，それ以外では初回治療開始時の骨吸収抑制薬は椎体骨骨密度が60〜67％程度の症例，SERM/エルデカルシトールは68％以上の症例や，骨吸収抑制薬により70％以上となった症例の維持療法などでの使用が適切かと思われます．また活性型ビタミンD製剤はPTHの代償性上昇を伴うビタミンD欠乏症症例に対し，骨粗鬆症治療開始前または同時に，腎機能低下を避けるためにPTHが正常化する最小限の用量を検討しての投与が推奨されます．

このほか，グルココルチコイド誘発性骨粗鬆症や性ホルモン抑制療法などによるがん治療関連骨減少症に関しては，それぞれ発症予防を念頭に従来の適用範囲より拡大された使用の推奨がそれぞれのガイドライン，マニュアルに明記されていますのでご参照ください[6,7].

文献

1) 骨粗鬆症の予防と治療ガイドライン作成委員会（日本骨粗鬆症学会，日本骨代謝学会，骨粗鬆症財団）（編）：骨粗鬆症の予防と治療ガイドライン2015年版，委員長 折茂肇

2) Cummings SR, et al.：Goal-Directed Treatment for Osteoporosis: A Progress Report From the ASBMR-NOF Working Group on Goal-Directed Treatment for Osteoporosis. J Bone Miner Res 2017；32：3-10

3) Leder BZ, et al.：Denosumab and teriparatide transitions in postmenopausal osteoporosis（the DATA-Switch study）: extension of a randomised controlled trial. Lancet 2015；386：1147-1155

4) Mandema JW, et al.：Time course of bone mineral density changes with denosumab compared with other drugs in postmenopausal osteoporosis: a dose-response-based meta-analysis. J Clin Endocrinol Metab 2014；99：3746-3755

5) Matsumoto T, et al.：A new active vitamin D, ED-71, increases bone mass in osteoporotic patients under vitamin D supplementation: a randomized, double-blind, placebo-controlled clinical trial. J Clin Endocrinol Metab 2005；90：5031-5036

6) 日本骨代謝学会 グルココルチコイド誘発性骨粗鬆症の管理と治療のガイドライン作成委員会（編）：グルココルチコイド誘発性骨粗鬆症の管理と治療のガイドライン2023 PMID38538869

7) 日本骨代謝学会 臨床プログラム推進委員会 癌治療に伴う骨病変（CTIBL）小委員会（編）：癌治療関連骨減少症（CTIBL）診療マニュアル2020, 委員長 福本誠二

伊東伸朗

内分泌代謝疾患／骨粗鬆症 ▶▶ ビタミンD製剤

骨粗鬆症治療薬としてのビタミンD製剤の使い分けは？

● 症例

患者	経過
56歳女性，骨粗鬆症，二次性副甲状腺機能亢進症	8年前に胃癌に対する胃切除術を施行した．今年の検診で骨密度低下をはじめて指摘され受診．X線では骨折を認めないが，腰椎骨密度（％YAM）68％から骨粗鬆症と診断した．二次性骨粗鬆症のスクリーニング検査を行ったところ，血清補正Ca 8.3 mg/dL，Intact PTH 120 pg/mL，25水酸化ビタミンD（25(OH)D）8.4 ng/mLであった．

 point 1 ビタミンD製剤はいずれも広義の二次性副甲状腺機能亢進症による二次性骨粗鬆症の治療薬または予防薬である

　人は食物からビタミン D_2/D_3 を吸収し，また皮膚においてビタミン D_3 の生合成を行っています．肝臓に輸送されたビタミン D_2/D_3 は25位の水酸化を受け25(OH)Dとなり，25(OH)Dは小腸や腎臓で1α位が水酸化され1,25水酸化ビタミンD〔$1,25(OH)_2D$〕に変換されます．〔$1,25(OH)_2D$〕がビタミンD受容体に結合して生理作用を発揮することから，一般に活性型ビタミンDと呼ばれています（図1）．

　活性型ビタミンDは小腸からのCa吸収を促進することで血清Ca濃度の維持に寄与します．ビタミンDの作用が不足して血清Ca濃度が低下すると代償的に副甲状腺ホルモン（parathyroid hormone：PTH）の分泌が亢進し，広義の二次性副甲状腺機能亢進症となります．PTHは遠位尿細管でのCa再吸収を促進するとともに，破骨細胞のはたらきを高めて骨吸収を促進することで血清Ca濃度を維持しようとしますが，一方で高骨代謝回転型の二次性骨粗鬆症の原因となります．

　体内のビタミンDの充足状態は血清25(OH)D濃度で評価され，30

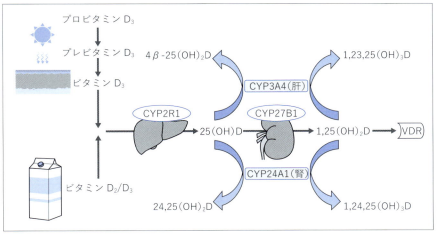

図1 ビタミンDの合成・代謝経路

ng/mL 未満がビタミンD不足，20 ng/mL 未満がビタミンD欠乏であり，最近の報告では日本人のうち79％がビタミンD欠乏状態であるとされていますがそのうちのほとんどの方は二次性副甲状腺機能亢進症などの骨密度低下に寄与する病態は伴っていません[1]．一方で，炎症性腸疾患や胃，膵臓切除後，グルココルチコイドの使用や神経性やせ症，小児や高齢者といった消化管でのビタミンD活性化効率低下を伴う方々のごく一部でPTH濃度や血清Ca濃度の変化をきたすことがあります．この状態を"ビタミンD欠乏症"と呼び，骨粗鬆症が増悪する原因，また骨粗鬆症治療薬に対しての抵抗性の原因となります（**表1**）．天然型ビタミンD，アルファカルシドール（アルファロール®/ワンアルファ®），カルシトリオール（ロカルトロール®），エルデカルシトール（エディロール®）はいずれもビタミンD欠乏症に伴う二次性副甲状腺機能亢進症による骨粗鬆症の治療薬または予防薬であり，他の骨粗鬆症薬と併用することも可能です．

表1 ビタミンD充足状態の評価法

	25OHD (>30 ng/mL)	Intact PTH (10〜65 pg/mL)	補正Ca (8.4〜10.0 mg/dL)	アルカリホスファターゼ 骨型アルカリホスファターゼ
ビタミンD充足	>30	正常	正常	正常
ビタミンD不足	20〜30	正常	正常	正常
ビタミンD欠乏	<20	正常	正常	正常
ビタミンD欠乏症				
正PTH性二次性副甲状腺機能亢進症	<20	正常高値	低値	正常〜高値
正Ca性二次性副甲状腺機能亢進症		高値	正常低値	高値
二次性副甲状腺機能亢進症		高値	低値	高値

point 2　エルデカルシトールのみ原発性骨粗鬆症に対する治療効果を有する

　天然型ビタミンD，アルファカルシドール，カルシトリオールはビタミンD補充/カルシウム代謝調整薬であり，原発性骨粗鬆症に対する直接的な骨密度上昇効果はありません．

　一方で2011年に製造販売承認を取得したエルデカルシトールは骨吸収抑制作用を有しており，ビタミンD充足下で施行された後期第II相試験では，12か月後の腰椎骨密度はエルデカルシトール 0.5 μg群で2.2%，0.75 μg群で2.6%上昇し，大腿骨近位部は0.5 μg群では0.9%低下したものの，0.75 μgで0.6%上昇しました[2]．その後の第III相比較臨床試験でもアルファカルシドールと比較して有意な骨密度増加作用が証明されています[3]．

　したがってエルデカルシトールは，他の骨吸収抑制薬と比較して効果は限定的であるものの，原発性骨粗鬆症に対する骨密度増加作用を持つ唯一のビタミンD製剤です．

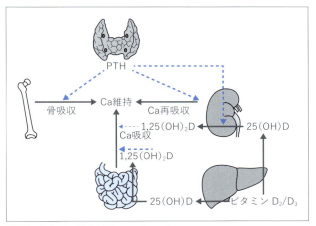

図2 血中Ca濃度維持のメカニズム

point 3 アルファカルシドール，カルシトリオール，エルデカルシトールは高カルシウム尿症による腎前性/腎後性腎不全の発症に注意が必要

　PTHは遠位尿細管におけるCa吸収の促進，破骨細胞による骨吸収の促進，そしてビタミンDの活性化を介した小腸からのCa吸収の促進によって血清Ca濃度の維持に貢献しています（**図2**）．

　アルファカルシドール，カルシトリオールやエルデカルシトールの内服中はPTHによる制御から外れて小腸からのCa吸収促進が持続するため，血清Ca濃度が上昇しやすい状態となっています．原発性副甲状腺機能亢進症，骨転移を伴う悪性腫瘍，不動（長期臥床）などが基礎にある場合には特にリスクが高く，また，このような背景のない患者でも全身の感染症や下痢，食思不振を契機に高カルシウム血症，高カルシウム尿症をきたす可能性があります．高カルシウム尿症は腎性尿崩症を介して脱水・腎機能障害を進行させ，それが高カルシウム血症のさらなる増悪を招く悪循環を形成します（**図3**）．またアルファカルシドール，カルシトリオールやエルデカルシトール内服中は尿路結石の形成による腎後性腎不全もきたしやすい状態です．

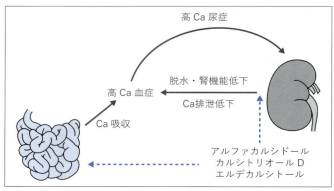

図3 高カルシウム血症増悪の病態

　高齢者や慢性腎臓病(chronic kidney disease：CKD)患者では上記の高カルシウム尿症による腎前性腎不全をきたすリスクが高いことから，アルファカルシドール，カルシトリオールやエルデカルシトールの投与は慎重に判断し，処方中には定期的に血清Ca濃度を測定する必要があります．なお，天然型ビタミンDの補充ではPTHによる〔$1,25(OH)_2D$〕の産生調節機能が働くため高カルシウム血症・高カルシウム尿症のリスク増加はありません．

予後予測の目

保存期CKDにおけるアルファカルシドール，カルシトリオール，エルデカルシトールの投与は推奨されません

　特にCKD症例ではアルファカルシドール，カルシトリオールやエルデカルシトール投与によって腎不全を増悪させるリスクが高く，2017年の国際ガイドライン(Kidney Disease Improving Global Outcomes：KDIGO)でも非透析療法中のCKDG3a～G5症例に対する活性型ビタミンDの投与は非推奨となっています[4]．ただし，天然型ビタミンDの補充はCKDにおいても安全に行うことができます．

　わが国では天然型ビタミンDが保険で処方できないため，活性型ビタミンDが処方されるケースが多いのですが，保存期CKD症例で使用する際には血清Ca値正常下限前後を目標とした最小限の投与を心がけ，こまめに採血を実施し血清Ca濃度の上昇や腎前性・腎後性腎不全の発症に注意しましょう．

My Best 処方

ビタミンD製剤の使い分け

　天然型ビタミンD，活性型ビタミンDは二次性副甲状腺機能亢進症の治療または予防目的に使用します．エルデカルシトールには活性型ビタミンDのはたらきに加えて，作用は限定的ですが骨密度増加作用があるため，％YAM 68～70％程度の軽度な骨粗鬆症の初期治療や，もともと％YAM 65％以上の症例が70％を超えた後の維持療法としての使用法が考えられます．
処方例1：天然型ビタミン D_2/D_3　1日1回1,000 U
治療：血清Ca・PTHの正常化を目標として増量
予防：25(OH)D＞30 ng/mL を目標として増量
処方例2：アルファカルシドール　1日1回0.25 μg
治療：血清Ca・PTHの正常化を目標として増量
予防：0.25 μg/ 日で固定
処方例3：エルデカルシトール　1日1回0.75 μg

文献

1) Miyamoto H, et al.：Determination of a Serum 25-Hydroxyvitamin D Reference Ranges in Japanese Adults Using Fully Automated Liquid Chromatography-Tandem Mass Spectrometry. J Nutr 2023；153：1253-1264

2) Matsumoto T, et al.：A new active vitamin D, ED-71, increases bone mass in osteoporotic patients under vitamin D supplementation: a randomized, double-blind, placebo-controlled clinical trial. J Clin Endocrinol Metab 2005；90：5031-5036

3) Matsumoto T, et al.：A new active vitamin D3 analog, eldecalcitol, prevents the risk of osteoporotic fractures---a randomized, active comparator, double-blind study. Bone 2011；49：605-612

4) Ketteler M, et al.：Executive summary of the 2017 KDIGO Chronic Kidney Disease-Mineral and Bone Disorder (CKD-MBD) Guideline Update: what's changed and why it matters. Kidney Int 2017；92：26-36

木村聡一郎

内分泌代謝疾患／骨粗鬆症 ▶▶▶ SERM

骨粗鬆症治療に SERM を使用する場合，注意すべき有害反応は？

● 症例

患者	経過
55歳女性，骨粗鬆症	3回の出産，授乳歴があり，2年前に閉経．明らかな骨折歴なし．数か月前に自治体の骨粗鬆症検診を初めて受けたところ，骨密度低下を指摘された．近医で精査し，腰椎（L1-4）骨密度68％（YAM）より骨粗鬆症と診断された．X線での椎体骨折を認めなかった．併存疾患や常用薬はなく，治療の意思はあるものの，なるべく有害反応が少なく安価な薬剤を希望している．

 SERM の骨密度改善効果は限定的

　原発性骨粗鬆症のおもな原因は加齢と性ホルモン低下であり，特に女性では閉経に伴うエストロゲン低下が骨吸収亢進を起こし急激な骨密度低下を生じます．国内の疫学研究（2015〜2016年に調査）では，50〜84歳の女性の26.2％（男性は4.6％）が骨粗鬆症で，高齢化により閉経後骨粗鬆症の患者はさらに増えると予測されます[1]．エストロゲンが閉経後骨粗鬆症へ効果的であることは生理学的に明白でしたが，乳癌などのエストロゲン依存性悪性腫瘍の増加が問題でした．選択的エストロゲン受容体モジュレーター（selective estrogen receptor modulator：SERM）は，乳癌治療を目的に研究されていた抗エストロゲン薬を応用して開発され，エストロゲン受容体（estrogen receptor：ER）を介し，組織に応じて作動薬または拮抗薬として作用する薬剤です．骨でER作動薬として作用し，エストロゲン依存性の有害反応の少ないSERMが閉経後骨粗鬆症の治療薬となり，国内ではラロキシフェン（エビスタ®，以下RLX），バゼドキシフェン（ビビアント®，以下BZD）の2種類が使用可能です．

表1 SERM の閉経後骨粗鬆症への効果・有害反応（観察期間 3 ～ 5 年の研究を基にした network meta-analysis）[*1]

比較対象	ラロキシフェン		バゼドキシフェン	
	プラセボ	ビスホスホネート	プラセボ	ビスホスホネート
大腿骨近位部骨折	1.12 (0.64-1.94)	1.73 (0.95-3.18)	0.93 (0.47-1.81)	1.44 (0.70-2.95)
臨床的椎体骨折	0.69 (0.38-1.27)	NA	0.68 (0.29-1.60)	1.76 (0.66-4.70)
臨床的骨折（部位を問わない）	0.92 (0.72-1.16)	1.16 (0.88-1.53)	0.88 (0.64-1.22)	1.12 (0.79-1.59)
画像的椎体骨折	**0.59 (0.48-0.71)**	1.18 (0.78-1.81)	**0.59 (0.43-0.79)**	1.20 (0.70-2.06)
重篤な有害反応	0.99 (0.78-1.26)	1.00 (0.77-1.30)	1.07 (0.85-1.34)	1.07 (0.83-1.38)
有害反応による中止[*2]	**1.14 (1.02-1.27)**	**1.21 (1.05-1.39)**	**1.14 (1.01-1.30)**	**1.21 (1.04-1.41)**

[*1] 数値は相対リスク（95% CI）．統計的有意差を認めた項目を太字で示した．meta-analysis のエビデンス判定で「弱い」とされた項目は，グレーの背景色で示した（他はすべて「中等度」）．
[*2] 大半が静脈血栓症による中止であった．
（Ayers C, et al.：Effectiveness and Safety of Treatments to Prevent Fractures in People With Low Bone Mass or Primary Osteoporosis: A Living Systematic Review and Network Meta-analysis for the American College of Physicians. Ann Intern Med 2023；176：182-195. より一部改変）

RLX 60 mg/ 日，BZD 20 mg/ 日の効果を 3 年間比較した無作為化比較試験（randomized controlled trial：RCT）では，過去の椎体骨折の有無にかかわらず，画像的新規椎体骨折を両剤とも約 40 ％（対プラセボ）減少させました[2]．また，非椎体骨折の発症リスクは両剤ともプラセボと有意差がなかったものの，骨折高リスク群（大腿骨頸部 T-score ≦ － 3.0，中等度または重度椎体骨折の既往，多発椎体骨折の 1 つ以上あり）に限ると，BZD はプラセボおよび RLX に比較し非椎体骨折発症を約 40 ％低下させました．一方，骨密度は両剤ともベースラインから 2 ～ 3 ％（腰椎 L1-4）の上昇にとどまりました．他の研究を含めた最近の network meta-analysis でも同様の結果であり，ビスホスホネート製剤と比較し骨折予防効果が弱い傾向を認めるも有意差は認めませんでした（**表 1**）[3]．骨密度上昇効果は他剤に比較しマイルド

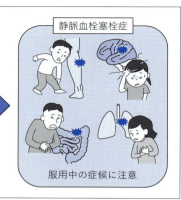

① von Willebrand 因子の増加による血小板
　活性化，凝集亢進
② 凝固因子の変化によるフィブリン血栓形成の亢進
　上昇：第Ⅱ・Ⅶ・Ⅷ・Ⅹ・Ⅻ・ⅩⅢ 因子，
　　　　フィブリノゲン，protein C*
　減少：AT，protein S
③ 線溶系の代償的な亢進（D-dimer は上昇）

図1 エストロゲン製剤と VTE

エストロゲン投与中は凝固系カスケードの活性化，血小板凝集の亢進が生じ，代償性に線溶系の亢進が生じる．凝固因子の変化は，肝臓でのエストロゲン代謝が原因と考えられているが，明確な機序は定まっていない．下腿腫脹や把握痛，腹痛，胸痛，急性視力障害など静脈血栓塞栓症を疑う症候を認めた際は，投与を中止し精査を行う．なおエストロゲン投与中は線溶系の代償的な亢進により D-dimer が通常上昇しているため，無症候時はマーカーにならない点に注意する．
* protein C の抗原量，活性は上昇するが，protein C の inhibitor も同時に上昇する．

ですが，骨折予防効果にそれほどの差がないことから，骨質の改善をもたらすと考えられ，動物実験で骨コラーゲン架橋パターンの改善が報告されています[4]．

point 2　SERM は静脈血栓塞栓症のリスクを上昇させる

　RLX，BZD とも静脈血栓塞栓症（venous thromboembolism：VTE）が有害反応として知られ，深部静脈血栓症（deep venous thrombosis：DVT），肺塞栓症，網膜静脈血栓症等の既往のある患者や，術前後など長期不動状態にある患者，抗リン脂質抗体症候群など血栓素因のある患者では投与禁忌です[2,3]．VTE の機序は，ER 作動薬作用に基づくとみられ，肝での代謝時に凝固因子の産生増加をきたすことなどが考えられています（**図1**）[5]．

　BZD とプラセボを 7 年間比較した RCT では，VTE のうち DVT のハザード比が 3.38（95 % CI: 1.01-11.39）と有意に高く，投与開始 1 年

間での発症が多くみられました(2.9/1,000人年)[6]．また，前述のnetwork meta-analysisでも，プラセボやビスホスホネート製剤と比較した際の有害反応による中止率がBZD，RLXとも有意に高く，おもな中止原因はVTEでした(**表1**)[3]．

以上より，SERM投与中(特に投与開始後1年)にVTEを疑う症候(下腿腫脹や把握痛，腹痛，呼吸困難，胸痛，突然の視力低下など)を認めた際は，速やかに投与中止し精査する必要があります．また，外科手術などに伴い長期不動状態に入る際は休薬します(RLX添付文書では3日前から)[7]．抗リン脂質抗体症候群，悪性腫瘍など血栓リスクの高い患者でも投与を避けるべきです．

SERMは乳癌，子宮内膜癌のリスクを低下させる

SERMは乳癌治療薬として研究されてきた経緯があり，第一世代SERMであるタモキシフェン(ノルバデックス®)は乳癌治療薬として広く使用されています．RLX，BZDも乳腺ではER拮抗薬作用を持つと考えられ，実際RLXでは3年間の投与で浸潤性乳癌リスクを76％低下させました[8]．

一方，タモキシフェンは子宮内膜に対してはER作動薬作用を示し，閉経後女性で子宮内膜癌リスクを増加させるため，骨粗鬆症治療薬としては適しませんでした．しかしRLX，BZDは子宮内膜でER作動薬作用を示さず，子宮内膜癌のリスクは上昇しません．たとえば，RLX使用患者では非使用患者に比較し子宮内膜癌のOR 0.50と有意に低かったという報告があります[9]．

なお，RLX，BZDとも乳癌や子宮内膜癌への適応はないためご注意ください．

タモキシフェンを含むSERM，更年期障害などの治療であるエストロゲン補充療法の臓器・部位別の作用をまとめました(**表2**)[10]．ポイントには挙げませんでしたが，RLX，BZD両剤で多くみられる有害

表2 女性ホルモン補充療法（hormone replacement therapy：HRT），SERM の臓器・部位別の影響

	HRT	SERM		
		タモキシフェン	ラロキシフェン	バゼドキシフェン
骨粗鬆症	↓	↓	↓	↓
乳癌	↑	↓	↓	↓
子宮内膜癌	→	↑	↓	↓
DVT	↑	↑	↑	↑
脳梗塞	↑	↑	→	→
ほてり（hot flush）	↓	↑	↑	↑
LDL-C	↓	↓	↓	↓

↓：改善または減少，↑：増加，→：不変

反応にほてり（hot flush）があり，投与前に患者へ説明しておくとよいでしょう．また，LDL-C 低下といった脂質プロファイルの改善も認められますが，心血管病のリスク低下に寄与するという報告はみられません．

患者さんの QOL と治療目標

他の骨粗鬆症治療薬と比較し，SERM が検討される場面

ビスホスホネート製剤や抗スクレロスチン抗体など，他の骨粗鬆症治療薬に比較すると骨密度上昇効果が限定的な SERM ですが，長期に使用可能である点（処方期間の制限がなく，非定型骨折や顎骨壊死の有害反応の報告がほとんどない），比較的安価である点が長所と言えます．したがって，閉経後早期で骨密度が YAM 70％をわずかに下回る方や，他剤で治療後に YAM 70％以上となり長期に維持療法を行う場合などに適しています．

My Best 処方

閉経後女性での軽度の骨粗鬆症への処方例

開始前に，VTE の高リスク状態でないかの確認と，VTE リスクの説明が望まれます．エストロゲン関連製剤ということで乳癌，子宮内膜癌への懸念を示される患者へは，適応外ではあるもののこれらの予防効果が報告されていることも伝えるとよいでしょう．

BZD，RLX とも効果はほぼ同等ですが，骨折の高リスク群での非椎体骨折予防には BZD が RLX より有意に優れた効果が認められており，該当する患者では BZD がより適しているでしょう[2]．

処方例1：バゼドキシフェン（ビビアント®）　1日1回 20 mg

処方例2：ラロキシフェン（エビスタ®）　1日1回 60 mg

文献

1) Yoshimura N, et al.：Trends in osteoporosis prevalence over a 10-year period in Japan: the ROAD study 2005-2015. J Bone Miner Metab 2022；40：829-838

2) Silverman SL, et al.：Efficacy of bazedoxifene in reducing new vertebral fracture risk in postmenopausal women with osteoporosis: results from a 3-year, randomized, placebo-, and active-controlled clinical trial. J Bone Miner Res 2008；23：1923-1934

3) Ayers C, et al.：Effectiveness and Safety of Treatments to Prevent Fractures in People With Low Bone Mass or Primary Osteoporosis: A Living Systematic Review and Network Meta-analysis for the American College of Physicians. Ann Intern Med 2023；176：182-195

4) Saito M, et al.：Raloxifene ameliorates detrimental enzymatic and nonenzymatic collagen cross-links and bone strength in rabbits with hyperhomocysteinemia.. Osteoporos Int 2010；21：655-666

5) Abou-Ismail MY, et al.：Estrogen and thrombosis: A bench to bedside review.. Thromb Res 2020；192：40-51

6) Palacios S, et al.：A 7-year randomized, placebo-controlled trial assessing the long-term efficacy and safety of bazedoxifene in postmenopausal women with osteoporosis: effects on bone density and fracture. Menopause 2015；22：806-813

7) エビスタ®錠 60 mg　添付文書（2019 年 4 月改訂〈第 1 版〉）

8) Cummings SR, et al.：The effect of raloxifene on risk of breast cancer in postmenopausal women: results from the MORE randomized trial. Multiple Outcomes of Raloxifene Evaluation. JAMA 1999；281：2189-2197

9) DeMichele A, et al.：Impact of Raloxifene or Tamoxifen Use on Endometrial Cancer Risk: A Population-Based Case-Control Study. J Clin Oncol 2008；26：4151-4159

10) Maximov PY, et al.：The discovery and development of selective estrogen receptor modulators （SERMs） for clinical practice. Curr Clin Pharmacol 2013；8：135-155

日髙尚子／伊東伸朗

内分泌代謝疾患／骨粗鬆症 ▶▶ ビスホスホネート

43 骨粗鬆症治療薬としてビスホスホネート製剤を使用する場合の顎骨壊死，非定型骨折の予防法は？

● 症例

患者	経過
55歳女性，骨粗鬆症	もともと健康診断でALP低値を指摘されていたが特に精査を受けていなかった．5年前に近医で骨密度低下（腰椎骨密度：66％）を指摘されたため，それ以降からアレンドロネート内服を継続している．2週間前から左鼠径部の痛みを自覚するようになり近医を受診したところ，左大腿骨非定型骨折を指摘された．

 ビスホスホネート使用時の顎骨壊死，非定型骨折の発症頻度は？

　ビスホスホネート使用に伴う有害作用として顎骨壊死および非定型大腿骨骨折が知られています．骨粗鬆症患者にビスホスホネートを使用した際の顎骨壊死の発症率は0.001〜0.01％であり，一般人口における顎骨壊死の自然発症率(0.001％未満)と比較してごくわずかに高い程度と推定されています[1]．その一方で，がんの骨転移に対して高用量のビスホスホネート製剤(ゾレドロン酸〈ゾメタ®〉，パミドロン酸〈パミドロン酸二Na「サワイ」®〉)を用いる場合，投与された患者の1.6〜32.1％に顎骨壊死が発症したと報告されており，プラセボ群と比較して2〜10倍です[2]．ビスホスホネート製剤使用時の非定型骨折の発症率は年間あたり1,000人に1人とされ，国内の検討では非定型骨折の半数以上でビスホスホネート製剤が使用されていたことが報告されています[3,4]．

顎骨壊死，非定型骨折のリスク因子は？

　抜歯などの侵襲的歯科処置はこれまで顎骨壊死の最大のリスク因子と捉えられ，歯科処置時にはビスホスホネートやデノスマブが休薬されていました．しかし，ビスホスホネートやデノスマブは局所や血中の半減期が非常に長く月単位で作用する製剤であることから，一時的休薬の予防効果は長く疑問視されていました．実際に歯科処置時のビスホスホネート，デノスマブの休薬による顎骨壊死予防効果の明確なエビデンスがないことや，休薬期間，または休薬を契機にそのまま中止してしまう可能性があることでの骨粗鬆症へのネガティブな影響は明確であることから，2023年度版のポジションペーパーでは「休薬しないことを提案する」と明言しています[5]．

　そのほか，ビスホスホネートの投与量や投薬期間は顎骨壊死・非定型骨折のリスク因子として知られています．point 1 で述べたように，ビスホスホネート製剤では，高用量では低用量より顎骨壊死の発症頻度が上昇します．また，累積投与量に関しては高用量と低用量いずれにおいても，長期投与に伴い累積投与量が増加すると顎骨壊死・非定型骨折の発生リスクは上昇します．そのため，一定期間(3〜5年)ビスホスホネートで治療した後は大腿骨近位部骨密度および椎体・大腿骨近位部骨折を評価し，低リスク群では中止，中等度リスク群では休薬のリスクとベネフィットを症例ごとに検討した上で休薬を考慮する必要があります[6]．

　さらに，近年，背景に骨軟化症などの骨形成が低下する疾患がある方にビスホスホネートを使用することで非定型骨折などが惹起されたとする報告があります[7]．可能な限りこれら疾患を治療開始前に確認することが望まれます（**表1**）．

表1 各疾患におけるALP，血清P（空腹時），血中補正Ca

	骨軟化症	HPP	ALPL機能低下型バリアントヘテロ接合	OI	大理石骨病
補正Ca[*1]	低〜正	正	正	正	正
血清P[*2]	低	正	正	正	正
ALP/骨型ALP	高	低（ALP：1桁）	低（ALP：2桁）	正	高

[*1] アルブミンが4 g/dL未満の場合は補正式を使用．
[*2] 空腹時の測定（食後は生理的に低リン血症となります）で，複数回確認．

point 3 顎骨壊死・非定型骨折を生じた際に確認するべきことは？

表1を参考に，背景に骨形成が低下している疾患群が存在しているか確認する必要があります（厳密には治療開始前に確認することが望ましいです）．以下の代表的な骨形成低下を示す疾患群の概要を示します．

1）骨軟化症

骨や軟骨の石灰化障害により「類骨」の割合が増えることで起こる病気です．骨の石灰化に必要なリンが不足し幼弱な未石灰化部分である類骨の割合が増えると，偽骨折（自分の体重や日常生活動作による荷重で肋骨，椎体，骨盤骨，大腿骨頭，大腿骨骨幹部，脛骨／腓骨の骨幹部，踵骨，中足骨等に生じる非横断性の骨折）による骨の痛みや骨折などの症状が生じます．骨軟化症の原因は，リン利尿ホルモンであるFGF23が過剰に作られることによる低リン血症（FGF23関連低リン血症）や，腎臓の尿細管障害，特殊な状況下でのビタミンDの作用不足など多岐にわたります．これらに共通する検査所見として，慢性低リン血症，正常〜低値の血中Ca，類骨の増生を反映したALP高値（できるだけ骨型ALPを評価してください）が挙げられます．

2）低ホスファターゼ症

低ホスファターゼ症（hypophosphatasia：HPP）は，*ALPL*遺伝子のバリアントによって骨や歯の石灰化に必要なALPという酵素の活性が

低下し，骨や歯の石灰化が障害される疾患です．一般的には常染色体潜性遺伝（劣性遺伝）形式をとり，症状は重症例（周産期致死型）〜軽症例（成人型）と多彩です．また血中ピロリン酸濃度が上昇するため，成人期以降では大関節の関節痛の原因となるピロリン酸カルシウム結晶沈着症を生じ易くなります．重症例は 15 万人に 1 人と稀ですが，軽症例は海外では 6,000 人に 1 人とされています．検査所見では ALP の低下（典型例では ALP が一桁となります）が重要です．ただし，甲状腺機能低下症や亜鉛欠乏，低マグネシウム血症，グルココルチコイド治療中の場合は ALP が低値となることがあるため，これらの除外も併せて行います．

3）*ALPL* 機能低下型バリアントのヘテロ接合

HPP の原因遺伝子である *ALPL* 遺伝子の片側にのみ機能低下型バリアントを有することを意味します．これらの方々は HPP と同様の症状を呈することはなく，日常生活に支障をきたすことはありません．しかし，運動や労働の程度によっては荷重骨の偽骨折を生じうることや，高齢になるとピロリン酸カルシウム結晶沈着症も起こりやすくなります．また骨形成が元来軽度に低下していることからビスホスホネートやデノスマブなどの骨吸収抑制薬を使用することで，一般の方々より非定型骨折や顎骨壊死を起こすリスクは高いと捉えられ，注意が必要です．検査所見では ALP は 2 桁で正常下限未満となることが多いです．

4）骨形成不全症

骨形成不全症（osteogenesis Imperfecta：OI）は，遺伝性の骨脆弱性疾患で発症率は推定で出生数 10 万人に 6 〜 7 人とされています．OI の 85 〜 90 ％は 1 型コラーゲンをコードする 2 つの遺伝子（*COL1A1*，*COL1A2*）の変異と関連しており，おもに常染色体顕性遺伝（優性遺伝）形式を示します．症状は軽症例から重症例まで多様で，重症例では時に椎体や四肢の骨変形に至ることもある一方，生涯にわたって明らかな症状がない，おもに *COL1A2* のハプロ不全（発現タンパクの量

的低下）による軽症例まであります．代表的な臨床症状は骨脆弱性による長管骨の易骨折性と脊柱骨の変形です．そのほか，骨脆弱性のために運動発達が遅延し，青色強膜，歯牙（象牙質）形成不全，難聴，関節皮膚の過伸展，心臓弁の異常などが出現することもあります．

5）大理石骨病

　大理石骨病とは，骨の新陳代謝にかかわる破骨細胞の機能に異常が生じた結果，骨代謝サイクルが低下し，全身の骨密度が著明に増加する病気です．大理石骨病の発症率は10万人に1人程度と非常に稀な疾患です．発症すると，骨密度は著明に増加しますが，骨形成が低下することで前述のように荷重骨に偽骨折，骨折を容易に生じます．そのほか，顎骨壊死を含めた全身の骨髄の感染症（骨髄炎）や神経障害も起こしやすくなります．また，小児の重症例では骨髄の機能が低下するため正常な血液細胞（白血球，赤血球，血小板など）が作られず，貧血や感染を起こしやすくなるなど命にかかわる症状が生じます．

患者さんのQOLと治療目標

　表1に挙げた骨形成が低下している疾患群では，原疾患が適切に治療され寛解している場合を除き骨吸収抑制薬は原則として使用せず，各疾患に対して適切な治療を行います．たとえば，FGF23関連低リン血症では抗FGF23モノクローナル抗体であるブロスマブ（クリースビータ®）を使用し，HPPではALPの酵素補充薬であるアスホターゼ アルファ（ストレンジック®）を使用します．また，現時点で根本的治療法が存在しないOIやALPL変異保因者では骨形成促進薬が選択肢として上位に位置することをご理解ください．これらの骨形成が低下している疾患群に誤ってビスホスホネートやデノスマブを使用すると，顎骨壊死や非定型骨折の発症リスクが高く患者のQOLを著しく低下させてしまう結果に繋がる恐れがあります．

予後予測の目

　非定型骨折・顎骨壊死以外に骨形成低下に伴う偽骨折部位として，肋骨・骨盤・大腿骨頭・大腿骨骨幹部，脛骨腓骨骨幹部・踵骨／中足骨などがあります．これらの部位の骨折を認めた場合にも骨形成が低下している疾患群の可能性を想起し，骨粗鬆症治療薬開始前の厳密な除外診断を実施する必要があります．

My Best 処方

骨形成不全症患者や ALPL 機能低下型バリアントをヘテロで有する骨粗鬆症患者の初期治療

処方例 1：ロモソズマブ (210 mg) 月 1 回皮下注射 (12 か月間)，投与終了後，アレンドロン酸 (35 mg) 週 1 回内服
処方例 2：アバロパラチド (80 μg) 1 日 1 回皮下注射 (18 か月間)，投与終了後，アレンドロン酸 (35 mg) 週 1 回内服
処方例 3：テリパラチド (20 μg) 1 日 1 回皮下注射 (24 か月間)，投与終了後，アレンドロン酸 (35 mg) 週 1 回内服

文献

1) Khan AA, et al.：International Task Force on Osteonecrosis of the Jaw. Diagnosis and management of osteonecrosis of the jaw: a systematic review and international consensus. J Bone Miner Res 2015；30：3-23
2) Ruggiero SL, et al.：American Association of Oral and Maxillofacial Surgeons' Position Paper on Medication-Related Osteonecrosis of the Jaws-2022 Update. J Oral Maxillofac Surg 2022；80：920-943
3) Porrino JA Jr, et al.：Diagnosis of proximal femoral insufficiency fractures in patients receiving bisphosphonate therapy. AJR Am J Roentgenol 2010；194：1061-1064
4) 非定型大腿骨骨折 2018 年登録例調査結果．日本整形外科学会誌 2020；94：419-421
5) 顎骨壊死検討委員会：薬剤関連顎骨壊死の病態と管理：顎骨壊死検討委員会ポジションペーパー 2023
6) Adler RA, et al.：Managing Osteoporosis in Patients on Long-Term Bisphosphonate Treatment: Report of a Task Force of the American Society for Bone and Mineral Research. J Bone Miner Res 2016；31：16-35
7) Sutton RA, et al.："Atypical femoral fractures" during bisphosphonate exposure in adult hypophosphatasia. J Bone Miner Res 2012；27：987-994

加藤創生／伊東伸朗

内分泌代謝疾患／骨粗鬆症 ▶▶ 抗RANKLモノクローナル抗体―デノスマブ

44 デノスマブの投与間隔の延長により多発椎体骨折が起こるという報告の詳細と対策は？

● 症例

患者	経過
77歳女性，閉経後骨粗鬆症	4年前に腰痛が出現し，近医で腰椎圧迫骨折を認め骨粗鬆症と診断された．デノスマブ（プラリア®）の使用が開始され2年前の骨密度検査では，腰椎の骨密度（％YAM）は72％へ上昇していた．その後，再度腰痛が出現したため近医整形外科を受診したところ，胸腰椎X線検査およびMRI検査でL1およびTh12に新規の椎体骨折を認めた．また問診では，18か月前より歯科治療のためデノスマブの使用を中断し，歯科治療終了後も骨粗鬆症の治療を再開していないことが判明した．

 デノスマブは骨吸収を抑制し，骨密度を上昇させる

　骨強度の維持のためには，骨形成と骨吸収からなる骨リモデリングのバランスが重要です．デノスマブはおもに骨吸収を抑制することにより骨密度を上昇させ，骨強度を向上させます．骨吸収は，破骨細胞が骨表面に接着しタンパク質分解酵素であるカテプシンKやH$^+$イオンCl$^-$イオンを分泌することにより生じます．デノスマブは破骨細胞の分化や増殖に必要なサイトカインである receptor activator of nuclear factor-$\kappa\beta$ ligand（RANKL）に結合するヒト型IgG2モノクローナル抗体であり，デノスマブが骨細胞や骨芽細胞から分泌されるRANKLと破骨細胞やその前駆細胞のRANKとの結合を阻害し，破骨細胞の分化・増殖を妨げることで骨吸収抑制作用を発揮します（**図1**）[1]．

　デノスマブは骨粗鬆症に対してはプラリア®として6か月ごとに60 mgを皮下注射により投与します．大規模臨床研究（FREEDOM試験）の結果では36か月の使用により椎体骨の骨密度は9.2％上昇し，大腿骨近位部の骨密度は6.0％上昇しました．また椎体骨折では

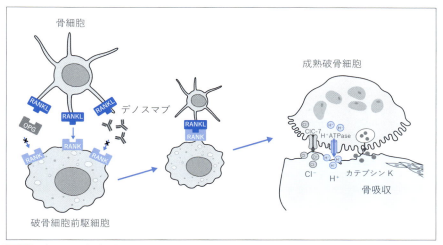

図1 ▶ デノスマブの機序
デノスマブは RANKL に対するモノクローナル抗体であり，破骨細胞の成熟に必要な RANKL と RANK の結合を阻害する．

68％，大腿骨近位部骨折では40％のリスク軽減効果を認めました[2]．またデノスマブはランマーク®（120 mg/月）として悪性腫瘍による骨転移等の骨関連事象の予防に対しても使用されます．

デノスマブ中止時の骨吸収の急激な活性化と骨折リスク

　骨吸収抑制薬の中では非常に強力な骨密度上昇作用を発揮するデノスマブですが，一方でデノスマブ中止後は，破骨細胞の急激な活性化による骨吸収が劇的に亢進します．デノスマブの最終投与6か月後から骨代謝マーカーは急激に上昇し，最終投与後9か月では骨吸収マーカーであるCTXは投与前値から63％の上昇を認め，骨密度は著しく低下し，最終投与1〜2年程度で治療前の数値へと減少，またはより低値となることが知られています[3]．急激な骨吸収亢進により骨折リスクも上昇し，デノスマブ使用時は椎体圧迫骨折発生率が2.2％まで低下するものの，中断後には10.3％まで増悪すると報告されていま

表1 デノスマブ中止後の多発椎体骨折

	プラセボ	デノスマブ 3年以下で中止	デノスマブ 3年を超えて中止
多発椎体骨折	3.59*	2.95*	7.46*
4椎体以上の椎体骨折	0.59*	0.57*	3.34*

* events/100人年

閉経後女性（60〜90歳）で腰椎または大腿骨近位部の骨密度（T値）が−2.5から−4.0の7,808症例に対してデノスマブ60 mgもしくはプラセボが6か月に1回投与された介入研究で，3年の本試験の後に7年の延長試験が行われた．デノスマブまたはプラセボを2回以上投与された後治療を中止し，最終投与から7か月以上の時点で受診があった802症例がpost-hocで解析された．
(Cosman F, et al.：Multiple Vertebral Fractures After Denosumab Discontinuation: FREEDOM and FREEDOM Extension Trials Additional Post Hoc Analyses. J Bone Miner Res 2022; 37: 2112-2120. より作成)

す[4]．多発椎体骨折リスクも上昇し，特に3年を超えてデノスマブを使用した場合は，4椎体以上に及ぶ多発椎体骨折のリスクも上昇します（**表1**）[5]．

デノスマブ中止後の骨折予防について

デノスマブ中止後の骨密度低下，骨折リスク上昇については，ビスホスホネート製剤を逐次的に使用することで予防できるとの報告があります．デノスマブ中止後にビスホスホネートを使用した症例は非使用の症例と比較して，椎体骨骨折のオッズ比が0.006であり，また椎体骨折を発症した場合でも骨折椎体数が減少する等，デノスマブ中止後の新規骨折発症に対して保護的に作用することがわかっています[4]．

また，デノスマブ使用後の薬剤としては，テリパラチドやアバロパラチド，ロモソズマブといった骨形成促進薬も考慮されます[6,7]．デノスマブやビスホスホネートの骨吸収抑制薬の使用症例では，時に，骨形成の過剰抑制に伴う荷重骨の骨折を生じることがあります[8]．一般的な骨粗鬆症性の骨折である椎体や大腿骨頸部とは部位が異なり，肋骨や骨盤，大腿骨頭軟骨下，大腿骨転子下（非定型骨折）〜骨幹

部，脛骨/腓骨骨幹部，踵骨・中足骨に非横断性〜横断性の骨折が生じます．また顎骨壊死や根尖性歯髄炎も，骨形成の過剰な低下の関与を疑う症状の一つです．もともと骨形成が低下している，75歳以上の高齢者やグルココルチコイドの長期使用症例等で上記部位の骨折を生じている場合は，骨形成促進作用による骨折治癒促進や新規の骨形成低下に関連する骨折の予防を期待して，デノスマブからビスホスホネートではなく，骨形成促進薬への変更を考慮すべきです．

抜歯時においてデノスマブやビスホスホネートといった骨吸収抑制薬の休薬はしない

　抗RANKL抗体薬であるデノスマブやビスホスホネート製剤の有害反応の一つとして顎骨壊死が挙げられます．実際に発症すると改善しにくく患者の生活の質（quality of life：QOL）を著しく低下させる重篤な有害反応ですが，デノスマブやビスホスホネートは石灰化骨や歯に蓄積しているため休薬による顎骨壊死発症の予防効果を示すエビデンスはありません．休薬のために抜歯が延期され感染が進行するリスクや，長期休薬に伴う骨粗鬆症に関連する骨折のリスク上昇を考慮し，デノスマブやビスホスホネート製剤を継続したまま歯科治療を開始することがわが国で公表された「薬剤関連顎骨壊死の病態と管理：顎骨壊死検討委員会ポジションペーパー2023」において推奨されています[9]．侵襲的な歯科治療は顎骨壊死発症のリスクであるため，もし可能であれば骨吸収抑制薬による骨粗鬆症治療開始前に歯科治療を済ませておくことや，歯科治療の有無にかかわらず口腔内衛生の保持に努めることは重要です．

予後予測の目

デノスマブ中止後の多発椎体骨折発症リスク上昇を適切に予防しましょう

　本項で述べたようにデノスマブ中止後6か月以上経過すると急激な骨吸収亢進による椎体骨折，多発椎体骨折発症リスクの増加が認められます．デノスマブ中止理由が骨粗鬆症治療の目標達成（YAM70％以上）である場合はビスホスホネート製剤への変更を，また骨形成低下に関連する非定型骨折を含む荷重骨の骨折や顎骨壊死，難治性の根尖性歯髄炎等を認める場合には骨形成促進薬への変更を検討してください．また転医や在宅医療への移行，歯科治療などの何らかの理由による休薬，および担当医の失念などによって意図せずデノスマブが中止に至っているケースをよく見かけます．デノスマブを投与する医師はこのような意図しない中止が生じてしまわないように厳密な治療スケジュール，予約管理および転医先/在宅診療への引き継ぎを実施してください．

My Best 処方

　上述したようにデノスマブ中止後には骨折リスクが上昇します．そのため，デノスマブを中止する必要がある際には後療法を検討します．患者の状態に応じて選択しましょう．

◎骨粗鬆症の治療目標（YAM70％以上）に到達した場合
処方例1：アレンドロン酸（ボナロン®）35 mg 週1回内服に切り替え，12〜24か月後に中止を検討

◎骨形成低下に由来する荷重骨の偽骨折や重篤な歯科合併症を発症した場合
処方例2：ロモソズマブ（イベニティ®）月1回210 μg 皮下投与
処方例3：テリパラチド（フォルテオ®）1日1回20 μg 皮下投与
　イベニティ®であれば12か月，フォルテオ®であれば24か月後に偽骨折や歯科合併症の改善を確認のうえで骨吸収抑制薬への再度の変更を検討．

文献

1) Delmas PD: Clinical potential of RANKL inhibition for the management of postmenopausal osteoporosis and other metabolic bone diseases. J Clin Densitom 2008；11：325-338
2) Cummings SR, et al.：Denosumab for Prevention of Fractures in Postmenopausal Women with Osteoporosis. N Engl J Med 2009；361：756-765
3) Zeytinoglu M, et al.：Denosumab Discontinuation in Patients Treated for Low Bone Density and Osteoporosis. Endocrinol Metab Clin North Am 2021；50：205-222
4) Burckhardt P, et al.：Fractures After Denosumab Discontinuation: A Retrospective Study of

797 Cases. J Bone Miner Res 2021；36：1717-1728

5）Cosman F, et al.：Multiple Vertebral Fractures After Denosumab Discontinuation: FREEDOM and FREEDOM Extension Trials Additional Post Hoc Analyses. J Bone Miner Res 2022；37：2112-2120

6）McClung MR, et al.：Skeletal responses to romosozumab after 12 months of denosumab. JBMR Plus 2021；5: e10512

7）Leder BZ, et al.：Denosumab and teriparatide transitions in postmenopausal osteoporosis（the DATA-Switch study）: extension of a randomised controlled trial. Lancet 2015；386：1147-1155

8）Lloyd AA, et al.：Atypical fracture with long-term bisphosphonate therapy is associated with altered cortical composition and reduced fracture resistance. Proc Natl Acad Sci USA 2017；114：8722-8727

9）顎骨壊死検討委員会（編）：薬剤関連顎骨壊死の病態と管理：顎骨壊死検討委員会ポジションペーパー 2023

渡部　創／伊東伸朗

内分泌代謝疾患／骨粗鬆症 ▶▶▶ 副甲状腺ホルモン／副甲状腺ホルモン関連タンパク−テリパラチド／アバロパラチド

45 骨粗鬆症治療薬として副甲状腺ホルモン関連製剤を使用する場合の使い分けは？

● 症例

患者	経過
62歳女性，関節リウマチ	身体所見：50歳ごろに関節リウマチと診断され，メトトレキサート 6 mg/週，プレドニゾロン 7.5 mg/日で治療開始した．同時期よりグルココルチコイド誘発性骨粗鬆症予防のためアレンドロン酸 35 mg/週を開始した．61歳時に右大腿骨転子下の非定型骨折をきたし総合病院整形外科に入院した．その後二次性骨粗鬆症鑑別のため内分泌内科で精査を行い，腰椎 L1-3 に SQ グレード 3 の圧迫骨折を認め，グルココルチコイド誘発性骨粗鬆症と診断した．また非定型骨折はグルココルチコイドとビスホスホネートの使用期間が長期となったことがおもな原因と判断しアレンドロン酸を中止した．グルココルチコイド誘発性骨粗鬆症と非定型骨折の併存に対して，骨形成促進薬使用の是非を検討している． 検査所見：腰椎 X 線写真（腰椎 L1-3 に SQ グレード 3 の圧迫骨折）．

point 1 テリパラチド（遺伝子組換え），テリパラチド酢酸塩，アバロパラチドは骨芽細胞の PTH/PTHrP 受容体（PTH1R）に結合し，分化増殖を促進することで骨形成を亢進させる一方で，骨細胞や骨芽細胞が分泌する RANKL/OPG の比率を増加させることで骨吸収も亢進させる

　テリパラチドはヒト副甲状腺ホルモン（parathyroid hormone：PTH）の N 末端 34 アミノ酸断片で，わが国ではテリパラチド（遺伝子組換え）（フォルテオ®），テリパラチド酢酸塩（テリボン®）として使用が可能です．一方，アバロパラチド（オスタバロ®）はヒト PTH 関連タンパク（parathyroid hormone-related protein：PTHrP）の N 末端 34 個のうち，8 個のアミノ酸が置換された PTHrP アナログ製剤です．いずれも PTH1R に結合し，内因性 PTH と同様のシグナルを発現させます．連続的な PTH1R 作用は骨吸収を誘導するのに対し，断続的な作用は

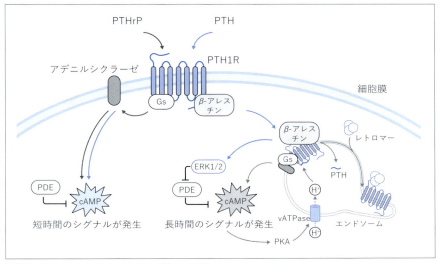

図1 PTH1R における cAMP シグナル伝達
PTHrP/アバロパラチドは，細胞膜に局在するシグナル伝達複合体に由来する短時間の cAMP 応答を誘導し，PTH/テリパラチドは，エンドソーム内に存在する複合体を介した長時間の cAMP 応答を誘導します．

骨形成を惹起することが知られています．テリパラチド（遺伝子組換え）は 1 日 1 回の自己皮下注射，テリパラチド酢酸塩は週に 1 回の医療機関での注射，または週 2 回の自己皮下注射，アバロパラチドは 1 日 1 回の専用の自動インジェクターを使用した皮下注と，投与方法が異なります．

テリパラチドとアバロパラチドでは PTH1R 結合後のシグナル伝達の特性に違いが認められており，アバロパラチドの方がシグナルの作用時間が短く，そのためテリパラチドよりも骨吸収作用が低下し，PTH1R による近位尿細管での 1α 水酸化酵素の活性上昇を介した 25 水酸化ビタミン D〔25(OH)D〕から 1,25 水酸化ビタミン D〔1,25(OH)$_2$D〕への変換効率も両製剤で異なっており，テリパラチドと比較してアバロパラチドでは活性型ビタミン D の産生亢進を介した高カルシウム血症が生じにくいと予想されています[1,2]（**図 1**）．

point 2　テリパラチド，アバロパラチド間の骨密度増加効果，骨折抑制効果および高カルシウム血症の発症リスクの違い

　プラセボを対照としテリパラチド（遺伝子組換え）およびアバロパラチドの骨密度増加効果，骨折予防効果および有害反応を比較した大規模臨床試験（ACTIVE）の結果を概説します．10か国28施設で行われた第3相二重盲検ランダム化比較試験で，骨折リスクの高い閉経後女性2,463名が参加しました．18か月の試験期間において，プラセボと比較しアバロパラチドは新規椎体骨折，非椎体骨折，腫瘍骨粗鬆症性骨折，臨床骨折を有意に抑制し，テリパラチド（遺伝子組換え）は新規椎体骨折の有意な抑制を認めました．またアバロパラチド，テリパラチド（遺伝子組換え）は共にプラセボと比較し全観察期間で腰椎，大腿骨近位部/頸部の骨密度増加を認めました．大腿骨近位部/頸部ではアバロパラチドは全期間で有意にテリパラチド（遺伝子組換え）より骨密度が増加しており，椎体では6，12か月目でアバロパラチド投与群のほうが有意に骨密度が増加しているという結果でした．有害反応では，テリパラチド（遺伝子組換え）の高カルシウム血症発症率が6.4％であるのに対してアバロパラチド群では3.4％と有意に少ないことがわかり，上述のアバロパラチドとテリパラチドの作用機序の違いが臨床研究の結果としても認められることがわかりました[3]．

point 3　骨形成促進薬：テリパラチド（遺伝子組換え），テリパラチド酢酸塩，アバロパラチド，ロモソズマブをどのように使い分けるか？

　現在使用できる骨形成促進薬であるテリパラチド（遺伝子組換え），テリパラチド酢酸塩，アバロパラチド，ロモソズマブ（イベニティ®）はいずれも骨密度増加効果が，従来おもに使用されていた骨吸収抑制薬と比較して高く，添付文書に判断基準が記載されている骨折の危険性の高い症例，すなわち「骨密度値が−2.5SD以下で1個以上の脆弱性骨

折を有する」「腰椎骨密度が− 3.3SD 未満」「既存椎体骨折の数が 2 個以上」「既存椎体骨折の半定量評価法結果がグレード 3」に相当する症例に対して使用されるべき薬剤です．その使い分けに関しては，それぞれ投与方法，投与間隔，投与期間などを参考に，添付文書に記載されている禁忌や慎重投与症例に十分注意しつつ対象となる患者のライフスタイルや注射方法の希望に合わせて製剤を選択すると良いと思います．

一方で，**表 1** に示すようにテリパラチド（テリパラチド〈遺伝子組換え〉およびテリパラチド酢酸塩），アバロパラチド，ロモソズマブでは骨吸収作用の程度と高カルシウム血症の発症頻度が明らかに異なってきます．この違いを臨床での使い分けに応用するとすれば，骨形成とともに骨吸収も亢進させるテリパラチドは，長期にグルココルチコイドや骨吸収抑制薬を使用することで，骨形成とともに骨吸収も過度に抑制されており非定型骨折を含めた骨形成の低下に伴う荷重骨の偽骨折 / 骨折や歯髄炎 / 顎骨壊死の発症リスクが高い症例に対して，理論上これらの合併症のリスク低減効果が他の 2 製剤より期待できます．また，実際にシステマティックレビューやメタアナリシスの結果で，テリパラチドは非定型骨折や顎骨壊死の治癒促進に有効である可能性が示唆されています[4,5]．

またグルココルチコイド誘発性骨粗鬆症においてこれまでの報告を用いたネットワークメタアナリシスの結果では，テリパラチドが最も椎体骨折の予防効果が高いと報告されています[6]．これを受けてわが国の「グルココルチコイド誘発性骨粗鬆症の管理と治療のガイドライン 2023」においては，テリパラチドは推奨度 1 となっています[7]．

一方で，高カルシウム血症の発症リスクはテリパラチドで最も高いため，元来高カルシウム血症，尿症とそれによる脱水，急性腎障害を惹起しやすい高齢者や慢性腎障害有する患者では，本剤の投与の是非は慎重に判断してください．また同様の症例に対して本剤を使用する場合には飲水を励行とし，血中，尿中 Ca 濃度の推移を注意深く観察することを推奨します．

表1 各骨形成促進薬の特徴

	投与間隔 / 期間	投与方法	骨形成	骨吸収	高カルシウム血症発症リスク	備考
テリパラチド（遺伝子組換え）	連日投与24か月	自己注射	▲▲	▲▲	++	「グルココルチコイド誘発性骨粗鬆症の管理と治療のガイドライン2023」において推奨度1[7] 非定型骨折/顎骨壊死の治癒促進に有効である可能性がシステマティックレビューやメタアナリシスの結果として報告されている[4,5]
テリパラチド酢酸塩	週1回（56.5µg）24か月 週2回（28.2µg）24か月	週1回 医療機関 週2回 自己注射（オートインジェクター）				
アバロパラチド	連日投与18か月	自己注射（オートインジェクター）	▲▲	▲	+	
ロモソズマブ	月1回12か月	医療機関	▲▲▲	▼	−	心血管，脳血管障害，非定型骨折，顎骨壊死の発症リスクに関しては，「❹ロモソズマブの作用機序と有害反応は？」（p.219）参照

My Best 処方

本症例 62 歳女性，グルココルチコイド誘発性骨粗鬆症，非定型骨折（グルココルチコイドおよびビスホスホネート製剤の長期使用が強く関与）

わが国の「グルココルチコイド誘発性骨粗鬆症の管理と治療のガイドライン 2023」においてテリパラチドが推奨度 1 となったこと，またシステマティックレビューおよびメタアナリシスでテリパラチドによる非定型骨折の治癒促進が示唆されていることを受けて，アレンドロン酸の中止後は，テリパラチド（遺伝子組換え）（またはアバロパラチド）の使用が適していると判断しました[5,7]．

投与例 1：テリパラチド（遺伝子組換え） 1 日 1 回 20 μg，自己皮下注射を 24 か月継続．飲水を励行とし，外来での定期的な採血，検尿で高カルシウム血症，尿症をモニタリング．

投与例 2：アバロパラチド 1 日 1 回 80 μg，自己皮下注射を 18 か月継続．飲水を励行とし，外来での定期的な採血，検尿で高カルシウム血症，尿症をモニタリング．

患者さんの QOL と治療目標

非定型骨折や顎骨壊死に関しては担当する整形外科や歯科と密接に連携をとりつつ，経過をフォローしましょう．骨粗鬆症の治療目標はアメリカ骨代謝学会が提案した骨密度 YAM70％以上ですが，今回のような長期の骨形成／骨吸収低下に伴う非定型骨折を含む荷重骨の偽骨折や顎骨壊死を惹起した症例では，即座に骨吸収抑制薬を中止し，抑制されている骨代謝マーカー（骨型 ALP や TRACP-5b）の上昇を骨形成／骨吸収上昇の目安として，骨形成促進薬を使用可能な期間継続するとより早期の治癒促進を得られると考えられます[8]．

文献

1) Cheloha RW, et al.：PTH receptor-1 signalling-mechanistic insights and therapeutic prospects. Nat Rev Endocrinol 2015；11：712-724
2) Hattersley G, et al.：Binding Selectivity of Abaloparatide for PTH-Type-1-Receptor Conformations and Effects on Downstream Signaling. Endocrinology 2016；157：141-149
3) Miller PD, et al.：Effect of Abaloparatide vs Placebo on New Vertebral Fractures in Postmenopausal Women With Osteoporosis: A Randomized Clinical Tria. JAMA 2016；316：722-733
4) Byun SE, et al.：The effect of teriparatide on fracture healing after atypical femoral fracture: A systematic review and meta-analysis. Osteoporos Int 2023；34：1323-1334
5) Dos Santos Ferreira L, et al.：Is teriparatide therapy effective for medication-related

osteonecrosis of the jaw? A systematic review and meta-analysis. Osteoporos Int 2021；32：2449-2459
6）Deng J, et al.：Pharmacological prevention of fractures in patients undergoing glucocorticoid therapies: a systematic review and network meta-analysis. Rheumatology（Oxford）2021；60：649-657
7）一般社団法人日本骨代謝学会 グルココルチコイド誘発性骨粗鬆症の管理と治療のガイドライン作成委員会（委員長 田中良哉）（編）：グルココルチコイド誘発性骨粗鬆症の管理と治療のガイドライン 2023．南山堂，2023：71-74
8）Cummings SR, et al.：Goal-Directed Treatment for Osteoporosis: A Progress Report From the ASBMR-NOF Working Group on Goal-Directed Treatment for Osteoporosis. J Bone Miner Res 2017；32：3-10

洲之内尭／伊東伸朗

内分泌代謝疾患／骨粗鬆症 ▶▶ 抗スクレロスチン抗体—ロモソズマブ

ロモソズマブの作用機序と有害反応は？

● 症例

患者	経過
75歳女性，骨粗鬆症・腰椎圧迫骨折後	これまで骨密度検査歴はなかったが，強い腰痛を契機に整形外科で精査したところ，腰椎L3の圧迫骨折を認めた．左大腿骨頸部の骨密度はYAM 62%（T score −3.2）と低下していた．圧迫骨折は保存的に加療することになったが，骨粗鬆症に対しては内科でロモソズマブ（イベニティ®）による治療が提案された．患者は治療の必要性についてはよく理解しているが，ロモソズマブによる有害反応を心配している．

point 1　ロモソズマブはスクレロスチンを阻害することで骨形成促進作用をもたらす

　ロモソズマブは抗スクレロスチン抗体製剤です．スクレロスチンは *SOST* 遺伝子がコードする分泌タンパクであり，骨細胞のみに特異的に発現しています．*SOST* 遺伝子は全身の骨形成が促進される硬結性骨化症（sclerosteosis）の原因として2001年に同定されました．スクレロスチンは骨形成の促進に必須であるWnt作用を抑制します．したがって，ロモソズマブがスクレロスチンを阻害することで骨形成が促進されます．

point 2　ロモソズマブの心血管系イベント増加はアレンドロン酸対象試験のみで得られたものであり，製造販売後の自発報告数から計算される値では確認されていない

　ロモソズマブの大規模臨床試験のうち，閉経後骨粗鬆症の女性を対象として新規椎体骨折を主要評価項目としたものにFRAME試験[1]と

ARCH 試験[2]があります．FRAME 試験はプラセボを対象，ARCH 試験はアレンドロン酸を対象としましたが，いずれにおいてもロモソズマブ群で新規椎体骨折を有意に抑制しました．しかし，ARCH 試験においてロモソズマブ投与中の 1 年間における重篤な心血管系イベント（虚血性心疾患や脳血管障害）は，ロモソズマブ群 50 例(2.5 %)，アレンドロン酸群 38 例(1.9 %)とロモソズマブ群に多い結果でした（オッズ比 1.31，95 % CI 0.85-2.00)[2]．

この ARCH 試験の結果を受けて，添付文書には骨折抑制のベネフィットと心血管系イベント発現のリスクを十分理解した上で適用患者を選択する必要がある旨の警告が記されました．また，過去 1 年以内に虚血性心疾患や脳血管障害の既往歴のある患者では投与は避けるべきであるとの記載も追加されました．

しかし，FRAME 試験においては，1 年間の重篤な心血管系イベントはロモソズマブ群 44 人(1.2 %)に対してプラセボ群 41 人(1.1 %)と有意な差はありませんでした．さらに，テリパラチドを対象とした試験においても，1 年間の重篤な有害反応はロモソズマブ群 17 人(8 %)に対してテリパラチド群 23 人(11 %)であり，ロモソズマブ群における心血管系イベントのリスクは認めませんでした[3]．また，現在までのところロモソズマブによるスクレロスチン作用の阻害が動脈硬化による心血管系イベントを増加させることを示唆する研究結果は得られていません[4]．

わが国での 2019 年 3 月 4 日の販売開始から 2020 年 3 月 7 日までの製造販売後にロモソズマブが投与された患者における虚血性心疾患および脳血管障害の自発報告数から計算される報告率は，0.25/100 人年*でした[5]（*製造販売後の自発報告数から計算される値はバイアスのあるデータであることに留意する必要がある）．日本人の虚血性心疾患，脳血管障害の発現率はそれぞれ 0.11 ～ 0.17/100 人年，0.31 ～ 0.51 年/100 人年と報告されており，直接比較することはできないものの，製造販売後の自発報告における報告率は決して高くはなく，過去

1年以内に虚血性心疾患や脳血管障害の既往歴のある患者での使用を避けるなどの注意を講じることで，ロモソズマブ使用による心血管系イベントのリスクの懸念は十分に抑えることができると考えられます．ただし，一定の見解が得られるまでは今後も慎重な対応が求められます．

骨形成促進効果が骨吸収抑制効果を上回るため非定型骨折の発症リスクは低下させると考えられる

非定型骨折はビスホスホネート製剤やデノスマブなどの骨吸収抑制効果を示す薬剤の長期使用時にしばしば問題となります．大腿骨頸部骨折や転子部骨折と異なり，骨代謝回転が長期的に抑制されることで非外傷性あるいは軽微な外傷による大腿骨骨幹部骨折などを引き起こします．

ロモソズマブは既存の骨粗鬆症薬と異なり，骨形成を促進するとともに骨吸収を抑制する"dual effect"があり，骨吸収抑制効果を持つことからビスホスホネート製剤やデノスマブと同様に非定型骨折が懸念されることがあります．しかし，骨形成促進効果が骨吸収抑制効果を上回っているため[6]（**図1**），理論的には骨形成抑制に依存する非定型骨折を抑制する効果が期待されます．国内外の臨床データでは少数例ではあるもののロモソズマブ群で非定型大腿骨骨折が認められています．しかし，日本人集団（20070337試験）において，12か月間のプラセボ対照解析対象集団では非定型大腿骨骨折と判定された症例はなく，国内第Ⅱ相試験（20101291試験）では非定型大腿骨骨折の疾患判定は行われませんでしたが，事象として非定型大腿骨骨折は報告されていません[7]．ただし，より正確な評価を行うにあたってはロモソズマブと骨吸収抑制薬の逐次療法実施症例での長期経過の報告が待たれます．

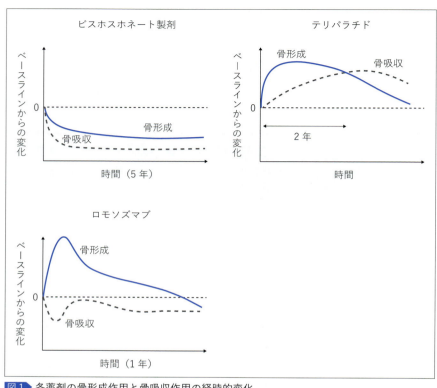

図1 ▶ 各薬剤の骨形成作用と骨吸収作用の経時的変化

point 4 ▶ 顎骨壊死についても理論上リスクは少ない

　骨吸収抑制効果を示す薬剤の使用時には薬剤関連顎骨壊死（medication-related osteonecrosis of the jaw：MRONJ）も問題となります．
　顎骨壊死は骨形成が低下し，かつ免疫が低下している状況での侵襲的歯科治療や歯周病・口腔衛生状態不良などによる細菌の骨髄内への移行が発症要因と考えられています．上述したように，ロモソズマブは骨形成促進効果が骨吸収抑制効果を上回っているため，理論的には顎骨壊死の発症リスクを低下させうる薬剤であると推察されます．ロモソズマブの作用機序を考慮すると，より積極的に有害反応を収集しているという

バイアスの可能性も考えられますが，使用中の顎骨壊死の報告は少ないながらも認められるため，添付文書上は重要な基本的注意として「本剤の投与前は，口腔内の管理状態を確認すること．また，患者に対し，必要に応じて，適切な歯科治療を受け，侵襲的な歯科処置をできる限り済ませておくよう指導すること」とする文言が記載されています．

My Best 処方

◎骨折の危険性の高い骨粗鬆症患者に対する処方例
ロモソズマブ 1 か月に 1 回 210mg，12 か月間皮下投与

ロモソズマブは骨形成促進作用を有することから，骨吸収抑制作用を示す薬剤（ビスホスホネート製剤やデノスマブなど）使用後に起きた非定型骨折後や顎骨壊死の治癒促進や二次予防にむしろ使用が考慮されるべき製剤だと考えられます．また，強い骨密度上昇効果を示すことから骨折の危険性の高い症例にも良い適応となります．その基準としては「骨密度値が－2.5SD 以下で 1 個以上の脆弱性骨折を有する」「腰椎骨密度が－3.3SD 未満」「既存椎体骨折の数が 2 個以上」「既存椎体骨折の半定量的評価法結果がグレード 3」が挙げられます．

ロモソズマブは月 1 回の外来皮下注射で 1 年間投与します．ロモソズマブと同様に骨形成促進作用を示す製剤であるテリパラチド（遺伝子組換え）（フォルテオ®）とアバロパラチド（オスタバロ®）は，それぞれ患者自身での 2 年間および 1 年半の連日皮下注射となります．また，テリパラチド酢酸塩（テリボン®）は週 1 回 2 年間の外来皮下注射あるいは週 2 回 2 年間の自己皮下注射での投与となります．このような投与方法や投与期間の違いも薬剤選択の際の判断基準となります．

患者さんの QOL と治療目標

ロモソズマブが考慮されるような重症骨粗鬆症の症例では，治療開始から 3～5 年以内に T-score＞－2.5（YAM＞70％）を達成するよう治療計画を立てます[8]．単独の骨粗鬆症薬のみでは治療目標を達成することが困難であると考えられる場合，骨粗鬆症未加療患者では骨吸収抑制薬よりも先に骨形成促進薬を使うことが大切です．これは，骨形成促進薬→骨吸収抑制薬の順番で用いたほうが，逆の順番で用いるよりも骨密度上昇作用が大きいことが知られているためです[9]．目標が達成できなくとも，大腿骨頸部の骨密度が 2％上昇すると椎体骨折リスクを 28％減らせ，6％上昇すると 72％減らせると言われています．同様に，腰椎の骨密度が 2％上昇すると椎体骨折リスクを 28％減らせ，8％上昇すると 62％減らせると言われています[10]．骨折によって患者の生活の質（quality of life：QOL）が大きく損なうことのないように治療を組み立てていくことが大切です．

文献

1) Cosman F, et al.：Romosozumab Treatment in Postmenopausal Women with Osteoporosis. N Engl J Med 2016；375：1532-1543
2) Saag KG, et al.：Romosozumab or Alendronate for Fracture Prevention in Women with Osteoporosis. N Engl J Med 2017；377：1417-1427
3) Langdahl BL, et al.：Romosozumab（sclerostin monoclonal antibody）versus teriparatide in postmenopausal women with osteoporosis transitioning from oral bisphosphonate therapy: a randomised, open-label, phase 3 trial. Lancet 2017；390：1585-1594
4) Holdsworth G, et al.：Sclerostin Downregulation Globally by Naturally Occurring Genetic Variants, or Locally in Atherosclerotic Plaques, Does Not Associate With Cardiovascular Events in Humans. J Bone Miner Res 2021；36：1326-1339
5) イベニティ皮下注 105mg シリンジ国内副作用報告の集積状況（収集期間：2019 年 3 月 4 日～2020 年 3 月 7 日），アムジェン株式会社
6) Gennari L, et al.：Treatment needs and current options for postmenopausal osteoporosis. Expert Opinion on Pharmacotherapy 2016；17：1141-1152
7) イベニティ皮下注 105mg シリンジに係る医薬品リスク管理計画書，アムジェン株式会社
8) Cummings SR, et al.：Goal-Directed Treatment for Osteoporosis: A Progress Report From the ASBMR-NOF Working Group on Goal-Directed Treatment for Osteoporosis. J Bone Miner Res 2017；32：3-10
9) Leder BZ, et al.：Denosumab and teriparatide transitions in postmenopausal osteoporosis（the DATA-Switch study）: extension of a randomised controlled trial. Lancet 2015；386：1147-1155
10) Bouxsein ML, et al.：Change in Bone Density and Reduction in Fracture Risk: A Meta-Regression of Published Trials. J Bone Miner Res 2019；34：632-642

星野良朋／伊東伸朗

消化性潰瘍：疾患概要と治療の基本方針

はじめに

　胃潰瘍と十二指腸潰瘍は，両者とも胃酸の消化作用に関連して生じることから，「消化性潰瘍」と総称されます．消化性潰瘍の発生機序は，胃酸などの攻撃因子と粘液や粘膜血流などの防御因子のバランスが崩れて，攻撃因子が優勢になった場合に生じるという「バランス説」で説明されてきました．現在，*Helicobacter pylori*（以下ピロリ菌）と非ステロイド性抗炎症薬（nonsteroidal anti-inflammatory drug：NSAIDs）が，バランスを崩す二大因子とされています[1]．

　消化性潰瘍の治療は，古くは外科手術が行われていました．しかし，1981年にヒスタミンH_2受容体拮抗薬（histamine H_2 receptor antagonist：H_2受容体拮抗薬）であるシメチジンの承認が画期的であり，消化性潰瘍は薬物治療を行う時代になりました．また，1991年には，強力な胃酸分泌抑制作用があるプロトンポンプ阻害薬（proton pump inhibitor：PPI）として，オメプラゾールが登場しました．その後，ランソプラゾール，ラベプラゾール，エソメプラゾールが開発され，消化性潰瘍の薬物治療の主役はH_2受容体拮抗薬からPPIへ大きく変わりました．また，ピロリ菌除菌療法の普及もあり，消化性潰瘍の再発率は著明に低下しました．2015年からは，PPIよりも胃酸抑制が強力なカリウムイオン競合型アシッドブロッカー（potassium-competitive acid blocker：P-CAB）であるボノプラザンも登場しました．

　衛生環境の改善で，若年者のピロリ菌感染率は著明に低下しています．一方，超高齢社会の進行とともに，NSAIDsや低用量アスピリン（low dose aspirin：LDA）の服用者が増え，消化性潰瘍の原因はピロリ菌から薬物へ移行しつつあります．これらの消化性潰瘍に対する治療指針として，「消化性潰瘍診療ガイドライン2020（改訂第3版）」が発表されています（図1）[2]．

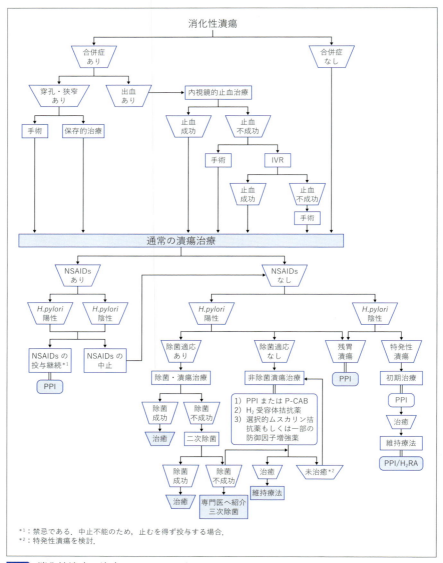

図1 消化性潰瘍の治療フローチャート
(日本消化器病学会(編):消化性潰瘍診療ガイドライン2020(改訂第3版). 南江堂, 2020. xvi より引用)

ピロリ菌に関連した消化性潰瘍の治療指針

　ピロリ菌の除菌療法は，酸分泌抑制薬として PPI あるいは P-CAB を使用したうえで，抗菌薬としてアモキシシリンとクラリスロマイシンを併用した 3 剤併用療法で行います．除菌不成功の要因としてクラリスロマイシン耐性が問題となっていましたが，P-CAB を選択することでクラリスロマイシン耐性者でも高い除菌率を得られるようになりました．したがって，「消化性潰瘍診療ガイドライン 2020（改訂第 3 版）」では，PPI よりも，P-CAB による 3 剤療法を推奨しています[2]．また，一次除菌で不成功な場合でも，クラリスロマイシンをメトロニダゾールに変更したレジメンでの二次除菌療法が保険診療で可能です．除菌療法の時期として，PPI や P-CAB による治療で潰瘍の瘢痕化を確認した後で行うよりも，最初から除菌療法を行う方が潰瘍の治癒速度が促進することやコスト面でもメリットがあることが知られています．しかし，NSAIDs を服用しているピロリ菌感染者では，除菌療法だけでは潰瘍の治療が不十分であり，NSAIDs の中止を考慮する必要があります．なお，除菌成功後に潰瘍が再発し，その原因が不明な場合には PPI または H_2 受容体拮抗薬の長期投与を行うことが，ガイドラインでは弱く推奨されています[2]．

薬物に関連した消化性潰瘍の治療指針

　薬物に関連した消化性潰瘍の中で最も頻度が高く，かつ臨床的に問題となるのは NSAIDs 関連のものです．NSAIDs を継続で投与されている患者の消化性潰瘍の治癒率は，ピロリ菌感染の有無に影響されないとされています．したがって，NSAIDs に関連した潰瘍の場合には，NSAIDs の中止が最も優先され，そのうえで PPI や P-CAB による潰瘍治療を行うことが必要です[2]．NSAIDs を服用しているピロリ菌感染者では，NSAIDs を中止できれば，除菌療法を行います．一方，NSAIDs を中止できない患者の潰瘍治療は，P-CAB の有効性のエビデンスに乏しいため，現時点では PPI が第一選択とされています．NSAIDs 以外に潰瘍発生リスクを高める薬物として，LDA，ビスホスホ

ネート系薬剤であるアレンドロン酸，抗悪性腫瘍薬（シクロホスファミド＋メトトレキサート＋フルオロウラシル，フルオロウラシル単剤），SSRI が知られています[2]．

健康寿命を考えた消化性潰瘍治療薬の注意点

消化性潰瘍患者の中でも LDA を服用している方は，出血リスクが高いことが問題視されています[2]．また，うっ血性心不全を基礎疾患にもつ患者が消化管出血をきたすと，消化管出血歴がない方に比べて心臓関連死亡率や死亡率が有意に高いことが知られており，健康寿命を維持するためには消化性潰瘍からの出血を回避することが重要です[3]．そのためには，PPI により胃酸分泌を抑制することが重要ですが，高齢者で PPI を長期投与した場合，認知症，肺炎，骨折，*Clostridioides difficile* 腸炎などの発症リスクが上昇することが問題視されています[4-7]．また，H_2 受容体拮抗薬においても，認知症やせん妄のリスクが上昇すること，腎機能低下がある患者では血中濃度上昇により有害事象発生率が上昇することが問題視されています[5-7]．

おわりに

消化性潰瘍の治療は，PPI や P-CAB の開発で大きく発展し，H_2 受容体拮抗薬や防御因子増強薬の役割は限定されるものになりました．また，NSAIDs や LDA などの薬物性潰瘍の予防にも PPI が有効ですが，PPI の適応は「NSAIDs や LDA による消化性潰瘍の再発抑制」であり，予防投与の適応がないことは課題です．とはいえ，NSAIDs や LDA を処方する医師は，処方前に消化性潰瘍の既往を問診で確認することが最低限必要なことです．なお，高齢者に対する PPI や H_2 受容体拮抗薬の投与は，有害事象発生リスクが高いことも危惧されます．したがって，高齢者では PPI や H_2 受容体拮抗薬を漫然と長期投与をするべきではなく，定期的に必要性と安全性を確認して処方することが重要です．

文献

1) 引地拓人，他：PPI 登場以前の胃薬．治療 2010；92；2710-2715
2) 日本消化器病学会（編）：消化性潰瘍診療ガイドライン 2020（改訂第 3 版）．南江堂，2020
3) Yoshihisa A, et al.：Incidence and subsequent prognostic impacts of gastrointestinal bleeding in patients with heart failure. Eur J Prev Cardiol 2020；27；664-666
4) Vaezi MF, et al.：Complication of proton pump inhibitor therapy. Gastroenterol 2017；153；35-48
5) 小林知貴：長期使用の副作用，薬物相互作用，高齢者・妊産授乳婦・腎機能障害患者への使い方．月刊薬事 2021；63；71-74
6) 日本老年医学会（編）：消化器系疾患．高齢者の安全な薬物療法ガイドライン 2015．メジカルビュー社，2016；101-111
7) 川崎啓祐，他：PPI・H$_2$ ブロッカー・胃粘膜保護薬．臨牀と研究 2022；99；56-58

引地拓人／栁田拓実／中村　純

消化器疾患／消化性潰瘍 ▶▶ プロトンポンプ阻害薬

48 *H. pylori*除菌後にもPPI投与は必要？

● 症例

患者	経過
60歳男性，*H. pylori*感染性胃炎	*Helicobacter pylori*感染に対する治療のため，PPI，アモキシシリン，クラリスロマイシンによる除菌療法を行った．2か月後の呼気テストで除菌成功が確認された．除菌後より胸やけ感が継続していたため近医よりPPIが継続処方されていたが，上部消化管内視鏡検査については頑なに拒否していた．除菌7年後，胸やけ症状が増強し内視鏡検査を受けたところ，食道に関してはBarrett食道を認めるのみであったが，胃前庭部大湾にⅡa+Ⅱc型早期胃癌（低分化型腺癌）が出現していた．

point 1　*H. pylori*除菌後は胃食道逆流症が生じやすい

　胃食道逆流症（gastroesophageal reflux disease：GERD）は胃酸が食道内に逆流することで発症する胸やけを主訴とした疾患です．食道にびらんを認めるものをびらん性GERD（逆流性食道炎），認めないものを非びらん性GERD（non-erosive reflux disease：NERD）といい，どちらも胸やけと呑酸が定型症状です[1]．*Helicobacter pylori*（*H. pylori*）感染は胃酸分泌を低下させ，GERD発生を抑制していることが知られています[2]．そのため，除菌後はGERDが悪化する可能性が指摘されてきました[3, 4]．ただ，除菌後のGERD発生率は5〜20％で比較的軽症例が多く[5]，除菌後胃酸分泌の変化については個々の症例によってばらつきがあります．**表1**に示すように3型に分けられます．

　*H. pylori*除菌後の胃酸分泌変化とGERD発生を検討した研究によると，除菌後胃酸分泌上昇率が高い症例においてGERD発生が多く認められていたことから[6]，十二指腸潰瘍型のように除菌後胃酸分泌が低下する場合にはGERDが発症しにくくなると推察されます．言い換

表1 ▶ *H. pylori* 除菌後胃酸分泌の変化

型	除菌前の胃酸	除菌後の胃酸
十二指腸潰瘍型	高酸	7か月後より低下
胃潰瘍型	低酸	1か月後に著明上昇
高度萎縮性胃炎型	著明な低酸	少しずつ上昇（回復弱い）

えると，胃潰瘍型や高度萎縮性胃炎型では除菌後胃酸分泌が上昇するため，食道裂孔ヘルニア等の因子を有していればGERDが発症しやすくなります．さらに，*H. pylori* の菌株の違いによって胃酸分泌能に差があることも知られています．cytotoxin-associated gene A（CagA）陽性例ではCagA陰性例に比較して胃酸分泌能が低値であることが報告されており，これらの因子も除菌後GERDの発生に関与する可能性があります．

point 2　*H. pylori* 感染はBarrett食道やBarrett食道癌の発生を低下させる

　H. pylori 感染が存在すると，Barrett食道およびBarrett食道癌のリスクが36〜44％減少すると報告されており[7]，*H. pylori* 感染がBarrett食道の出現と負の相関関係があることがメタ解析からも明らかになっています[8]．特に，CagA陽性株感染が，Barrett食道およびBarrett食道腺癌の発生に対して抑制的に働いていることが知られています．除菌後にBarrett食道やBarrett食道癌の発生リスクが上昇するかどうかは未だ明らかになっていませんが[9]，*H. pylori* 感染とBarrett食道（およびBarrett食道癌）は関連性が高いため，除菌後の経時的な内視鏡観察は必要です．

point 3　*H. pylori* 除菌後の PPI 長期投与は胃癌発症のリスクを高める

　プロトンポンプ阻害薬（proton pump inhibitor：PPI）の長期使用は胃癌の発生と正の関連性を示し，胃癌の発生リスクが 2 倍以上増加することが報告されています[10]．PPI による強力な胃酸抑制によって，胃萎縮，高ガストリン血症，エンテロクロム親和性細胞過形成，細菌の異常増殖の増加を介して胃癌が起こるのではないかと考えられています．香港の健康データベースを用いた報告では，*H. pylori* 除菌後の PPI 長期投与は胃癌発症リスクを 2.4 倍増加させ，さらに発症のリスクは投与期間と有意な相関を示すという驚くべき結果が示されました[11]．本報告の仮説が正しい場合は，より強い酸分泌抑制効果を示すボノプラザンの長期投与で胃癌発生のリスクが一層高まる可能性もあるため，今後の研究による解明に期待したいです．

point 4　処方時の留意点（*H. pylori* 除菌後の PPI 長期投与は避け，H₂ ブロッカーなどを用いる）

　Barrett 食道および重度の食道炎の患者の管理には PPI 長期療法が適応となる場合がありますが，米国消化器病学会は，エビデンスに基づき様々な事項を推奨しています．①胃食道逆流症の管理では，PPI を H₂ ブロッカーに置き換える，②就寝時ではなく食前に PPI を内服する，③ GERD-LA 分類 C や D などの難治性食道炎であっても，無期限に PPI 維持療法を行わない，などです．

予後予測の目

　高齢者・非高齢者，H. pylori 感染者・非感染者ともに 1970 年代と比較し 1990 年代で胃酸分泌能が亢進しています．原因としては食生活の欧米化等が推察されています．また，H. pylori 非感染者においては，1995 年と比較して 2014 年で胃酸分泌能が増加しているという報告もあります．わが国において H. pylori 感染率が低下していることから今後も胃酸分泌能は増加していくと予想され，GERD の有病率や Barrett 腺癌が増加する可能性も考えられるため，早めに内視鏡検査を勧めるなどの対応が必要です．

患者さんの QOL と治療目標

　PPI 有害反応のリスクは，高齢，併存疾患，併用薬などのある患者で高くなります．PPI 長期投与に関する明確な定義はありませんが，4～8 週間を超える投与がそれに該当すると考えられています．PPI の長期使用は，腎疾患（急性間質性腎炎，急性腎障害，慢性腎臓病，末期腎疾患），心血管疾患（心筋梗塞，脳卒中），肝性脳症，骨折，感染症（Clostridioides difficile 感染症，市中肺炎，新型コロナウイルス感染症），微量栄養素欠乏症（低マグネシウム血症，貧血，ビタミン B_{12} 欠乏症，低カルシウム血症），高ガストリン血症，認知症，がん（胃癌，膵臓癌，結腸直腸癌，肝癌）発症の危険性を高める可能性があるため，PPI は一定期間で中止し，症例に応じて H_2 ブロッカーに変更するなどの対応が望ましいです．

My Best 処方

H. pylori 除菌後の胃食道逆流症に対する処方例

処方例 1：ファモチジン（20 mg）1 日 2 回（朝，夕食後）
処方例 2：ラフチジン（10 mg）1 日 2 回（朝，夕食後）

文献

1) 日本消化器病学会（編）：胃食道逆流症（GERD）診療ガイドライン 2015（改訂第 2 版）．南江堂，2015
2) Koike T. et al.：Helicobacter pylori infection prevents erosive reflux oesophagitis by decreasing gastric acid secretion. Gut 2001；49：330-334

3) Fallone CA, et al.：Is Helicobacter pylori eradication associated with gastroesophageal reflux disease? Am J Gastroenterol 2000；95：914-920

4) Mizukami K, et al.：Disease trends after Helicobacter pylori eradication based on Japanese nationwide claims and the health check-up database. World J Gastroenterol 2023；29：692-705

5) 藤原靖弘：Helicobacter pylori 感染陰性時代の消化管疾患．胃食道逆流症（GERD）．日内会誌 2017；106：47-51

6) Koike T, et al.：Increased gastric acid secretion after Helicobacter pylori eradication may be a factor for developing reflux oesophagitis. Aliment Pharmacol Ther 2001；15：813-820

7) Erőss B, et al.：Helicobacter pylori infection reduces the risk of Barrett's esophagus: A meta-analysis and systematic review. Helicobacter 2018；23：e12504

8) Ma S, et al.：Association of Barrett's esophagus with Helicobacter pylori infection: a meta-analysis. Ther Adv Chronic Dis 2022；13：20406223221117971

9) Doorakkers E, et al.：Helicobacter pylori eradication treatment and the risk of Barrett's esophagus and esophageal adenocarcinoma. Helicobacter 2020；25：e12688

10) Cheung KS, et al.：Long-term use of proton-pump inhibitors and risk of gastric cancer: a review of the current evidence. Therap Adv Gastroenterol 2019；12：1756284819834511

11) Cheung KS, et al.：Long-term proton pump inhibitors and risk of gastric cancer development after treatment for Helicobacter pylori: a population-based study. Gut 2018；67：28–35

古市好宏

消化器疾患／消化性潰瘍 ▶▶ H₂受容体拮抗薬

49 腎機能低下時のH₂受容体拮抗薬の使用法は？

● 症例

患者	経過
60代女性，胃潰瘍 	上腹部痛と胸やけを主訴に上部消化管内視鏡検査を施行したところ，胃角小弯に胃潰瘍が認められた．血中ヘリコバクター・ピロリ抗体が20.3 U/mLと高値であり，ピロリ菌の除菌療法が施行された．除菌療法8週後に尿素呼気試験（UBT）による除菌判定が予定されたが，胸やけが持続したため，UBTまでの期間に酸分泌抑制薬が必要であった．PPIではUBTで偽陰性が懸念され，H₂受容体拮抗薬の処方が検討された．ただし，血液検査でeGFRが57 mL/minと低値であった．

 現在のH₂受容体拮抗薬の位置づけ

　胃酸分泌抑制作用が高いプロトンポンプ阻害薬（proton pump inhibitor：PPI）やカリウムイオン競合型アシッドブロッカー（potassium-competitive acid blocker：P-CAB）が普及したために，H₂受容体拮抗薬（histamine H₂ receptor antagonist：H₂RA）が使用される頻度は低下しています．しかし，本症例のように，PPIやP-CABの投与中にヘリコバクター・ピロリ菌（ピロリ菌）の感染診断や除菌判定を行った場合，ピロリ菌が本当は感染していても陰性と判定（偽陰性）される場合があります．したがって，消化性潰瘍の患者などで，ピロリ菌の除菌後の効果判定前に酸分泌抑制薬を要する場合には，H₂RAが選択されます[1]．

　また，H₂RAはPPIよりも即効性で，夜間の胃酸分泌に対する抑制力が強いとされています．そのため，PPI投与中にもかかわらず夜間に胃酸分泌を認める「nocturnal gastric acid break-through（NAB）」により，胸やけや心窩部痛が生じる患者の場合には，H₂RAが有用で

す[1-3]．その場合，PPIに併用して，就寝前にH₂RAの追加投与を行います．さらに，H₂RAは胃酸で効果が減弱しないため，糖尿病などで胃排泄遅延がある患者でも効果が期待できます[1]．

なお，H₂RAは長期投与をすると，耐性が生じ効果が減弱することが知られています[1-4]．一方，H₂RAは，前に述べたように即効性であることから，オンデマンド治療に向いています．「PPIはマラソン，H₂RAは短距離ランナー」とたとえられることもあります．

H₂受容体拮抗薬には腎代謝のものが多い

日本で経口薬として使用可能であったH₂RAは，これまで6種類ありました[4]（表1）[5]．しかし，ラニチジンは欧米で発がん性物質が検出され，販売中止となってしまいました．したがって，シメチジン，ファモチジン，ロキサチジン，ニザチジン，ラフチジンの5種類のみが使用可能です．PPIは肝臓代謝の薬剤ですが，H₂RAはラフチジンのみが肝臓代謝（胆汁排泄）で，その他のH₂RAは腎臓で代謝を受けます[6,7]．したがって，腎機能が低下している患者では投与量の調整が必要になります．

腎機能低下の患者での注意点

H₂RAを服用している患者で腎機能低下をみとめた場合，シメチジン，ファモチジン，ロキサチジン，ニザチジンであれば，ラフチジンへの変更を第一選択とすべきです．しかし，ラフチジンを採用していない施設もあると思います．その場合には，クレアチニンクリアランス（Ccr）値を参考にH₂RA投与量を減量してください．腎不全患者で血液透析や腹膜透析を受けている患者の場合にも，表1を参考に投与量を調整してください[4,5]．一般的に，中等度腎機能低下時で半量，血液透析を含む高度腎機能低下時には1/4量への減量が必要です．

表1 H₂RA（経口薬）の薬物動態および腎機能低下時の投与量

一般名	シメチジン	ラニチジン＊	ファモチジン	ロキサチジン	ニザチジン	ラフチジン
おもな商品名	タガメット®	ザンタック®	ガスター®	アルタット®	アシノン®	プロテカジン®
1日常用量	800 mg	300 mg	40 mg	150 mg	300 mg	20 mg
おもな代謝・排泄経路	腎臓	腎臓	腎臓	腎臓	腎臓	肝臓
尿中排泄率（24時間）	51.5〜59.8%	46〜48.9%	21〜49%	約70%	約60%	約20%
健常人の半減期	約2時間	約2.4時間	2〜3時間	約4時間	1.2〜1.6時間	α 1.55 ± 0.61 時間，β 3.30 ± 0.39 時間
腎機能低下時の投与量，Ccr (mL/min)	Ccr ≧ 50：減量不要 30 ≦ Ccr < 50：1回 200 mg，1日3回 5 ≦ Ccr < 30：1回 200 mg，1日2回 Ccr < 5：1回 200 mg，1日1回	Ccr > 70：減量不要 30 ≦ Ccr ≦ 70：1回 75 mg，1日2回 Ccr < 30：1回 75 mg，1日1回	Ccr > 60：減量不要 30 ≦ Ccr ≦ 60：1回 10 mg，1日2回，または1日1回 20 mg Ccr < 30：1回 10 mg で2〜3日に1回，または1回 10 mg で1日1回	Ccr ≧ 60：減量不要 30 ≦ Ccr < 60：1回 75 mg，1日1回 Ccr < 30：1回 75 mg，隔日	Ccr ≧ 50：減量不要 20 ≦ Ccr < 50：1回 150 mg，1日1回，就寝前 Ccr < 320：1回 150 mg，隔日，就寝前	Ccr 値に限らず減量不要
血液透析時の除去率	71%（51〜89%）	38.2〜48.8%	40〜48.5%	35.7〜43.3%	約10%	7〜18%
血液透析時の投与法	1回 200 mg 透析後	1回 75 mg 透析後	1回 20 mg 透析後，または1日1回 10 mg で1日1回	1回 37.5 mg，または1回 75 mg を週3回	1回 150 mg を隔日，就寝前	1回 10 mg
腹膜透析時の除去率	5%以下	0.9〜1.77%	4〜5%	資料なし	資料なし	資料なし
腹膜透析時の投与法	1日1回 200 mg，毎日	1日1回 75 mg	1日1回 10 mg	資料なし	資料なし	資料なし

＊ラニチジンは，現在販売停止となっている。

（小林 真，他：腎排泄における PPI・H₂RA の比較．臨床消化器内科 2005; 20: 1149-1156. より一部改変）

My Best 処方

腎機能低下患者のH₂受容体拮抗薬の処方例

腎機能低下患者でもラフチジンであれば問題ありません．その他のH₂RAを処方中であれば，ラフチジンへ変更するか，Ccr値を参考に減量してください．たとえば，Ccr<50 mL/minであれば，以下を参考にしてください．
処方例1：ラフチジン　1日2回・1回10 mg（朝食後，夕食後または就寝前）
処方例2：ニザチジン　1日1回150 mg，就寝前（1日1回，あるいは2日に1回）

患者さんのQOLと治療目標

消化性潰瘍

消化性潰瘍が，内視鏡的に瘢痕化することが治療の第一目標です．H₂RA投与で，胃潰瘍は12.5週間，十二指腸潰瘍は7.5週間で95%の症例が治癒するとされています[3]（図1）．また，潰瘍の治癒に伴い，心窩部痛などの症状が消失することが患者の生活の質（quality of life：QOL）改善につながります．H₂RAは，PPIやP-CABよりも安価であることも特徴です[1]．

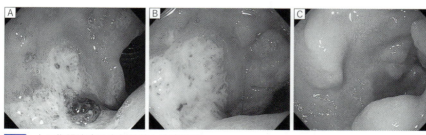

図1▶十二指腸潰瘍の内視鏡的な治癒過程
A：上十二指腸角に露出血管を伴う潰瘍がみられた．そこで，高周波止血鉗子を用いて露出血管を凝固した．
B：止血翌日，露出血管は消失し，再出血もみられなかった．
C：6週間後，潰瘍は瘢痕化していた．

文献

1) 小泉重仁，他：胃酸分泌抑制薬(1)制酸薬から H_2 受容体拮抗薬(H_2RA)まで．臨牀消化器内科 2017；32：155-159
2) 引地拓人，他：PPI 登場以前の胃薬．治療 2010；92：2710-2715
3) 島谷智彦，他：薬剤耐性における PPI・H_2RA の比較．臨牀消化器内科 2005；20：1119-1128
4) 青山伸郎，他：PPI・H_2RA の薬物代謝，作用発現での比較．臨牀消化器内科 2005；20：1001-1009
5) 小林　真，他：腎排泄における PPI・H_2RA の比較．臨牀消化器内科 2005；20：1149-1156
6) 小林知貴：長期使用での副作用，薬物相互作用，高齢者・妊婦授乳婦・腎機能障害患者への使い方．月刊薬事 2021；63：71-74
7) 川崎啓祐，他：PPI・H2 ブロッカー・胃粘膜保護薬．臨牀と研究 2022；99：56-58

引地拓人／栁田拓実／中村　純

消化器疾患／胃食道逆流症

50 胃食道逆流症：疾患概要と治療の基本方針

● Rome IVにおける逆流性食道炎，NERD，逆流過敏症，機能性胸やけの違い

　胃食道逆流症（gastroesophageal reflux disease：GERD）は食道粘膜傷害を有するびらん性 GERD（reflux esophagitis：RE）と食道粘膜傷害を有さない非びらん性 GERD（non-erosive reflux disease：NERD）に分類されますが，2016年に改訂された機能性消化管疾患の国際基準である Rome IV では，NERD の中で食道内に過剰な酸曝露（食道内 pH4 未満時間率が 4 ％以上）を認めるものを真の NERD として機能性消化管疾患とは区別して取り扱っています．食道内酸曝露は正常だが症状と逆流との有意な相関がみられる病態を逆流過敏症（reflux hypersensitivity），食道内酸曝露は正常で症状との相関も認められない病態を機能性胸やけ（functional heartburn）と病態別に分類されました（図 1）．

● 治療

　「胃食道逆流症（GERD）診療ガイドライン 2021」[1]では，以下の通りです．
- 軽症逆流性食道炎の初期治療において，PPI と P-CAB はいずれも第一選択薬として使用することが推奨．
- 重症逆流性食道炎の初期治療として，ボノプラザン 20 mg/ 日を 4 週間投与することが提案．
- 軽症逆流性食道炎の長期維持療法に PPI が推奨され，P-CAB を提案．
- 重症逆流性食道炎の長期管理については，内視鏡的再燃率の低さからボノプラザン 10 mg/ 日が提案．
- PPI による維持療法の安全性は高いが，長期投与に際しては注意深い観察が必要とされ，必要に応じた最小限の用量で使用することが提案．

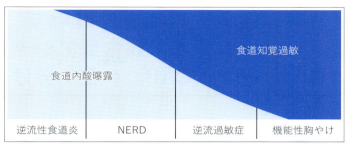

図1 Rome IV（機能性消化管疾患の国際基準）における逆流性食道炎，NERD，逆流過敏症，機能性胸やけの違い（PMID：27144625）

新規酸分泌抑制薬 ボノプラザン（タケキャブ®）

・ボノプラザンはカリウムイオン競合型アシッドブロッカー（potassium-competitive acid blocker：P-CAB）とよばれ，カリウムイオンと競合的な様式で H^+, K^+-ATPase を阻害し，酸分泌抑制作用を示します．

・PPI は酸によって活性化され，プロトンポンプと結合して胃酸分泌を抑制するため，酸性条件下では不安定であり，分泌細管に長く留まることができず血中濃度の低下後は，新たに分泌細管の膜上へ移動してきたプロトンポンプは阻害できません．対して P-CAB は酸による活性化を必要とせず，カリウムイオンに競合的な様式でプロトンポンプを阻害し，塩基性が強く，酸性条件下でも安定なため，分泌細管に高濃度かつ持続的に留まることができます．そのため，血中薬物濃度の低下後に新たに分泌細管の膜上へ移動してきたプロトンポンプも阻害でき，速やかで優れた酸分泌抑制作用を示します．

文献

1) 日本消化器病学会：胃食道逆流症（GERD）診療ガイドライン 2021（改訂第3版）．南江堂，2021

浅岡大介／永原章仁

消化器疾患／胃食道逆流症 ▶▶ プロトンポンプ阻害薬

51 胃食道逆流症の治療において，PPIとカリウムイオン競合型アシッドブロッカー（P-CAB）の使い分けは？

● 症例1

患者	経過
53歳男性	以前から食後の胸やけ症状と酸っぱい液体がのどにあがってくる感じを自覚しており，最近程度が強くなってきた．近医を受診し，上部消化管内視鏡検査でロサンゼルス分類 Grade C の胃食道逆流症と診断された．とくに夜間就寝中に症状が強く，睡眠にも影響が出ている．

 胃食道逆流症の診断と治療薬

　胃食道逆流症（Gastroesophageal reflux disease：GERD）は，胃から食道への酸などの逆流によって，胸やけに代表される不快な自覚症状と，内視鏡検査で診断する食道粘膜傷害の両方もしくはいずれかを引き起こす疾患で，本邦における罹患率は人口の約10％に及ぶと考えられています[1]．自覚症状は代表的な胸やけや胃酸があがってくる呑酸のほか，心窩部の痛み，のどの違和感，咳，睡眠障害など多岐にわたり，これらの症状を通じて生活の質（quality of life：QOL）の低下をきたします．食道粘膜傷害の内視鏡での評価にはロサンゼルス分類が広く用いられており[2]（**図1**），Grade CとDは重症とみなされます．一方で，食道粘膜傷害はないものの，症状は認める非びらん性胃食道逆流症（non-erosive reflux disease：NERD）と呼ばれる症例も存在します．

　従来，GERDに対しては胃酸分泌を抑制するプロトンポンプ阻害薬（proton pump inhibitor：PPI）のオメプラゾール，ランソプラゾール，ラベプラゾール，およびエソメプラゾールによる薬物療法が第一選択でしたが，2015年にPPIと同じ胃酸分泌抑制作用を有するカリウム

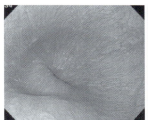
Grade N
内視鏡的に変化を認めないもの

Grade M
色調変化型（minimal change）

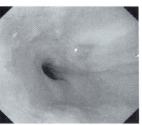
Grade A
長径が5 mm を超えない粘膜傷害で粘膜ひだに限局されるもの

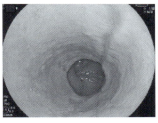
Grade B
少なくとも1か所の粘膜傷害の長径が5 mm 以上あり，それぞれ別の粘膜ひだ上に存在する粘膜傷害が互いに連続していないもの

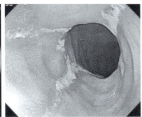
Grade C
少なくとも1か所の粘膜傷害は2条以上の粘膜ひだに連続して拡がっているが，全周の75％を超えないもの

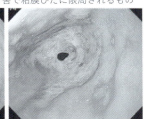
Grade D
全周の75％以上の粘膜傷害

図1 ▶ ロサンゼルス分類
（小池智幸，他：胃食道逆流症に対する内視鏡診断と治療の現状と課題. Gastroenterol Endosc 2023; 65: 1087．より引用）

イオン競合型アシッドブロッカー（potassium-competive acid blocker：P-CAB）であるボノプラザンが登場し，それ以来 PPI と P-CAB の使い分けをどうするか，という clinical question に関する臨床研究が盛んに行われています．それを反映して日本消化器病学会による「胃食道逆流症（GERD）診療ガイドライン」[1]においても，2021年の改訂第3版では P-CAB に関する記載が多くなっています．

P-CAB の酸分泌抑制作用は PPI よりも強い！

P-CAB と PPI はともに胃壁細胞において胃酸を分泌するプロトン

ポンプを阻害する薬剤です．PPI は胃酸によってプロドラッグから活性型に変化しますが，半減期が約 2 時間と短く，活性体も不安定で血中濃度が低下し，とくに夜間の酸分泌抑制が十分ではないことが明らかとなりました．このため PPI の効果の発現には通常 3 ～ 4 日かかると考えられています．一方で P-CAB は PPI と異なり酸による活性化が不要で，壁細胞内に長時間残存するため，作用発現が PPI よりも早く，4 時間で効果が最大となり胃内 pH も上昇します [3,4]．また酸や食事の影響を受けにくいので，服用するタイミングも気にする必要がありません．

症例 1 のような，ロサンゼルス分類 Grade C および D の重症例においては P-CAB のボノプラザン 20 mg 投与が，PPI のエソメプラゾール，ラベプラゾール，ランソプラゾールの通常量群よりも直接比較やネットワーク解析において，4 週後の治癒率において優れていることが報告されており [5,6]，重症例は初期治療から PPI ではなく P-CAB を投与することが推奨されています．また PPI 投与で症状が消失しない PPI 抵抗症例に対しても，ボノプラザン 20 mg 投与が有効な症例が存在します [1]．

患者さんの QOL と治療目標

胃食道逆流症の治療目標とは？

食道粘膜傷害を伴う症例であれば，内視鏡的な治癒も一つの目標となりますが，最大の目標は自覚症状をコントロールし，QOL を改善することです．さらに GERD は食道腺癌（Barrett 腺癌）のリスク因子であり，今後本邦でも増加が懸念されていますので，食道腺癌の抑制も大きな目標となります．

● 症例 2

患者	経過
35歳女性	6か月前に胸やけと呑酸を自覚したため，近医を受診し，内視鏡検査もおこない，GERD Grade A と診断され，ボノプラザン 20 mg を処方された．症状は速やかに消失し，内視鏡でも粘膜傷害の消失を確認し，4週間で服用を終了した．しかし一昨日に脂っこい食事を食べ過ぎてから症状が再燃したため再度受診した．

 ▶ **P-CAB は PPI よりも効果の発現が早い！**

　PPI も P-CAB も継続して服用すれば GERD の症状は消失したままになることが期待できますが，その症例で維持療法が必要かどうかは臨床経過をみなければわかりません．そこで通常は PPI であれば 8 週後，P-CAB であれば 4 週後を目安に自覚症状の改善の程度や内視鏡での評価を通じて，治療をいったん終了することも可能です．ただ，このような症例で症状が再燃した場合，より速やかに症状を改善するには PPI よりも P-CAB が有効と考えられます．理由として前述のように P-CAB の酸分泌抑制作用発現は PPI の 3〜4 日に対して，4 時間と早いからです．ですから，本例のように症状の再燃時にだけ一時的に治療を必要とするような症例であれば，P-CAB のメリットが大きいといえます．

　一方で，維持療法が必要な症例であれば，長期投与のエビデンスが豊富な分，症状の消失に必要なできるだけ低用量の PPI による維持療法が望ましいと考えられています．

予後予測の目

維持療法には長期投与の安全性の面からPPIが望ましい一方で，重症例の維持療法では，PPIの維持療法で再燃する割合が高くなるため，ボノプラザンでの維持療法が優れています[8]．ただしボノプラザンは長期投与の安全性の情報がまだ不十分ですので，使用する場合は低用量の10 mgが望ましいといえます．

My Best 処方

再発・再燃を繰り返す，維持療法が必要な軽症の胃食道逆流症

処方例1：エソメプラゾール 10mg 1日1回
処方例2：ラベプラゾール 10mg 1日1回

P-CABもしくはPPIを4〜8週投与し，自覚症状や内視鏡所見が改善した胃食道逆流症であっても，内服を中止すると症状が再燃してしまう症例は多く存在します．そのような症例には維持療法が必要となりますが，胃維持療法に用いる薬剤の選び方，投与量の考え方としては，症状が消失する必要最低限のPPIを用います．P-CABではなくPPIを用いる理由としては胃内pHの変化が少ないことや，登場から長い年月がたっており，P-CABよりも長期投与の安全性が担保されているからです．低容量で効果が不十分な場合にはPPIの高用量やP-CAB低容量を試みます．一方で，今後P-CABのオンデマンド投与の有効性と安全性の検証が待たれます．

文献

1) 日本消化器病学会：胃食道逆流症（GERD）診療ガイドライン改訂第2版．南江堂，2021
2) 小池智幸, 他：CURRENT STATUS AND ISSUES IN ENDOSCOPIC DIAGNOSIS AND TREATMENT OF GASTROESOPHAGEAL REFLUX DISEASE. Gastroenterol Endosc 2023；65：1085-1101
3) 松川　純, 他：新規カリウムイオン競合型アシッドブロッカー ボノプラザンフマル酸塩（タケキャブ®錠10 mgおよび20 mg）の薬理学的特性および臨床効果．日薬理誌 2015; 146: 275-282
4) Sakurai Y, et al.：Acid-inhibitory effects of vonoprazan 20 mg compared with esomeprazole 20 mg or rabeprazole 10 mg in healthy adult male subjects--a randomised open-label cross-over study．Aliment Pharmacol Ther 2015；42：719-730
5) Loren L, et al.：Vonoprazan Versus Lansoprazole for Healing and Maintenance of Healing of Erosive Esophagitis: A Randomized Trial．Gastroenterology 2023；164：61-71
6) Miyazaki H, et al.：Vonoprazan versus proton-pump inhibitors for healing gastroesophageal reflux disease: A systematic review．J Gastroenterol Hepatol 2019；34：1316-1328

7) Yokoya Y, et al.：Cost-utility analysis of a 'vonoprazan-first' strategy versus 'esomeprazole- or rabeprazole-first' strategy in GERD . J Gastroenterol 2019；54：1083-1095
8) Ashida K, et al.：Maintenance for healed erosive esophagitis: Phase III comparison of vonoprazan with lansoprazole . World J Gastroenterol 2018；14：1550-1561

鷹取　元

消化器疾患／胃食道逆流症 ▶▶ H₂受容体拮抗薬

52 胃食道逆流症の治療において、H₂受容体拮抗薬はプロトンポンプ阻害薬（PPI）に比べて長期使用に向かない？

● 症例

患者	経過
78歳男性、逆流性食道炎	運動不足や過食もあり、1か月前から、胸やけ・げっぷを認めるようになったため、近医受診し上部消化管内視鏡検査を受けたところ、逆流性食道炎（ロサンゼルス分類 grade A）と診断された．逆流性食道炎の治療のため、H₂ブロッカーの内服を継続していたが、一旦は胸やけ・げっぷ症状の改善を認めていたが、数か月後に症状の再燃を認めた．

 ヒスタミンH₂受容体拮抗薬は長期投与に伴い酸分泌抑制作用が次第に減弱し耐性を生じやすい

　ヒスタミンH₂受容体拮抗薬（H₂ブロッカー）は、長期投与に伴い酸分泌抑制作用が次第に減弱し耐性を生じやすいという特徴があります（**表1**）．その原因についてはH₂ブロッカーを長期投与すると、壁細胞上のヒスタミンH₂受容体の数が増加（up-regulation）し、H₂ブロッカーが結合していないヒスタミンH₂受容体を介した内因性ヒスタミン刺激の胃酸分泌が起こるためと考えられています．H₂ブロッカーの2週間以上の連日投与により、特に *Helicobacter pylori* 陰性例において酸分泌抑制効果が低下するとされていますが、*H. pylori* 陽性例[1]や、*H. pylori* 陰性を対象にしたH₂ブロッカーの on demand 投与[2]であればトレランスはみられないと報告されています．

表1 各ヒスタミンH₂受容体拮抗薬の特性

一般名	商品名	単回投与量(mg)	代謝	特徴	日本での承認
シメチジン	タガメット®	200〜800	腎	世界初のH₂ブロッカー	昭和56年9月(1981年9月)
ラニチジン(現在販売中止)	ザンタック®	75〜300	腎	エラスターゼ放出抑制作用	昭和59年7月(1984年7月)
ファモチジン	ガスター®	10〜40	腎	抗炎症作用(MPO活性上昇抑制効果)	昭和60年1月(1985年1月)
ロキサチジン	アルタット®	75〜150	腎	胃粘液分泌促進	昭和61年7月(1986年7月)
ニザチジン	アシノン®	75〜300	腎	消化管運動亢進/唾液分泌促進作用	平成2年6月(1990年6月)
ラフチジン	プロテカジン®	10〜20	肝	胃粘膜保護作用	平成12年1月(2000年1月)

H₂ブロッカーは,薬効の立ち上がりが早く,酸分泌抑制作用の即効性が期待できる

　H₂ブロッカーはヒスタミンH₂受容体を可逆的に拮抗することにより競合的に作用を発現し,血中濃度は投与後数時間で上昇し,薬効の立ち上がりが早く,即効性が期待できるため,酸分泌抑制効果が比較的早期に発現します.

夜間に1時間以上持続して胃内pHが4未満となるnocturnal gastric acid breakthroughに対する有効性が期待される

　特に食事の影響を受けない基礎酸分泌が主体となり,PPI(proton pump inhibitor;プロトンポンプ阻害薬)投与中にもかかわらず,夜間に1時間以上持続して胃内pHが4未満となる現象をnocturnal gastric acid breakthrough(NAB)といいます.H. pylori陰性例の70%以上でNABが起こることが報告されています.NABを訴える症例ではH₂ブロッカーを就寝前に投与すると効果的なことがあり,GERD （gastroesophageal reflux disease；胃食道逆流症）の治療薬としてH₂ブロッカーで症状のコントロールが可能であったとする報告もあります[3]．

処方時の留意点

　　ヒスタミンH₂受容体は，胃の粘膜だけではなく，中枢神経にもあるため高齢者では認知機能障害やせん妄などを起こす場合があり，基本的には75歳以上には使わない方がよいと考えられます．

　　血球減少等の副作用の報告があるため，白血球・赤血球・血小板減少の初期症状があった場合は血液検査を行いましょう．せん妄や認知機能障害などの精神症状に注意しましょう．

　　H₂受容体拮抗薬はラフチジンを除いて，腎排泄型の薬剤なので，腎機能に応じた用量調節が必要です．

患者さんのQOLと治療目標

　GERD症状が頻回に出現する場合には，酸分泌抑制効果がより強力なPPIの連用が勧められますが，効果の発現までに時間がかかるという欠点があり，この点を補うために薬効の立ち上がりの早いH₂ブロッカーを選択することがあります．またヒスタミンH₂受容体拮抗薬の弱点の一つである連続投与による耐性については，症状に応じた頓用の場合には起こらないため，合理的な治療といえます．さらにH₂ブロッカーは医師の使用経験が長く，その経済性ともあわせ，処方しやすい薬剤といえます．ただし，長期投与で上腹部症状が改善しない場合，PPIやKイオン競合型アシッドブロッカーへの切り替えを検討しましょう．

My Best 処方

逆流性食道炎軽症例の患者に対する H₂ ブロッカーの処方例

◎ *H. pylori* 陽性例で 75 歳未満の場合
処方例 1：ガスター® 1 日 2 回 20 mg
◎ *H. pylori* 陰性例で 75 歳以上の場合
処方例 2：ガスター® 1 日 1 回 20 mg 頓用

文献

1) Fujisawa T, et al.：Helicobacter pylori infection prevents the occurrence of the tolerance phenomenon of histamine H2 receptor antagonists. Aliment Pharmacol Ther 2004；20：559-565
2) Takahashi M, et al.：Reversal of the tolerance phenomenon by the intermittent administration of a histamine H2-receptor antagonist. J Gastroenterol Hepatol 2010；25：1493-1497
3) Adachi K, et al.：Administration of H2 receptor antagonist with proton pump inhibitor is effective for long-term control of refractory reflux esophagitis. J Clin Gastroenterol 2004；38：297-298

浅岡大介／永原章仁

消化器疾患／潰瘍性大腸炎・Crohn 病

53 潰瘍性大腸炎・Crohn 病：疾患概要と治療の基本方針

はじめに

　潰瘍性大腸炎と Crohn 病は炎症性腸疾患に代表される原因不明の慢性炎症性疾患でおもに若年者に好発します．ともに，遺伝的素因，環境因子，腸内細菌叢，免疫学的異常が絡み合って発症すると考えられており，一旦発症してしまうと QOL（quality of life）を損ねることがあり，長期に渡り治療を継続する必要があります．いまだにこれを完治させる治療法はありませんが，近年様々な作用機序を有する治療薬が登場しています．

潰瘍性大腸炎とは

　わが国では，主として大腸の粘膜を侵し，しばしばびらんや潰瘍を形成する原因不明のびまん性非特異性炎症と定義されています（**図 1**）．通常は直腸から連続性に口側に炎症が拡がって大腸全体に及ぶことがあります．炎症の範囲によって「直腸炎型」「左側大腸炎型」「全大腸炎型」「右側または区域性大腸炎」に分類されます．臨床症状として持続または反復性の粘血・血便，あるいはその既往があります．臨床的重症度は「軽症」「中等症」「重症」に分類され，重症の中でも特に症状が激しく重篤なものは劇症と分類されています[1]．

・潰瘍性大腸炎の治療方針について

　重症度や罹患範囲・QOL の状態などを考慮して治療を行います．活動期には寛解導入治療を行い，寛解導入後は寛解維持治療を長期にわたり継続します．薬物療法は，主として重症度と病変の罹患範囲に応じて薬剤を選択します．

　近年，Treat to Target ストラテジー[2]という，治療目標を設定しその目標が達

252　消化器疾患／潰瘍性大腸炎・Crohn 病

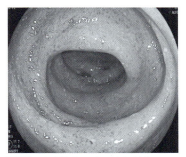

図1 潰瘍性大腸炎の内視鏡像

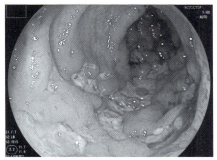

図2 Crohn病の内視鏡像

成できない場合は治療を強化していくという慢性疾患における考え方が提唱されています．臨床的寛解の維持，全大腸摘出術の回避，大腸癌発生のリスク軽減などの長期的予後改善が望まれており，実際の診療では，内視鏡的寛解が治療目標に設定され，それにむけてモニタリング，治療の評価が行われていきます．

Crohn病とは

 難治性炎症性腸管障害に関する調査研究班[1]によると，本疾患は原因不明であるが，免疫異常などの関与が考えられる肉芽腫性炎症性疾患とされ，主として若年者に発症し，小腸・大腸を中心に浮腫や潰瘍を認め，腸管狭窄や瘻孔など特徴的な病態が生じるとされています(**図2**)．口腔から肛門までの消化管のあらゆる部位におこり，消化管以外にも種々の合併症を伴うため，全身性疾患としての対応が必要とされています．下痢や腹痛などの消化管症状と発熱や体重減少・栄養障害などの全身症状を認め，貧血，関節炎，虹彩炎，皮膚病変などの合併症に由来する症状も呈します．病状・病変は再発・再燃を繰り返しながら進行し，治療に抵抗して社会生活が損なわれることも少なくありません．わが国では罹患部位から「小腸型」「小腸大腸型」「大腸型」と分類され，疾患の病態から，合併症のない「非狭窄非穿通型(炎症型)」，狭窄性病変を有する「狭窄型」，瘻孔形成を有する「穿通型」に分類されます．一般的な活動性評価スコアはCrohn's Disease Activity index (CDAI)が有名であり，150未満は

非活動期，150 〜 220 は軽症，220 〜 450 は中等症，450 超えは重症とされています[3,4]．

・Crohn 病の治療方針について

　Crohn 病は再燃と寛解を繰り返しながら，その経過中に高度な狭窄や瘻孔，膿瘍といった腸管合併症の形成を通じて，高率に腸管切除の適応となります．治療内容は，長期予後の改善を念頭に，病期，病型(小腸型，小腸大腸型，大腸型，および肛門病変，上部消化管病変の有無)，病悩期間，疾患パターン(炎症型，狭窄型，瘻孔型)，重症度，予後不良因子(広範な小腸病変，重篤な上部消化管病変，重篤な直腸病変，複雑痔瘻，発症早期の狭窄や瘻孔形成，大腸の深い潰瘍性病変)などを総合的に評価し決定します．おもな内科治療法としては，栄養療法と薬物療法があります．栄養療法は有害事象が少ないという特徴があり，薬物療法との併用も有用とされています．薬物療法では，免疫抑制を伴うものが多いので，感染などの合併症に注意して治療を行います．なお，狭窄，膿瘍，瘻孔などの合併症では外科治療を検討することが重要になります．Crohn 病に関しても Treat to Target ストラテジー[2]が提唱されており，治療目標を設定し治療を強化していくことにより，これら合併症を予防することが大切であると考えられます．

文献

1) 潰瘍性大腸炎・クローン病診断基準・治療指針　厚生労働科学研究費補助金 難治性疾患政策研究事業「難治性炎症性腸管障害に関する調査研究」(久松班)令和 4 年度分担研究報告書
2) Turner D, et al.：STRIDE-II: An Update on the Selecting Therapeutic Targets in Inflammatory Bowel Disease (STRIDE) Initiative of the International Organization for the Study of IBD (IOIBD): Determining Therapeutic Goals for Treat-to-Target strategies in IBD. Gastroenterology 2021；160：1570–1583
3) Best WR, et al.：Development of a Crohn's disease activity index. National Cooperative Crohn's Disease Study. Gastroenterology 1976；70：439-444
4) Best WR, et al.：Rederived values of the eight coefficients of the Crohn's Disease Activity Index (CDAI). Gastroenterology 1979；77：843-846

長田太郎

消化器疾患／潰瘍性大腸炎・クローン病 ▶▶ 5-アミノサリチル酸薬

54 炎症性腸疾患治療薬としての5-ASA製剤の種類と使い分けは？

● 症例

患者	経過
26歳男性	2か月前より排便回数が5～6回と多くなり，軟便，下痢，血便の出現がみられるようになった．下部内視鏡検査で直腸からS状結腸にかけて血管透見像が消失し顆粒状の粘膜変化，浅いびらんの散見がみられ潰瘍性大腸炎左半結腸型の中等症と診断された．

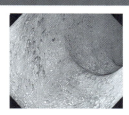

 5-ASAとはどんな薬剤で種類は何があるの？

　5-アミノサリチル酸（5-ASA）製剤は，軽症～中等症の炎症性腸疾患では寛解導入，寛解維持において第一選択薬となる基本的な薬剤です．

　5-ASA製剤の種類としてはメサラジンとスルファピリジンがアゾ結合したサラゾスルファピリジン（サラゾピリン®）と時間依存型メサラジン（ペンタサ®），pH依存型メサラジン（アサコール®），MMX型メサラジン（リアルダ®）があります（表1）．

 5-ASA製剤の作用機序

　5-ASA製剤の有効成分であるメサラジンは結核治療薬の4-アミノサリチル酸の位置異性体です．5-ASAはマクロファージや好中球などに作用し，活性酸素の産生の抑制，アラキドン酸代謝物の産生抑制，肥満細胞からのヒスタミン遊離抑制作用などによることが知られ

表1 5-ASA 製剤の種類

	サラゾピリン®	ペンタサ®	アサコール®	リアルダ®
特徴	スルファピリジン + メサラジンの合剤	時間依存型	pH コーティング	pH コーティング + MMX 構造
	抗菌作用 精子減少	顆粒製剤，坐剤，注腸剤と剤形が多様	pH7 以上で溶解	pH6.8 以上で溶解 13 時間の薬剤放出
作用部位	大腸	小腸＋大腸	大腸	大腸
寛解導入量	8,000 mg	4,000 mg	3,600 mg	4,800 mg
寛解維持量	4,000 mg	1,500 〜 2,250 mg	2,400 mg	2,400 mg
用量	500 mg/ 錠	250 mg, 500 mg/ 錠 1,000 mg, 2,000 mg/ 顆粒	400 mg/ 錠	1,200 mg/ 錠
服薬回数	3 回	2 〜 3 回	3 回	1 回

（各薬剤の添付文書より）

ています [1,2]．

　これらの作用は薬剤が腸管に直接接触して生じるため，炎症を抑えるためには腸管局所の粘膜内メサラジン濃度を高濃度に保つことが必要です [3-5]．

1）サラゾスルファピリジン（サラゾピリン®）

　5-ASA 基とスルファピリジン基がアゾ結合している薬剤です．約 1/3 が小腸で吸収されますが残りは大腸に到達し腸内細菌によってアゾ結合が分解作用されてスルファピリジンとメサラジンに分解されます．メサラジンおよび分解されずに小腸で吸収されたサラゾスルファピリジン自体も抗炎症作用を有し，遊離したスルファピリジンは抗菌作用を示します．スルファピリジンの副作用として片頭痛，尿の黄染，精子の減少が起こることがありますが，メサラジン製剤に耐性の患者や複数の生物学的製剤でも寛解導入できなかった難治例患者に治療効果が認められる場合も報告されています [6]．

256　消化器疾患／潰瘍性大腸炎・クローン病　▶▶▶ 5- アミノサリチル酸薬

2）時間依存型メサラジン（ペンタサ®）

メサラジン成分のみの製剤です．ペンタサ®はエチルセルロースで覆われた腸溶剤であり，十二指腸で放出が開始され小腸，大腸の広範囲に緩徐に放出されるよう工夫されています．時間の経過とともに薬剤が放出されることから時間依存型メサラジンともいわれます．潰瘍性大腸炎だけでなく内服薬は Crohn 病にも適応があります．錠剤，顆粒剤，坐剤，注腸剤と豊富な剤形があります．

3）pH 依存型メサラジン（アサコール®）

メサラジン成分のみの製剤です．大腸に高用量のメサラジンを到達させるため，pH7 以上になると溶解する pH 依存放出性フィルム（オイドラギット®S）でコーティングされており，pH7 以上になる回腸末端や右側大腸でメサラジンが放出されます．このため pH 依存型メサラジンともいわれます．潰瘍性大腸炎のみに適用があります．剤形は錠剤のみです．

4）pH 依存型メサラジン MMX（リアルダ®）

親油性基質と親水性基質からなるマルチマトリックス（MMX）中にメサラジンを分散させたメサラジン成分のみの製剤です．pH6.8 以上で溶解するオイドラギット®L,S で薬剤にコーティングを施し，回腸末端〜盲端部に到達してからメサラジンが放出します．MMX 構造により緩徐にメサラジンを放出させることから直腸にまで十分量を届かせることが可能となっています．剤形は錠剤のみです．

選択するポイント

5-ASA 製剤の特徴から遠位大腸へは pH 依存型，MMX 型が行き届くことが期待され，全大腸炎型には時間依存型が期待されますが，有効性に関してはこれらの薬剤に関しては寛解導入，維持療法ともに差

はないことが報告されています[7,8].

　効果には個人差もあり維持治療においても内服を継続していくため，実際に薬剤を選択する際には薬剤の大きさや剤形や服薬回数などの患者がきちんと内服できるものを考慮していくのが重要ではないかと考えます．

　寛解導入時には各薬剤の最大用量で治療を開始します[9]．有効性の確認は2～4週間後に行います．症状の悪化があった場合には，局所製剤やステロイドの追加治療の検討や5-ASA不耐の可能性を考慮します．有効時はそのままの治療を継続します．寛解維持は寛解導入時で用いた薬剤を用います．またCochraneのメタアナリシス[10]から1日2g以上の投与で有効性が確認されており，1日の維持量としては時間型なら2.0g，pH型およびMMX型では2.4gの維持量で治療を行っていきます．

患者さんのQOLと治療目標

きちんと内服，そして寛解維持へ

　5-ASAの服薬アドヒアランスは非常に重要です．症状がよくなると内服を忘れる方が多くなりがちです．2003年にKane Sらが服薬遵守群では2年で80％と高い寛解維持を認めているのに対し，服薬率が80％未満では1年で約54％，2年で約47％しか寛解維持ができないことを報告しています（**図1**）[11]．このことより，より継続的に内服できる方法や剤形を選ぶことは非常に大切です．

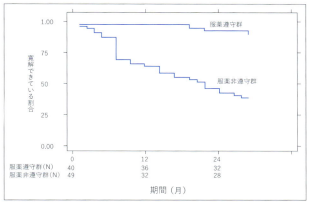

図1 服薬遵守と寛解維持率
(Kane S, et al.: Medication nonadherence and the outcomes of patients with quiescent ulcerative colitis. Am J Med 2003;114:39-43. より引用)

My Best 処方

潰瘍性大腸炎の左半結腸型の中等症の方．仕事をしている若い男性であり，服薬アドヒアランスを考慮してリアルダ® 1日1回4錠（4,800 mg）内服開始としました．

文献

1) Sandoval M, et al.: Peroxynitrite-induced apoptosis in human intestinal epithelial cells is attenuated by mesalamine. Gastroenterology 1997；113：1480-1488
2) McKenzie SM, et al.: 5-Aminosalicylic acid prevents oxidant mediated damage of glyceraldehyde-3-phosphate dehydrogenase in colon epithelial cells. Gut 1999；44：180-185
3) De Vos M, et al.: Concentrations of 5-ASA and Ac-5-ASA in human ileocolonic biopsy homogenates after oral 5-ASA preparation. Gut 1992；33：1338-1342
4) Fockens P, et al.: Comparison of the efficacy and safety of 1.5 compared with 3.0 g oral slow-release mesalazine (Pentasa) in the maintenance treatment of ulcerative colitis. Dutch Pentasa Study Group. Eur J Gastroenterol Hepatol 1995；11：1025-1030
5) Naganuma M, et al.: Measurement of Colonic Mucosal Concentrations of 5-Aminosalicylic Acid Is Useful for Estimating Its Therapeutic Efficacy in Distal Ulcerative Colitis: Comparison of Orally Administered Mesalamine and Sulfasalazine. Inflammatory Bowel Diseases 2001；7：221-225
6) Yoshino T, et al.: Usefulness of sulfasalazine for patients with refractory-ulcerative colitis. BMJ Open Gastro 2016；3：e000103

7) Murray A, et al.：Oral 5-amino-salicyclic acid for induction of remission in ulcerative colitis. Cochrane database of Syst Rev 2020；8：CD000543

8) Murray A, et al.：Oral 5-amino-salicyclic acid for maintenance of remission in ulcerative colitis. Cochrane database of Syst Rev 2020；8：CD000544

9) 潰瘍性大腸炎クローン病診断基準　治療指針　令和5年度改訂版　厚生労働科学研究費補助金難治性疾患政策研究事業　「難治性炎症性腸管障害に関する調査研究」

10) Feagan BG, et al.：Oral 5-aminosalicylic acid for induction of remission in ulcerative colitis Cochrane database of Syst Rev 2012；10：CD000543

11) Kane S, et al.：Medication nonadherence and the outcomes of patients with quiescent ulcerative colitis. Am J Med 2003；114：39-43.

福生有華

消化器疾患／潰瘍性大腸炎・Crohn 病 ▶▶ ステロイド

55 炎症性腸疾患の治療においてステロイド薬の長期投与は望ましくない？

● 症例

患者	経過
75 歳女性，潰瘍性大腸炎	45 歳時潰瘍性大腸炎（ulcerative colitis：UC）と診断された．5-ASA 製剤で寛解導入されず，注腸製剤，プレドニゾロン（prednisolone：PSL）内服を開始された．症状は寛解に至らず，慢性持続性経過であり，PSL5 mg が 5 年にわたって継続されていたステロイド依存例であった． 　経過観察中に，腰痛を認め，腰椎圧迫骨折を指摘されたが，腰椎骨密度（DXA 法）% YAM は 57％であった．HbA1c は 9.1％まで上昇した．UC の症状悪化時，サイトメガロウイルス（cytomegalovirus：CMV）アンチゲネミア検査陽性となった．

point 1　ステロイドには寛解維持効果がないため，期間を決めて減量する

「厚生労働省難治性炎症性腸管障害に関する調査研究」班の治療指針[1]では，「ステロイドは寛解維持効果に乏しく，骨粗鬆症などの副作用の発症リスクを上昇させることから，寛解維持を目的とした長期投与は避けなければならない」と記載があります．寛解維持効果がないことは，無作為化比較試験（randomized controlled trial：RCT）やメタアナリシスで検証[2,3]されています．

有害作用を回避するため，治療効果がある場合は寛解維持療法へ移行するべく減量を進めます．治療効果が認められない場合は次の寛解導入療法を開始します．例にして図 1 に示すように減量を進めます．

減量により再燃を繰り返す「ステロイド依存例」の維持療法には，アザチオプリンを開始します．1 ～ 2 週間以内に明らかな効果が認められない「ステロイド抵抗例」では，生物学的製剤や JAK 阻害薬な

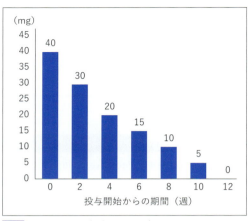

図1 ステロイド（プレドニン）の減量方法

どによる寛解導入療法を行います[1].

point 2　「骨粗鬆症治療」が必要にならないようにステロイドは減量する

　日本骨代謝学会は，「グルココルチコイド誘発性骨粗鬆症の管理と治療のガイドライン2023」[4]を発表しています．グルココルチコイド誘発性骨粗鬆症（glucocorticoid-induced osteoporosis：GIOP）では，30～50％に骨折を生じ生活の質（quality of life：QOL）が著しく低下します．危険因子には高齢，ステロイド総投与量，腰椎骨密度低値，既存骨折，があげられています．骨折リスク評価のため，腰椎骨密度評価は6か月以内に行い，再評価は2～3年ごと定期的に行うことが推奨されています．GIOPの発症は投与量と期間に依存するため，できる限り速やかに減量し，骨粗鬆症を回避するのが理想的ですが，予防治療開始基準は，1日平均PSL5 mg，3か月以上使用予定の場合とされています（**図2**）．

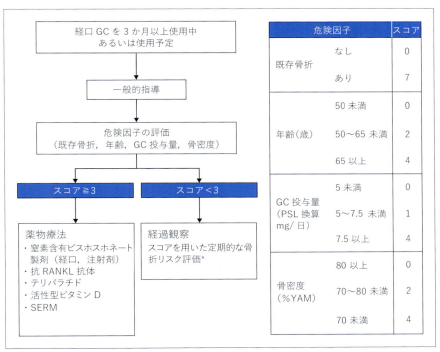

図2 ▶ 診療アルゴリズム
2014年改訂版で決定したスコアカットオフ値を用いた2023年版のアルゴリズム．
GC：グルココルチコイド，RANKL：receptor activator of nuclear factor-kappa B ligand，SERM：選択的エストロゲン受容体モジュレーター，PSL：プレドニゾロン，YAM：young adult mean
＊6か月から1年ごとの腰椎単純X線撮影，骨密度測定
（日本骨代謝学会：グルココルチコイド誘発性骨粗鬆症の管理と治療のガイドライン2023．南山堂，2023：Pxiii．より引用）

point 3　ステロイドによる高血糖対策はいつ始めるか

　ステロイド長期投与により糖尿病となる頻度は，約8〜18％とされています．血糖上昇の機序は，①肝臓での糖新生亢進，②骨格筋における糖取り込み低下，③高グルカゴン血症と考えられます．血糖上昇は，投与2〜3時間後から生じ，約5〜8時間後に血糖値が最高に達しますが，ケトアシドーシスをきたす例もあり，投与直後から血糖モニタリングが必要です．食後血糖値が200 mg/dL以上に上昇してい

ればインスリン治療も検討が必要[5]です.

point 4　モニタリングは，治療開始前にも，治療開始後にも必要

　班会議治療指針[1]には，「感染症の発症に留意し，適切なスクリーニングとモニタリングを実施する」とあります.

　日和見感染は，年齢に加え免疫抑制治療がリスクと報告[6]されています．ステロイド開始前には，B型肝炎スクリーニング（HBsAg, HBcAb, HBsAb），結核スクリーニング（胸部X線検査，インターフェロンγ遊離試験またはツベルクリン反応検査）を行います．HBsAg陽性例やHBcAb陽性例では，日本肝臓学会「B型肝炎治療ガイドライン」[7]に従った抗ウイルス薬投与やHBVDNAモニタリングが必要です．

　治療経過でUCが再燃した際には，CMV再活性化や，*Clostridioides difficile*チェックが必要です．呼吸器症状を認めた場合には，結核以外にニューモシスチス肺炎除外のため，β-D-グルカン採血が必要になります．

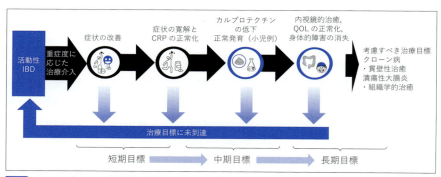

図3 Crohn病および潰瘍性大腸炎の治療目標
（Turner D, et al.：STRIDE-II: An Update on the Selecting Therapeutic Targets in Inflammatory Bowel Disease (STRIDE) Initiative of the International Organization for the Study of IBD (IOIBD): Determining Therapeutic Goals for Treat-to-Target strategies in IBD. Gastroenterology 2021; 160: 1576. より作成）

患者さんの QOL と治療目標

従来は「自覚症状改善」が治療目標でしたが，より高いレベルの「内視鏡的寛解，組織学的寛解」達成のため，医療者と患者が短期的，中期的，長期的な治療目標を設定し，バイオマーカーや内視鏡検査を用いた評価を行い，達成できていなければ治療を見直し，再び評価を行うという，"Treat to Target"のコンセプト（**図3**）が提案[8]されています．

My Best 処方

図1に示すように，PSL は2週ごとに減量し，投与後3か月をめどに中止します．「ステロイド依存例」ではアザチオプリンの投与を開始しますが，開始前には副作用予測のため，*NUDT15* 遺伝子多型採血が必須です．
処方例1：アザチオプリン1日1回（*NUDT15* 遺伝子型により，投与量は異なる）
処方例2：新規薬剤が多数保険適用となっており，治療指針を参考に治療を行います．

文献

1) 厚生労働省難治性炎症性腸管障害に関する調査研究班治療指針．http://ibdjapan.org/pdf/doc15.pdf
2) Nakase H, et al.：Evidence-based clinical practice guidelines for inflammatory bowel disease 2020. J gastroenterology 2021;56:489-526
3) 日本消化器病学会：炎症性腸疾患（IBD）診療ガイドライン 2020（改訂第2版）．南江堂，2020
4) 日本骨代謝学会：グルココルチコイド誘発性骨粗鬆症の管理と治療のガイドライン 2023．南山堂，2023
5) 日本糖尿病学会：糖尿病専門医研修ガイドブック改訂第9版．診断と治療社，2023: 448-450
6) Toruner M, et al: Risk factors for opportunistic indections in patients with inflammatory bowel disease. Gastroenterology 2008; 134:929-936
7) 日本肝臓学会：B 型肝炎治療ガイドライン（第4版）．https://www.jsh.or.jp/lib/files/medical/guidelines/jsh_guidlines/B_v4.pdf
8) Turner D, et al: STRIDE-Ⅱ:An update on the selecting therapeutic targets in inflammatory bowel disease(STRIDE) initiative of the international organization for thr study of IBD(IOIBD): determining therapeutic goals for treat-to-target strategies in IBD. Gastroenterology 2021;160:1570-1583

加賀谷尚史

消化器疾患／潰瘍性大腸炎・Crohn 病 ▶▶ 免疫調節薬

56 免疫調節薬を使用するのはこわくない？

● 症例

患者	経過
30歳男性，潰瘍性大腸炎	潰瘍性大腸炎の治療のためステロイドの治療を開始した．これにより効果が得られたため，ステロイドの減量を行った．しかし，ステロイドの減量により下痢・血便など潰瘍性大腸炎の症状が再燃してしまうため免疫調節薬を併用した．1週間後より著明な頭髪の脱毛を認め，発熱・咳嗽を認めたため救急外来を受診した．血液検査では白血球 1,000/mL と白血球減少を認め，胸部X線写真では肺炎を認め入院となった．

 免疫調節薬はステロイド依存を回避できる可能性のある薬剤である

　免疫調節薬はステロイド依存性の患者に投与してステロイドの離脱を図ることができる安価で有効性の高い薬剤です（**図1**）[1]．

 白血球減少・脱毛などの有害事象は事前に予測可能である

　遺伝子的にチオプリンの代謝ができない患者がおり，そのような患者では薬効が過剰となり白血球減少を引き起こすことが知られております（**表1**）[2]．

　現在では事前に NUDT15 遺伝子変異を血液検査で知ることが可能であり，投与前にはそのリスクを確認をした方が良いです．

 チオプリンの有害事象は多岐にわたる

　チオプリンの有害事象で頻度が多いものは，血球減少が最も多く，

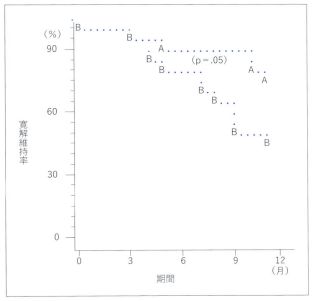

図1 チオプリンによる寛解維持率
A：スルファサラジン＋チオプリン群
B：スルファサラジン＋プラセボ群
スルファサラジン単独群は55.6%の再燃を認めるがスルファサラジン＋チオプリン群では再発は23.5%であった．
(Sood A, et al.：The beneficial effect of azathioprine on maintenance of remission in severe ulcerative colitis. J Gastroenterol 2002; 37: 270-274. より引用)

表1 NUDT15 遺伝子変異

NUDT15 遺伝子 検査結果	日本人での 頻度	通常量で開始した場合の 副作用頻度		チオプリン 製剤の 開始方法
^^^	^^^	急性高度 白血球減少	全脱毛	^^^
Arg/Arg	81.1%	稀（< 0.1%）	稀（< 0.1%）	通常量で開始
Arg/His	^^^	^^^	^^^	^^^
Arg/Cys	17.8%	低（< 5%）	低（< 5%）	減量して開始
Cys/His	< 0.05%	高（> 50%）	^^^	^^^
Cys/Cys	1.1%	必発	必発	服用を回避

(厚生労働科学研究費補助金 難治性疾患等政策研究事業「難治性炎症性腸管障害に関する調査研究」(鈴木班)．令和2年度分担研究報告書．http://www.ibdjapan.org/pdf/doc01.pdf．より引用)

表2 アザチオプリン投与後の副作用

有害事象	患者数 (%)	有害事象発現までのAZA投与期間(月)
白血球減少症	18 (15.8%)	
軽度	15	13.7 (range, 1～47)
中度	1	3
重度	2	1か月未満
感染症	2 (1.8%)	
結核	1	8
肺炎	1	1.5
肝障害	2 (1.8%)	
軽度	1	8
重度	1	1か月未満
脱毛症	2 (1.8%)	3.5 (range, 3～4)
胃腸障害	11 (9.6%)	1か月未満
インフルエンザ様症状	3 (2.6%)	3 (range, 0.5～8)
合計 (Total)	38 (33.3%)	

(Takatsu N, et al.: Adverse reactions to azathioprine cannot be predicted by thiopurine S-methyltransferase genotype in Japanese patients with inflammatory bowel disease. J Gastroenterol Hepatol 2009；24：1258-1264 より引用)

次いで嘔気・嘔吐・下痢などの胃腸障害が認められます．そのほか，感染や肝機能障害があります（**表2**）．血球減少や脱毛はNUDT15遺伝子多型によりますが，有害事象のすべてがこの遺伝子変異によるものではないため，定期的な有害事象モニタリングは必要です[3]．

point 4　発がんの心配はないの？

　免疫調節薬の有害事象としては発がんが問題になります．日本人7万5千673人の炎症性腸疾患（inflammatory bowel disease：IBD）患者を対象とした調査では，非ホジキンリンパ腫のリスクを増加させないことが分かっております．一方で非黒色腫皮膚癌に関してはリスクを増加させることが示されております．しかし，非黒色腫皮膚癌は日本人においては希少がんですので，使用に際しては薬剤投与によるリスク・ベネフィットを判断していただけたらと思います（**図2**）[4]．

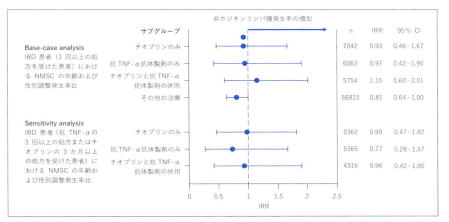

図 2-1 炎症性腸疾患（IBD）患者サブグループにおける非ホジキンリンパ腫（NHL）の年齢および性別調整発生率比

CI: 信頼区間（Confidence Interval）
IRR: 発生率比（Incidence Rate Ratio）
(Kobayashi T, et al.：Lack of Increased Risk of Lymphoma by Thiopurines or Biologics in Japanese Patients with Inflammatory Bowel Disease: A Large-Scale Administrative Database Analysis. J Crohns Colitis 2020; 14: 617-623. より引用)

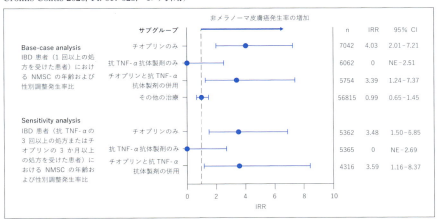

図 2-2 炎症性腸疾患患者サブグループにおける非メラノーマ皮膚癌（NMSC）の年齢および性別調整発生率比

CI: 信頼区間（Confidence Interval）
IRR: 発生率比（Incidence Rate Ratio）
NE: 推定不可（Not Estimable）
(Kobayashi T, et al.：Lack of Increased Risk of Lymphoma by Thiopurines or Biologics in Japanese Patients with Inflammatory Bowel Disease: A Large-Scale Administrative Database Analysis. J Crohns Colitis 2020; 14: 617-623. より引用)

予後予測の目

チオプリンを最適濃度にするために

　チオプリンは代謝され 6-TGNs が薬効を発揮します．6-TGNs 濃度の至適治療域は 235〜450 pmol/8 × 10^8RBC と言われていますが，わが国では赤血球中 6-TGNs 濃度の測定は保険適用外であり，6-TGNs 濃度を測定しながらの薬剤調整は困難です．そのため末梢血中の白血球数 3,000〜4,000/mL，平均赤血球容積（MCV）100 fL 前後を指標に投与量の調整が行われ，それを目安に薬剤を調整することが多いです．

My Best 処方

◎ NUDT15 遺伝子変異を確認し，Cys/Cys でないことを確認した上で①〜④を行う
① アザチオプリン（azathioprine：AZA）の初期投与は 25〜50 mg で開始します．多少の嘔気は内服継続により改善する可能性がありますが，倦怠感が著しく生活に支障が出る場合は中止するように指示します．
② 投与後 1〜2 週間後に来院してもらい，血液検査(血算, AST/ALT, アミラーゼ等)をします．
③ 問題なければ，AZA 25 mg 投与の患者に対しては，50 mg に増量を行います．増量 2 週間後を目安に来院してもらい，問題がなければ，1〜2 か月ごとに血液検査を行います．薬剤効果の発現には個人差がありますが，およそ 2〜4 週と考えます．ただし，効果が最大限となるためには 2〜3 か月必要と考えられます．日本人は AZA 50〜150 mg で効果が認められる場合が多いです．
④ 白血球数 3,000〜4,000/mL，MCV 100 fL 前後を目安に投与量の調整をしますが，チオプリン製剤の増量にもかかわらず白血球数も変化しない，効果が認められない場合には，6-TGN を測定（保険適用外）もしくは，他の治療法を考慮します．

文献

1) Sood A, et al.：The beneficial effect of azathioprine on maintenance of remission in severe ulcerative colitis. J Gastroenterol 2002；37：270-274
2) 厚生労働科学研究費補助金 難治性疾患等政策研究事業「難治性炎症性腸管障害に関する調査研究」（鈴木班）．令和 2 年度分担研究報告書．http://www.ibdjapan.org/pdf/doc01.pdf
3) Takatsu N, et al.：Adverse reactions to azathioprine cannot be predicted by thiopurine S-methyltransferase genotype in Japanese patients with inflammatory bowel disease．J Gastroenterol Hepatol 2009；24：1258-1264
4) Kobayashi T, et al.：Lack of Increased Risk of Lymphoma by Thiopurines or Biologics in Japanese Patients with Inflammatory Bowel Disease: A Large-Scale Administrative Database Analysis. J Crohns Colitis 2020；14：617-623

澁谷智義

消化器疾患／潰瘍性大腸炎・Crohn病 ▶▶ 抗TNF-α抗体薬

57 TNF-α抗体製剤はどういう場合に使用する？

● 症例

患者	経過
30歳男性，潰瘍性大腸炎	半年前から下痢を自覚しており，1週間前から腹痛が強くなり1日10回を超える水様便，粘血便を認め病院を受診した．38℃の発熱，Hb 9.0 mg/dLの貧血があり，CRP 12 mg/dLと上昇していた．CT検査では盲腸から直腸まで全大腸に腸管浮腫を認め，下部消化管内視鏡検査で全大腸に連続性の潰瘍形成と自然出血所見を認めた．重症の潰瘍性大腸炎と診断し入院加療を開始．5-ASA製剤とプレドニゾロン静注60 mg/日（1 mg/kg）を開始したが症状の改善に乏しかった．全身状態から手術はまだ回避できると判断し，インフリキシマブ300 mg（5 mg/kg）の投与を開始した．すると投与2日後から次第に症状の改善が見られ，投与2週間後には日常生活に復帰可能なまでに症状は改善した．その後症状の再燃は見られず，インフリキシマブ8週ごとの投与を継続している．

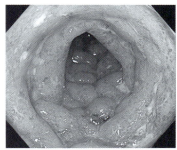
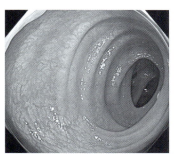

大腸内視鏡像（インフリキシマブ投与前） 大腸内視鏡像（投与開始1年後）

TNF-α抗体製剤とは

　TNF-αは免疫や炎症にかかわるサイトカインの一種で，正常免疫でも重要なはたらきがありますが，過剰に産生されることで局所の炎症を惹起します．TNF-α抗体製剤はTNF-αのはたらきを阻害することで抗炎症作用を発揮します．炎症性腸疾患ではインフリキシマブ

(infliximab：IFX)，アダリムマブ(adalimumab：ADA)，ゴリムマブ(golimumab：GOL)と 3 種類の TNF-α 抗体製剤が使用されていますが，IFX はキメラ抗体であり投与時反応(infusion reaction)に注意が必要となります．TNF-α 抗体製剤は炎症性腸疾患以外にも関節リウマチや Behçet 病などの膠原病疾患，乾癬などの皮膚疾患にも使用されます．

潰瘍性大腸炎に対しては IFX，ADA，GOL の 3 剤とも使用され，Crohn 病では IFX，ADA が適応承認となっています．

TNF-α 抗体製剤の使用場面

　TNF-α 抗体製剤をはじめとする各種分子標的薬物は潰瘍性大腸炎に対しては難治性のある患者，つまり既存治療の 5-ASA 製剤やステロイド，チオプリンなどの既存治療で効果不十分な症例に使用されます．難治性炎症性腸管障害に関する調査研究班による診断指針・治療指針ではステロイド依存例や抵抗例が難治例とされています[1]．特に IFX は重症例にも効果を発揮し，適応承認されて以降，入院が必要な重症患者に対する重要な薬剤の 1 つとなっています．Crohn 病ではブデソニドも含めたステロイドや成分栄養療法，チオプリン製剤で効果不十分例に使用されますが，Crohn 病はそもそも全層性の強い炎症性疾患で，腸管の狭窄や瘻孔などで手術を回避できないような症例もあり，早期の TNF-α 抗体製剤の導入も検討が必要となることがあります．

　TNF-α 抗体製剤は比較的早い効果が期待でき，特に IFX の効果発現は早く，ステロイド不応で手術を検討しているような重症潰瘍性大腸炎患者に対しても，うまく効果が発現すれば 2～4 週で退院まで到達するスピード感を持って症状が改善することがあります．

効果減弱例への対応

　潰瘍性大腸炎，Crohn 病の効果減弱例に対しては，IFX・ADA は倍

量への増量や，投与期間の短縮が承認されています．増量，期間短縮でも効果不十分の場合は，病状に応じてですが，潰瘍性大腸炎の場合はステロイドの一時的使用や血球成分除去療法の併用などを検討し，それでも効果不十分の場合は同じ作用機序の別薬剤に変更する，別の作用機序を有する生物学的製剤あるいは低分子化合物に変更することを考慮します．病状が進み，より重症から劇症例では外科的に大腸全摘術も考慮する必要があります．Crohn 病の場合は増悪した症状により内視鏡的・外科的治療の必要性を評価し，薬剤強化としてはブデソニドやステロイドの使用，また栄養療法の併用を行い，それでも効果不十分の場合は潰瘍性大腸炎と同様に他の薬剤への変更を検討します．

　TNF-α 抗体製剤は生物学的製剤であり，長期に使用していると抗製剤抗体の出現により効果が減弱することがあります．特に IFX はキメラ抗体で免疫原性が比較的高いため，抗 IFX 抗体が産生され，二次無効となることも少なくありません．一度 TNF-α 抗体製剤で効果が得られていた場合は TNF-α をブロックすることでの病勢コントロールが良いと考えられ，他の TNF-α 抗体製剤への変更で効果を示すことも多く経験します（**表 1**）．

副作用

　TNF-α 抗体製剤は免疫抑制にはたらく薬剤のため，敗血症，ニューモシスチス肺炎などの感染症に最も注意が必要であり，また結核や B 型肝炎の再活性化も考慮し定期的な検査が推奨されます．IFX に関しては，薬剤投与中に見られる infusion reaction の出現に注意が必要です．症状としては発熱，悪寒や呼吸困難感や血圧低下などがあり，アレルギー反応に近い症状ですが発現機序については明確ではなく，ヒト型抗体である ADA・GOL は IFX に比べて免疫原性が低く infusion reaction を起こすリスクが低いとされています．

表1 ▶ TNF-α抗体製剤について各薬剤の特徴

	投与経路	投与間隔	効果減弱時の対応
インフリキシマブ（IFX）	点滴静注	8週ごと	・Crohn病では倍量投与 or 期間短縮
アダリムマブ（ADA）	皮下注射	2週ごと	・潰瘍性大腸炎では倍量投与 or 期間短縮 ・Crohn病では倍量投与
ゴリムマブ（GOL）	皮下注射	4週ごと	－

新規治療薬

本項ではTNF-α抗体製剤について記載しましたが，潰瘍性大腸炎・Crohn病の患者は年々増加しており，高齢発症例や治療抵抗例も増えています．近年，新たな作用機序を有する新規治療薬が登場し目覚ましい進歩を遂げています．IL-12/23抗体製剤，IL-23抗体製剤，α4β7インテグリン抗体製剤，JAK阻害薬など両疾患に適応のある薬剤が次々に登場しており，その効果への期待は日々高まりを見せています．

My Best 処方

潰瘍性大腸炎・クローン病に対する導入例

◎入院を要する症状を有する場合
処方例1：インフリキシマブ 5mg/kg 1日1回静注（2投目は2週後，3投目は6週後，以降8週ごと）
◎外来で診ることのできる程度の症状を有する場合
処方例1：アダリムマブ 160mg 皮下注（2週後に80mg皮下注，以降2週ごとに40mg皮下注）
処方例2（※潰瘍性大腸炎のみ）：ゴリムマブ 200mg 皮下注（2週後に100mg皮下注，以降4週ごとに100mg皮下注）

文献

1) 潰瘍性大腸炎・クローン病診断基準・治療指針　厚生労働科学研究費補助金 難治性疾患政策研究事業「難治性炎症性腸管障害に関する調査研究」（久松班）令和4年度分担研究報告書

矢野慎太郎／長田太郎

過敏性腸症候群：疾患概要と治療の基本方針

疾患概念

日常臨床では，消化管由来と思われる愁訴があっても症状の原因となりうる異常所見を同定できない場合がしばしばあります．このような病態を説明する概念として，機能性消化管障害(functional gastrointestinal disorders：FGIDs)が提唱されています．脳と腸の相互作用の障害を基盤としているため，脳腸相関病ともよばれます[1]．

FGIDs は多くの疾患を含んでおり，過敏性腸症候群(irritable bowel syndrome：IBS)はその代表的疾患の一つです．IBS は，現在国際分類(Rome IV)に基づき診断されており，その診断基準は，『6 か月以上前から症状があり，最近の 3 か月間において平均して少なくとも週に 1 日以上の反復する腹痛があり，その腹痛は，「排便に関係する」，「排便頻度の変化に関係する」，「便形状(外観)の変化に関係する」のうち，2 つ以上を満たす』です[2]．IBS 患者の健康関連QOL(quality of life：生活の質)は大幅に低下していることが知られており[3]，健康寿命を伸ばすためにも患者自身の報告に基づいた主症状の満足のいく緩和をもたらす適切な治療が必要です．

治療の基本方針

IBS ガイドラインでは 3 段階の治療フローチャートが提唱されています[4]．

第 1 段階では，良好な患者―医師関係を構築したうえで，消化管主体の治療が行われます．IBS 症状を誘発しやすい食品(脂質，カフェイン類，香辛料を多く含む食品やミルク，乳製品など)をひかえ，適度な運動をすることは基本治療となります．第 1 段階ではまずこの食事指導・生活習慣の改善を行い，便

秘や下痢の優勢症状や過敏性腸症候群の型（便秘型，下痢型，混合型，分類不能型）に応じて，下痢には 5-HT$_3$ 拮抗薬，便秘には粘膜上皮機能変容薬を投与し，症状や型にかかわらず消化管運動機能調節薬・プロバイオティクス・高分子重合体・漢方薬・抗アレルギー薬・抗コリン薬を投与します．改善がなければ，下痢には止痢薬，便秘には下剤を追加投与します．4〜8週間の治療を行い改善がなければ第2段階にすすみます．

　第1段階の治療が無効であることは，消化管主体の治療だけでは不十分であることを意味します．第2段階では，第1段階で用いる薬物治療を併用しながら中枢機能の調整を行います．ストレス・心理的異常の有無を確認し，あればうつや不安の有無を評価します．その際，幻覚，妄想，軽躁の有無を評価し，精神疾患を鑑別します．うつや不安があれば抗うつ薬や抗不安薬を併用します．ストレス・心理的異常がない場合，大腸粘膜生検，小腸内視鏡検査，乳糖負荷試験などの精密検査を行い，器質的疾患を鑑別します．精密検査で異常がない場合，簡易精神療法，すなわち，患者のストレス対処行動に助言するようなストレスマネジメントなどを行います．4〜8週間の治療を行うも改善しなければ第3段階にすすみます．

　第3段階では，薬物療法より心理療法を中心とする治療を行います．ただし，消化管運動異常がないかを再度確認します．心理療法は専門的な心理療法を意味しており，実施可能な心療内科や精神科に紹介します．薬物療法を併用する場合は，前の2つの段階で用いていない薬を単独または併用して行います．

文献

1) Drossman DA, et al.：Rome IV-Functional GI Disorders: Disorders of Gut-Brain Interaction. Gastroenterology 2016：150：1257-1261
2) Lacy BE, et al.：Bowel Disorders. Gastroenterology 2016：150：1393-1407
3) Gralnek IM, et al.：The impact of irritable bowel syndrome on health-related quality of life. Gastroenterology 2000：119：654-660
4) 日本消化器病学会（編）：機能性消化管疾患診療ガイドライン 2020 −過敏性腸症候群（IBS）（改訂第2版）．南江堂，2020：xx-xxii

参考文献

- 日本消化器病学会(編)：機能性消化管疾患診療ガイドライン 2020 - 過敏性腸症候群(IBS)改訂第 2版，南江堂，2020
- 佐々木大輔：過敏性腸症候群に対する桂枝加芍薬湯の臨床効果 多施設共同無作為割付群間比較臨床試験．臨牀と研究 1998；75：1136-1152
- 水野修一：過敏性腸症候群に対する桂枝加芍薬湯エキスの治療効果 臭化メペンゾラートとの比較試験．診断と治療 1985；73：1143-1152
- 備前 敦：心理的ストレスを伴う下痢型過敏性腸症候群に対する半夏瀉心湯(錠剤)の検討．医学と薬学 2012；68：127-133
- Manabe N, et al.：Effect of daikenchuto (TU-100) on gastrointestinal and colonic transit in humans. Am J Physiol Gastrointest Liver Physiol 2010；298：G970-975
- 武田宏司：脳腸相関 消化器内科領域における漢方．日東洋心身医研会誌 2011;25:37-41
- 星野恵津夫：下部消化管の機能異常を中心に 漢方薬による過敏性腸症候群の治療．Prog Med 1993；13：2908-2913
- Barbara G, et al.：Activated mast cells in proximity to colonic nerves correlate with abdominal pain in irritable bowel syndrome. Gastroenterology 2004；126：693-702
- Klooker TK, et al.：The mast cell stabiliser ketotifen decreases visceral hypersensitivity and improves intestinal symptoms in patients with irritable bowel syndrome. Gut 2010；59：1213-1221
- Wouters MM, et al.：Histamine Receptor H1-Mediated Sensitization of TRPV1 Mediates Visceral Hypersensitivity and Symptoms in Patients With Irritable Bowel Syndrome. Gastroenterology 2016；150：875-887.e9
- Ruepert L, et al.：Bulking agents, antispasmodics and antidepressants for the treatment of irritable bowel syndrome. Cochrane Database Syst Rev 2011；2011：Cd003460
- Xie C, et al.：Efficacy and Safety of Antidepressants for the Treatment of Irritable Bowel Syndrome: A Meta-Analysis. PLoS One 2015；10：e0127815
- Ford AC, et al.：Effect of Antidepressants and Psychological Therapies in Irritable Bowel Syndrome: An Updated Systematic Review and Meta-Analysis. Am J Gastroenterol 2019；114：21-39
- Tanum L, et al.：A new pharmacologic treatment of functional gastrointestinal disorder. A double-blind placebo-controlled study with mianserin. Scand J Gastroenterol 1996；31：318-325
- Khalilian A, et al.：A randomized, double-blind, placebo-controlled study to assess efficacy of mirtazapine for the treatment of diarrhea predominant irritable bowel syndrome. Biopsychosoc Med 2021；15：3
- Menees SB, et al.：The efficacy and safety of rifaximin for the irritable bowel syndrome: a systematic review and meta-analysis. Am J Gastroenterol 2012；107：28-35；quiz 6

北條麻理子

消化器疾患／過敏性腸症候群 ▶▶ 高分子重合体—ポリカルボフィルカルシウム

高分子重合体—ポリカルボフィルカルシウムはどうしてIBS患者に効果があるの？

● 症例

患者	経過
32歳男性	繰り返す下痢と腹痛を主訴に来院した．5年前にA社に入社した．その頃から症状があり，最近3か月間は週末を除いてほぼ毎日症状を自覚している．便性状は泥状便から水様便で，排便の回数は5回／日である．排便により腹痛は一時的に軽快する．腹痛のため出勤できない日が以前より増えたため受診した．

 高分子重合体—ポリカルボフィルカルシウムは消化管内容物の性状を正常化させることにより有効性を発揮する

　高分子重合体は，単量体が重合してできた分子のことをさします．過敏性腸症候群（irritable bowel syndrome：IBS）治療に用いられる高分子重合体はポリカルボフィルカルシウムで，IBS治療の第一段階の治療として用いられています[1]．ポリカルボフィルカルシウムは，3,4-ジヒドロキシ-1,5-ヘキサジエンにより架橋されたポリアクリル酸のカルシウム塩で，酸性条件下の胃内でカルシウムを脱離してポリカルボフィルになります．そして，ポリカルボフィルは，中性条件下の小腸内や大腸内で高い吸水性と保水性を示しゲル化して膨潤します．

　下痢時には，ポリカルボフィルが腸管内の増加した水分を吸水してゲル化します．それに伴い亢進した消化管内容物の通過が遅延し便回数が減少します．さらに遅延により便中からの水分吸収が促進され便性状は改善します．一方，便秘時には膨張性下剤として働きます．ポリカルボフィルが消化管内で水分を吸水して膨潤し，腸管内容物が軟化もしくはその容量が増加します．それにより遅延した消化管内容物

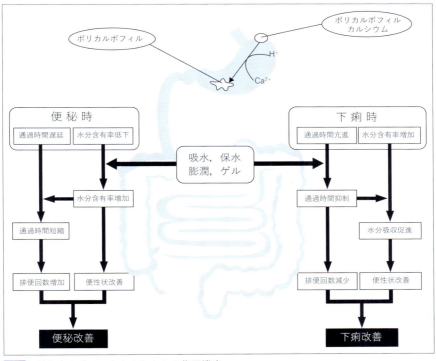

図1 ポリカルボフィルカルシウムの作用機序
(監修:東北大学 名誉教授 本郷道夫先生)

の通過時間は短縮し排便回数は増加します.また,吸水した水分を保持することにより,便中からの水分吸収が抑制され便性状は改善します.ポリカルボフィルカルシウムは,生体に吸収されずに消化管の内腔において内容物の性状を正常化させることにより下痢と便秘を改善すると考えられています[2] (**図1**).

ポリカルボフィルカルシウムが IBS に対する治療として有用であることを示す報告がある

IBS 患者23人を対象に行われた,6か月間のポリカルボフィルカ

ルシウム(6 g/日)投与群とプラセボ投与群のランダム化二重盲検クロスオーバー試験では，試験終了時に IBS の症状を緩和するためにどちらを選ぶかの問いに対して 21 人が回答をし，71 ％がプラセボよりもポリカルボフィルカルシウムを選ぶという結果でした(P=0.08)[3]．また，患者日誌による主観的評価によると，排便のしやすさは，プラセボ投与群よりポリカルボフィルカルシウム投与群の方が有意に改善していました(P=0.05)．

　日本で行われたトリメブチンを対照薬とし，IBS(下痢型，便秘型，交替型)に対してポリカルボフィルカルシウム(3 g/日)を用いた二重盲検群間比較試験[4]が行われました．その結果，便通異常総合改善度と腹部症状総合改善度を総合的に勘案して評価した最終全般改善度ではポリカルボフィルカルシウム群(59.1 ％)がトリメブチン群(37.4 ％)に比べ有意にすぐれ，ポリカルボフィルカルシウム群の改善率は 63.6 ％，トリメブチン群の改善率は 35.2 ％でした．

　さらに，ポリカルボフィルカルシウム 3 g/日の 8 週間投与により下痢型 IBS と便秘型 IBS のそれぞれで，大腸通過時間の有意な延長と短縮，排便回数の有意な減少と増加，ブリストル便形状スコアの有意な低下と上昇，そして両型で腹痛の程度の有意な改善を認めたという報告もあります[5]（**表 1**）．

処方時の留意点

　ポリカルボフィルカルシウムは，十分量(コップ 1 杯程度)の水とともに服用します．服用時の水が少ないと，服用後に途中でつかえる場合があります．その場合，つかえた部位で膨張して喉や食道を閉塞する可能性があります．

　ポリカルボフィルカルシウム処方時には併用薬剤に注意を払う必要があります[2]（**表 2**）．

　酸性条件下の胃内でカルシウムを脱離して薬効を発揮するため

表1 ポリカルボフィルカルシウム治療前後の大腸通過時間，排便回数，ブリストル便形状スコア，腹痛の程度の比較

	下痢型 IBS			便秘型 IBS		
	治療前	8 週治療後	P 値	治療前	8 週治療後	P 値
平均大腸通過時間（時間）	2.1 ± 3.3	9.4 ± 10.5	0.02	51.2 ± 28.0	34.6 ± 30.0	0.01
排便回数（回/週）	22.5 ± 6.3	9.5 ± 3.5	<0.001	2.1 ± 0.4	4.0 ± 1.9	0.004
ブリストル便形状スコア	4.3 ± 0.7	3.8 ± 0.4	0.04	1.9 ± 0.4	3.3 ± 0.7	< 0.001
腹痛	1.7 ± 0.5	0.6 ± 0.7	<0.001	1.4 ± 0.5	0.9 ± 0.8	0.02

(Chiba T, et al.：Colonic transit, bowel movements, stool form, and abdominal pain in irritable bowel syndrome by treatments with calcium polycarbophil. Hepatogastroenterology 2005;52:1416-1420. より和訳作成)

(**point 1**参照)，プロトンポンプ阻害薬などとの併用によりポリカルボフィルカルシウムの作用が減弱する可能性があります．カルシウムイオンはテトラサイクリン系抗菌薬やニューキノロン系抗菌薬とキレートを形成するため，これらの抗菌薬の吸収が阻害されます．従って，テトラサイクリン系抗菌薬やニューキノロン系抗菌薬とポリカルボフィルカルシウムを併用すると，これらの抗菌薬の作用を減弱する可能性があります．活性型ビタミン D 製剤との併用では高カルシウム血症が生じる可能性があり，ポリカルボフィルカルシウムを併用することにより強心配糖体の併用が増強し，不整脈が発現する可能性があります．

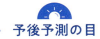

予後予測の目

30,000 人年以上の追跡調査を行ったミネソタ州住民を対象とした大規模な集団ベースのコホート研究では，生存期間と IBS との間に有意な関連は認められませんでした[6]．しかし，IBS 患者では希死念慮を持つ割合が高いという報告もあるため[7]自殺企図に至らないように注意する必要があります．

表2 併用注意とその理由

薬剤名等	臨床症状・措置方法	機序・危険因子
活性型ビタミンD製剤 　アルファカルシドール 　カルシトリオール　等	臨床症状：高カルシウム血症があらわれるおそれがある	機序：これらの薬剤は腸管でのCa吸収を促進させる
カルシウム剤 　L-アスパラギン酸カルシウム 　乳酸カルシウム　等	臨床症状： (1) 高カルシウム血症があらわれるおそれがある (2) 本剤の作用が減弱するおそれがある	機序： (1) 本剤はCaを含有（ポリカルボフィルカルシウム1.0g中にCaとして約200mg含有）するため，これらの薬剤と併用するとCaの過剰摂取となる (2) 本剤はCaが脱離して薬効を発揮するが，Caとの共存下では再結合により薬効が減弱する
強心配糖体 　ジゴキシン　等	臨床症状：これらの薬剤の作用を増強し，不整脈等を誘発するおそれがある	機序：Caは強心配糖体の心筋収縮力増強作用を強める
テトラサイクリン系抗菌薬 　テトラサイクリン 　ミノサイクリン　等 ニューキノロン系抗菌薬 　ノルフロキサシン 　シプロフロキサシン 　トスフロキサシン　等	臨床症状：これらの薬剤の作用を減弱するおそれがある	機序：カルシウムイオンはこれらの薬剤とキレートを形成し，吸収を阻害する
プロトンポンプ阻害薬 　オメプラゾール 　ランソプラゾール　等 H$_2$受容体拮抗薬 　ファモチジン 　ラニチジン*　等 制酸薬 　水酸化アルミニウムゲル・水酸化マグネシウム 　乾燥水酸化アルミニウムゲル　等	臨床症状：本剤の作用が減弱するおそれがある	機序：本剤は酸性条件下でCaが脱離して薬効を発揮するが，これらの薬剤の胃内pH上昇作用によりCaの脱離が抑制される

*ラニチジンは現在販売中止（2024年5月現在）．
（医薬品インタビューフォーム：過敏性腸症候群治療剤ポリフル®錠500mg，ポリフル®細粒83.3% 2017年2月（第9版），より引用）

282　消化器疾患／過敏性腸症候群 ▶▶▶ 高分子重合体―ポリカルボフィルカルシウム

患者さんのQOLと治療目標

　IBSでは生活の質(quality of life：QOL)が著しく低下することが知られています．健康関連QOL(health-related quality of life：HRQOL)を測定する包括的尺度であるSF-36を用いてIBS患者(n=877)のHRQOLと米国の一般集団および胃食道逆流症(gastroesophageal reflux disease：GERD)，糖尿病，うつ病，そして末期腎不全(end-stage renal disease：ESRD)患者のHRQOLを比較したところ[8]，IBS患者は米国の一般集団よりもSF-36の8つの下位尺度すべてにおいて有意にスコアが低く，GERD患者と比較するとIBS患者は身体機能を除くすべてのSF-36下位尺度において有意にスコアが低値でした．同様に，IBS患者は糖尿病患者やESRD患者と比較して，SF-36の特定の下位尺度において有意にスコアが低値でした．本結果によっても，IBS患者のHRQOLは，標準的な米国の一般集団だけでなく，特定の慢性疾患患者との比較においても低下していることが分かります．また，労働生産性が低下するとも報告されています[9]．

　したがって，患者自身の評価による症状の改善を達成すること[1]とQOLや労働生産性を向上させることが治療の目標となります．

My Best 処方

ポリカルボフィルカルシウムのIBS患者に対する処方例

◎おもに下痢の場合
処方例1：ポリフル錠®500mg　1日3回　1回1錠　毎食後　{十分な水(コップ1杯)とともに服用}
◎下痢が強い場合
処方例2：ポリフル錠®500mg　1日3回　1回2錠　毎食後　{十分な水(コップ1杯)とともに服用}

文献

1) 日本消化器病学会(編)：機能性消化管疾患診療ガイドライン2020－過敏性腸症候群(IBS)(改訂第2版)．南江堂，2020：xx
2) 医薬品インタビューフォーム：過敏性腸症候群治療剤ポリフル®錠500mg，ポリフル®細粒83.3% 2017年2月(第9版)
3) Toskes PP, et al.：Calcium polycarbophil compared with placebo in irritable bowel syndrome. Aliment Pharmacol Ther 1993；7：87-92
4) 正宗 研，他：【過敏性腸症候群治療剤ポリカルボフィルカルシウム(HSR-237)の臨床的研究】過

敏性腸症候群に対するポリカルボフィルカルシウム錠(HSR-237)の第Ⅲ相試験　マレイン酸トリ
メブチンを対照薬とした二重盲検群間比較試験. 薬理と治療 1998；26（Suppl 5）：5967-5996

5) Chiba T, et al.：Colonic transit, bowel movements, stool form, and abdominal pain in irritable bowel syndrome by treatments with calcium polycarbophil . Hepatogastroenterology 2005；52：1416-1420

6) Chang JY, et al.：Impact of functional gastrointestinal disorders on survival in the community . Am J Gastroenterol 2010；105：822-832

7) Miller V, et al.：Suicidal ideation in patients with irritable bowel syndrome . Clin Gastroenterol Hepatol 2004；2：1064-1068

8) Gralnek IM, et al.：The impact of irritable bowel syndrome on health-related quality of life . Gastroenterology 2000；119：654-660

9) Dean BB, et al.：Impairment in work productivity and health-related quality of life in patients with IBS . Am J Manag Care 2005；11：S17-26

北條麻理子

消化器疾患／過敏性腸症候群 ▶▶ 5-HT₃受容体拮抗薬—ラモセトロン

過敏性腸症候群の治療において，5-HT₃受容体拮抗薬は他の薬剤と何が違うの？

症例

患者	経過
25歳男性	以前よりおなかは弱い方であった．最近，通勤中に腹痛をきたし駅のトイレで排便をすることが多くなり不安で受診した．便はゆるく水様性だが血液が混じることはない．血液検査，便培養検査，腹部CT検査，下部消化管内視鏡検査を施行したが症状の原因となりうる器質的疾患は認めなかった．内視鏡検査では生検も施行されたが病理学的に異常は認めなかった．最近転職し，慣れない仕事や人間関係で強いストレスを感じており夜はあまり眠れていない．

 point 1　下痢型過敏性腸症候群の症状発現にはセロトニンが深く関与している

　過敏性腸症候群（irritable bowel syndrome：IBS）の診断は2016年に改訂されたRome Ⅳの診断基準によると，「腹痛が，最近3か月間のなかの1週間につき少なくとも1日はみられ，①排便に関連する，②排便頻度の変化に関連する，③便形状（外観）の変化に関連する，のうちの2項目以上の特徴を示し，この症状が6か月以上前からみられ，かつ最近3か月間それが続いているもの」と定義されています[1]．

　IBSの症状発現には消化管の運動異常や内臓知覚過敏の関与が指摘され，神経伝達物質であるセロトニン（5-HT）が深くかかわっていることがわかりました．セロトニンは神経伝達として働くモノアミンで，ヒトの生体内においてはおよそ90％が消化管の腸クロム親和性細胞に貯蔵されています[2]．

　セロトニン受容体には5-HT₁A～5-HT₇までいくつものサブタイプが存在し消化管運動の調節にも深く関与していますが（**表1**）[3]，なか

表1 腸管に存在しているセロトニン受容体とその機能

受容体サブタイプ	機能
5-HT$_{1A}$	腸管マスト細胞の脱顆粒
5-HT$_{2A}$	腸管平滑筋の収縮
5-HT$_{2B}$	大腸縦走平滑筋収縮性の亢進
5-HT$_{3}$	大腸蠕動運動の亢進,水分分泌の亢進,大腸痛覚伝達の亢進
5-HT$_{4}$	大腸平滑筋収縮,蠕動運動亢進,神経伝達物質の放出
5-HT$_{7}$	腸管の筋弛緩作用

(Stasi C, et al.：Serotonin receptors and their role in the pathophysiology and therapy of irritable bowel syndrome. Tech Coloproctol 2014; 18: 613-621. より改変)

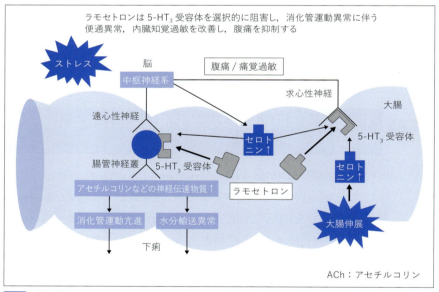

図1 消化管におけるセロトニンの役割とラモセトロンの作用機序
(Hirata T, et al.：Effects of serotonin 5-HT3 receptor antagonists on stress-induced colonic hyperalgesia and diarrhoea in rats: a comparative study with opioid receptor antagonist and a synthetic polymer. Neurogastroenterol Motil 2008; 20: 557-565. より改変)

でもセロトニンが5-HT$_3$受容体に結合すると大腸の蠕動運動や水分分泌は亢進するとともに大腸から脳への痛覚刺激の伝達をも亢進させることがわかり,下痢型IBS(IBS-D)の治療薬として5-HT$_3$受容体拮抗薬であるラモセトロンが開発されました(**図1**)[4].

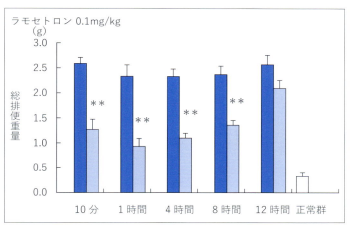

図2 ラモセトロンを経口投与後，記載された時間後に30分間ストレスを負荷した時の排便量
(Hirata T, et al.: Inhibitory effects of ramosetron, a potent and selective 5-HT3-receptor antagonist, on conditioned fear stress-induced abnormal defecation and normal defecation in rats: comparative studies with antidiarrheal and spasmolytic agents. J Pharmacol Sci 2008；106：264-270, より改変)

ラモセトロンは大腸の蠕動運動亢進や水分分泌亢進を抑制する

　消化管の迷走神経や腸管神経叢などの神経節に存在する5-HT$_3$受容体にセロトニンが結合すると，アセチルコリンなどの神経伝達物質を介して大腸の蠕動運動が活発化し輸送能が亢進状態になりますが，5-HT$_3$受容体選択的阻害薬であるラモセトロンを投与すると，大腸の蠕動運動が抑制され排便亢進状態(頻回に便意を催す原因となる)が改善されるとともに水分輸送異常によってもたらされた過剰な水分分泌作用(下痢の原因となる)が改善します．

　大腸の輸送能が亢進したIBS-Dの動物モデル(ラット)にラモセトロンを投与すると，経口投与10分後から排便亢進は有意に抑制されその効果は投与後8時間まで持続し(**図2**)[5]，大腸からの水分輸送異常を誘発させたIBS-Dの動物モデル(ラット)にラモセトロンを投与

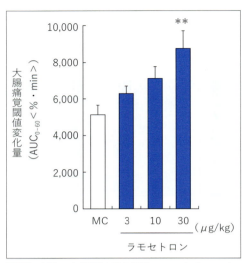

図3 大腸の痛覚閾値測定直後にラモセトロンを経口投与し60分後の痛覚閾値変化量
MC：メチルセルロース投与群（コントロール）
(Hirata T, et al.：Effects of serotonin 5-HT3 receptor antagonists on stress-induced colonic hyperalgesia and diarrhoea in rats: a comparative study with opioid receptor antagonist and a synthetic polymer. Neurogastroenterol Motil 2008；20：557-565, より改変)

すると，水分分泌亢進状態は用量依存的に改善を認めました[6]．

ラモセトロンは痛覚伝達の抑制や痛覚知覚過敏を抑制する

大腸からの求心性神経終末に存在する$5\text{-}HT_3$受容体にセロトニンが結合すると，アセチルコリンなどの神経伝達物質を介して痛覚シグナルの伝達が活性化されますが，ラモセトロンを投与すると脳への痛覚刺激の伝達（腹痛の原因となる）が抑制されます．

大腸に痛覚刺激を与えた動物モデル（ラット）にラモセトロンを投与すると，痛覚閾値を用量依存的に上昇させました（**図3**）[4]．また，ストレスを与えて痛覚過敏状態にした動物モデル（ラット）にラモセトロ

ンを投与すると，用量依存的に痛覚閾値を上昇させ痛覚過敏状態を改善させました[6]．

ラモセトロンの効果における性差

　発売前の第Ⅲ相試験において，女性ではラモセトロン5 μgを投与したときの有効性が認められなかったことや男性と比較して女性ではbioavailabilityが高く便秘，硬便，腹部膨満の発現率が高かったことから，女性への有効性や安全性が疑問視され当初は男性のIBS-Dに対してのみ保険適用となりました[7]．しかし，その後女性へラモセトロン2.5 μgを投与した際の有効性が証明され，現在は女性へも保険適用となりました[8]．ただし女性では男性と比較して便秘および硬便の発現率は高いため処方の際には注意が必要です．

【ガイドラインにおけるラモセトロンの位置づけ：IBS-Dに5-HT$_3$受容体拮抗薬は有用か？（CQ3-7）】
　IBS-Dの治療に5-HT$_3$受容体拮抗薬は有用です．IBS-Dに5-HT$_3$受容体拮抗薬を投与することを推奨します．（推奨の強さ：強〈合意率100%〉，エビデンスレベル：A）．

My Best 処方

下痢型過敏性腸症候群患者への処方例

　ラモセトロンは男性と女性で使用量に違いがあるので注意しましょう．
男性への処方例：ラモセトロン　1日1回5 μg（効果不十分の際の最高投与量は10 μgまで）
女性への処方例：ラモセトロン　1日1回2.5 μg（効果不十分の際の最高投与量は5 μgまで）

文献

1) Lacy BE, et al. : Bowel disorders. Gastroenterology 2016 ; 150 : 1393-140
2) Mawe GM, et al. : Serotonin signaling in the gut-functions, dysfunctions and therapeutic targets. Nat Rev Gastroenterol Hepatol 2013 ; 10 : 473-486
3) Stasi C, et al. : Serotonin receptors and their role in the pathophysiology and therapy of irritable bowel syndrome. Tech Coloproctol 2014 ; 18 : 613-621
4) Hirata T, et al. : Effects of serotonin 5-HT3 receptor antagonists on stress-induced colonic hyperalgesia and diarrhoea in rats: a comparative study with opioid receptor antagonist and a synthetic polymer. Neurogastroenterol Motil 2008 ; 20 : 557-565
5) Hirata T, et al. : Inhibitory effects of ramosetron, a potent and selective 5-HT3-receptor antagonist, on conditioned fear stress-induced abnormal defecation and normal defecation in rats: comparative studies with antidiarrheal and spasmolytic agents. J Pharmacol Sci 2008 ; 106 : 264-270
6) Hirata T, et al. : Effects of serotonin 5-HT3 receptor antagonists on CRF-induced abnormal colonic water transport and defecation in rats. Eur J Pharmacol 2008 ; 587 : 281-284
7) Matsueda K, et al. : A randomized, double-blind, placebo-controlled clinical trial of the effectiveness of the novel serotonin type 3 receptor antagonist ramosetron in both male and female Japanese patients with diarrhea-predominant irritable bowel syndrome. Scand J Gastroenterol 2008 ; 43 : 1202-1211
8) Fukudo S, et al. : Ramosetron reduces symptoms of irritable bowel syndrome with diarrhea and improves quality of life in women. Gastroenterology 2016 ; 150 : 358-366

嶋田裕慈

呼吸器疾患／気管支喘息

気管支喘息：疾患概要と治療の基本方針

はじめに

気管支喘息は慢性炎症により変動性に気道が狭窄することで喘鳴や呼吸困難，咳などの呼吸器症状を生じる疾患です．気道炎症には，好酸球やリンパ球などの炎症細胞や2型炎症サイトカインが関与します．

診断

喘息は多様なフェノタイプを含んでいるため，明確な診断基準の作成が困難です．そのため，①発作性の呼吸困難，②夜間，早朝に出現しやすい喘鳴，胸苦しさ，咳の反復，③可逆性の気流制限，④アトピー素因の存在，⑤気道過敏性の亢進，⑥気道炎症の存在といった診断の目安で対応しています．

治療概論

気管支喘息の治療薬は，継続的に使用し気道炎症反応を抑制することを目指す長期管理薬と，喘息増悪に対して短期的に用いる増悪治療薬に分類されます．長期管理薬には吸入ステロイド薬（inhaled corticosteroid：ICS），長時間作用性β_2刺激薬（long-acting β_2-agonist：LABA），長時間作用性抗コリン薬（long-acting muscarinic antagonist：LAMA），生物学的製剤，テオフィリン薬，ロイコトリエン受容体拮抗薬（leukotriene receptor antagonist：LTRA）があり，発作治療薬として短時間作用性吸入β_2刺激薬（short-acting β_2-agonist：SABA），全身性ステロイド薬，短時間作用性抗コリン薬（short-acting muscarinic antagonist：SAMA）が使用されます．

表1 成人喘息の臨床所見による重症度分類

重症度		軽症間欠型	軽症持続型	中等症持続型	重症持続型
喘息症状の特徴	頻度	週1回未満	週1回以上だが毎日ではない	毎日	毎日
	強度	症状は軽度で軽い	月1回以上日常生活や睡眠が妨げられる	週1回以上日常生活や睡眠が妨げられる	日常生活に制限
				しばしば増悪	しばしば増悪
	夜間症状	月に2回未満	月に2回以上	週1回以上	しばしば
呼吸機能検査	% FEV$_1$ % PEF	80%以上	80%以上	60%以上80%未満	60%未満
	変動	20%未満	20〜30%	30%を超える	30%を超える

重症度はいずれか1つが認められればその重症度と判断
% FEV$_1$=（FEV$_1$測定値/FEV$_1$予測値）× 100
% PEF=（PEF測定値/PEF予測値または自己最良値）× 100
（日本アレルギー学会 喘息予防・管理ガイドライン2021作成委員（監）：喘息予防・管理ガイドライン2021. 協和企画，2021：8. より引用）

　長期管理薬では吸入療法が主体となります．強力な抗炎症作用をもつICSが最も重要で，コントロールの状況に応じて，LABAやLAMAが併用されます．治療薬の選択に際し喘息重症度の評価が重要です（**表1**）[1]．重症度に応じて，治療ステップ1では低用量のICS，治療ステップ2では低〜中用量のICSをベースにしてコントロールが不十分な場合はLABAが併用されます．LAMA，LTRA，テオフィリン徐放製剤が併用される場合があります．治療ステップ3では中〜高用量のICSに，LABAまたはLAMAの併用が行われます．LABA追加とLAMA追加間には臨床的に意義のある有用性の違いはないとされます．近年はアドヒアランスの改善も目的として，ICSとLABAの配合剤やLAMAを加えた3剤の配合剤も使用可能となっています．治療ステップ4では生物学的製剤の併用も考慮されます．

◀ 治療の目標

　喘息治療では，症状のコントロールと将来のリスク回避を踏まえた対応が重

要です．症状のコントロールでは，①急性増悪や喘息症状がない生活，②社会生活に支障がない活動レベルを維持することを目標にします．将来のリスクを回避するために，①呼吸機能低下，固定性の気流制限を抑制すること，②喘息死を回避することが重要です．

文献

1) 日本アレルギー学会 喘息予防・管理ガイドライン 2021 作成委員（監）：喘息予防・管理ガイドライン 2021. 協和企画，2021

乾　直輝

呼吸器疾患／気管支喘息 ▶▶▶ 吸入ステロイド

気管支喘息の治療としてステロイド薬を吸入する場合，ステロイド誘発性の有害反応についての考慮は必要？

● 症例

患者	経過
60歳女性 	小児期に気管支喘息と診断されていたが，成人になってからは咳嗽や喘鳴が生じることは少なかった．風邪をひいた後に咳が長引くことはあったが，喘息ではないと考えていた．2か月前に風邪をひいてから，夜間から明け方に強い咳嗽と呼吸困難感が続き，呼吸するとヒューという音がするようになってきた．近医でβ_2刺激薬をネブライザーで吸入したところ，呼吸困難が改善した．肺機能検査では一秒量が300 mL改善し，気管支喘息と診断された．

 気管支喘息の治療には吸入ステロイド薬（ICS）は必須

　気管支喘息では好酸球やリンパ球による気道炎症をコントロールする目的で吸入ステロイド薬（inhaled corticosteroid：ICS）が投与されます．ICSは，気道炎症の抑制や気道過敏性の低下，臨床的には喘息症状の軽減や生活の質（quality of life：QOL）改善につながります．さらには喘息による死亡などのリスクを低下させることが示されています（図1）[1]．喘息発症後，より早期にICS投与を開始することが増悪回数やステロイド維持量の減少，QOL改善につながります[2]．ICSには，ステロイド薬そのものの違いのほか，用いられている吸入デバイスや配合されているほかの治療薬との組み合わせによって，たくさんの種類があります（表1）．

 ICSの有害反応を踏まえた投与メリットは

　ステロイド薬を内服や点滴静注によって全身性に投与する場合と比

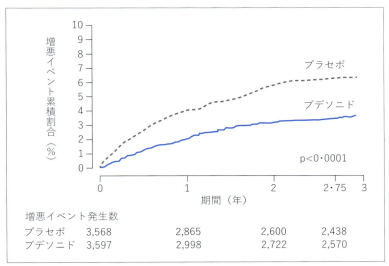

図1 ICSによる重症喘息増悪イベントの累積発生割合
(Pauwels RA, et al.：Early intervention with budesonide in mild persistent asthma: a randomised, double-blind trial. Lancet 2003；361：1071-1076. より一部改変)

べ，吸入した場合の血中濃度は低く，ステロイド薬による有害反応が発生する可能性は高くありません．有害反応の頻度は投与量に依存するため，たとえ吸入の場合でも高用量のステロイド薬を投与する場合は下垂体副腎機能への影響や骨密度減少のリスクに注意する必要があります(**図2**)[3]が，治療効果が大きいことも踏まえ，喘息患者には必須の薬剤と言えます．

ICS処方時の注意点

ICSによる局所の有害反応として，口腔内カンジタ症や嗄声があるので，吸入後には必ずうがいし，口腔内に沈着残留したステロイド薬を洗い流すよう指示することが大切です．嗄声の発生頻度には薬剤間で差があるので，ほかの吸入ステロイド薬への変更も行われます．

吸入は，多くの患者にとって馴染みのない投与法であり，治療効果

表1 喘息で使用される ICS

吸入デバイスの種類	吸入デバイスの名称	ステロイド	用法用量（成人）	低用量（μg/日）	中用量（μg/日）	高用量（μg/日）	特徴
加圧噴霧式定量吸入器（pMDI）	エアゾール	フルチカゾンプロピオン酸エステル（FP）	1回100μgを1日2回	～200	400	800	吸入と噴射のタイミングが必要
		ベクロメタゾンプロピオン酸エステル（BDP）	100μgを1日2回	～200	400	800	
		シクレソニド（CIC）	100～400μgを1日1回	～200	400	800	
ドライパウダー製剤定量吸入器（DPI）	ディスクヘラー	フルチカゾンプロピオン酸エステル	1回100μgを1日2回	～200	400	800	吸入と噴射のタイミングが必要ない、アルコール臭がない
	ディスカス	フルチカゾンプロピオン酸エステル	1回100μgを1日2回	～200	400	800	
	エリプタ	フルチカゾンフランカルボン酸エステル（FF）	1回1吸入を1日1回	100	100または200	200	
	タービュヘイラー	ブデソニド（BUD）	1回100～400μgを1日2回	200～400	800	1600	
	ツイストヘラー	モメタゾンフランカルボン酸エステル（MF）	1回100μgを1日2回	～200	400	800	

ICS にはデバイス、成分、投与量の違いで様々な薬剤が使用可能となっている。

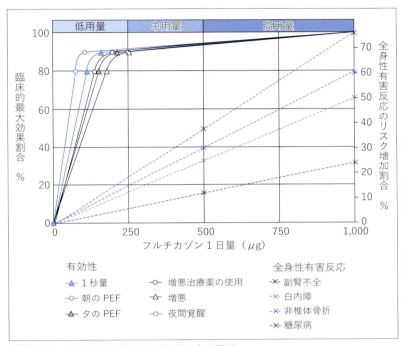

図2 ICS の投与量と臨床効果と有害反応の関係

比較的少量のステロイド薬（フルチカゾンプロピオン酸で換算）で臨床的な最大効果が得られるが，有害反応は投与量に応じて増加する．高用量では有効性に比べ，全身性有害反応の出現が増加することに注意が必要である．
(Beasley R, et al.：Inhaled Corticosteroid Therapy in Adult Asthma. Time for a New Therapeutic Dose Terminology. Am J Respir Crit Care Med 2019：199：1471-1477. より一部改変)

を高めるためには，ステロイド薬が適切に吸入され，しっかりと気道に到達することが必要です．吸入効率を良くするために，吸入デバイスには様々な工夫があります．吸入デバイスは，大別してドライパウダーとエアロゾル製剤があります．ドライパウダーの場合，薬剤の吸入には一定の吸気流量が必要ですが，吸入時に吸気と薬剤吸入の同調がしやすいという特徴があります．エアロゾル製剤は吸気流量が低い患者でも吸入可能ですが，吸気と薬剤吸入の同調が必要になります．高齢者や吸気流量が少ない場合は，スペーサーを用いてエアロゾル製

剤を選択した方が効率的な吸入が可能となります．

My Best 処方

気管支喘息患者に対する吸入ステロイド薬の処方例

定期的な喘息治療が必要な場合，ICS 投与を開始します．吸気と薬剤吸入の同調が可能か一定の吸気流量があるかによって，薬剤および吸入デバイスを選択します．
処方例1：パルミコート®200μg　1日2回・1回2吸入（ドライパウダー製剤，吸気流量が保たれている患者向き）
処方例2：フルタイド®100μgエアゾール　1回1吸入・1日2回（エアロゾル製剤，吸気と薬剤吸入の同調ができる患者向き）

患者さんの QOL と治療目標

喘息のコントロールを評価するツールとして，Asthma Control Test（ACT）などの質問票が使用可能です．「喘息による日常生活への影響」，「息切れ」，「夜間から早朝の喘息発作」，「発作止めの吸入薬の使用頻度」，「喘息コントロール状態の自己評価」の5つの質問に，患者自身が回答して，完全，良好，不良の3段階に判別されます．

文献

1) Pauwels RA, et al.：Early intervention with budesonide in mild persistent asthma: a randomised, double-blind trial. Lancet 2003；361：1071-1076
2) Suissa S, et al.：Low-dose inhaled corticosteroids and the prevention of death from asthma. N Engl J Med 2000；343：332-336
3) Beasley R, et al.：Inhaled Corticosteroid Therapy in Adult Asthma. Time for a New Therapeutic Dose Terminology. Am J Respir Crit Care Med 2019；199：1471-1477

乾　直輝

呼吸器疾患／気管支喘息　▶▶▶　吸入β₂刺激薬

63 気管支喘息の治療における吸入 β₂ 刺激薬の有用性と有害反応は？

● 症例

患者	経過
45歳男性	喘息で吸入ステロイド薬の投与を受けている．非喫煙者で周囲にも喫煙している人はいない．最近，夜間から早朝に喘息発作が頻発し，予定外の受診回数も増えている．担当医は喘息治療の強化が必要と考えた．この場合，吸入ステロイド薬に追加する治療薬は，何を選択したらよいか．

point 1　喘息増悪時における短時間作用性 β₂ 刺激薬（SABA）の位置づけ

　β₂刺激薬は気道平滑筋のβ₂受容体を選択的に刺激し気管支拡張を起こします．喘息増悪時に気管支拡張効果を期待し，短時間作用性β₂刺激薬（short-acting β₂-agonist：SABA）がネブライザーや加圧噴霧式定量吸入器を用いて投与されます．吸入5分程度から気管支拡張効果が得られ，喘鳴の消失，呼吸困難の軽減が可能となり，効果は4〜6時間持続します．

point 2　ICS に長時間作用性 β₂ 刺激薬（LABA）を併用する

　増悪回数の増加や頓用するSABAの使用頻度の増加は，喘息のコントロールが十分でないことを示唆します．十分量までの吸入ステロイド薬（inhaled corticosteroid：ICS）増量または別の種類の喘息治療薬の追加を検討する必要があります（図1）[1]．治療薬を追加する場合，長時間作用性β₂刺激薬（long-acting β₂-agonist：LABA）を併用するとより強い気管支拡張効果が認められますが[2-4]（図2），これはICSが

		治療ステップ 1	治療ステップ 2	治療ステップ 3	治療ステップ 4
		ICS（低用量）	ICS（低〜中用量）	ICS（中〜高用量）	ICS（高用量）
長期管理薬	基本治療	上記が使用できない場合、以下のいずれかを用いる	上記で不十分な場合に以下のいずれか1剤を併用	上記に下記のいずれか1剤、あるいは複数を併用	上記に下記の複数を併用
		LTRA テオフィリン徐放製剤 ※症状が稀なら必要なし	LABA（配合剤使用可*5） LAMA LTRA テオフィリン徐放製剤	LABA（配合剤使用可*5） LAMA（配合剤使用可*6） LTRA テオフィリン徐放製剤 抗 IL-4Rα抗体*7, 8, 10	LABA（配合剤使用可） LAMA（配合剤使用可*6） LTRA テオフィリン徐放製剤 抗 IgE 抗体*2, 7 抗 IL-5 抗体*7, 8 抗 IL-5Rα抗体*7 抗 IL-4Rα抗体*7, 8 経口ステロイド薬*3, 7 気管支熱形成術*7, 9
	追加治療	アレルゲン免疫療法*1（LTRA 以外の抗アレルギー薬）			
増悪治療		SABA	SABA*5	SABA*5	SABA

図1 ▶ 喘息治療ステップ

ICS：吸入ステロイド薬, LABA：長時間作用性β2刺激薬, LAMA：長時間作用性抗コリン薬, LTRA：ロイコトリエン受容体拮抗薬, SABA：短時間作用性吸入β2刺激薬, 抗 IL-5Rα抗体：抗 IL-5 受容体α鎖抗体, 抗 IL-4Rα抗体：抗 IL-4 受容体α鎖抗体

*1：ダニアレルギーで特にアレルギー性鼻炎合併例で, 安定期% FEV1 ≧ 70 の場合にはアレルゲン免疫療法を考慮する.

*2：通年性吸入アレルゲンに対して陽性かつ血清総 IgE 値が 30 〜 1,500 IU/mL の場合に適用となる

*3：経口ステロイド薬は短期間の間欠的投与を原則とする. 短期間の間欠投与でもコントロールが得られない場合は, 必要最小量を維持量として生物学的製剤の使用を考慮する.

*4：軽度増悪までの対応を示し, それ以上の増悪についてはガイドラインの「急性増悪（発作）への対応（成人）」の項を参照

*5：ブデソニド/ホルモテロール配合剤で長期管理を行っている場合は同剤を増悪治療にも用いることができる

*6：ICS/LABA/LAMA の配合薬（トリプル製剤）

*7：LABA, LTRA などを ICS に加えてもコントロール不良の場合に用いる

*8：成人及び 12 歳以上の小児に適応がある

*9：対象は 18 歳以上の重症喘息患者であり, 適応患者の選定は日本呼吸器学会専門医あるいは日本アレルギー学会専門医が行い, 手技は日本呼吸器内視鏡学会気管支鏡専門医の指導の下で入院治療において行う

*10：中用量 ICS との併用は, 医師により ICS を高用量に増量することが副作用などにより困難であると判断された場合に限る

（日本アレルギー学会 喘息予防・管理ガイドライン 2021 作成委員（監）：喘息予防・管理ガイドライン 2021. 協和企画, 2021：109, より引用）

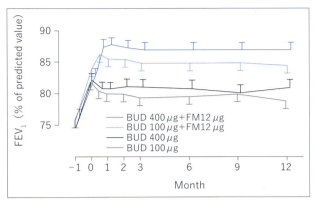

図2 1秒量の変化
BUD：ブデソニド，FM：ホルモテロール
ICSの用量にかかわらず，LABAの追加によって高い気管支拡張効果が認められる．
(Pauwels RA, et al.：Effect of inhaled formoterol and budesonide on exacerbations of asthma. Formoterol and Corticosteroids Establishing Therapy (FACET) International Study Group. N Engl J Med 1997；337：1405-1411. より一部改変)

β_2受容体数を増加させることと，LABAがICSと結合したステロイド受容体の核内移行を促進させる相乗効果によると考えられています．患者の状態によっては，診断時よりICSとLABAの2剤で治療が開始されるケースもあります．ICSとLABAの配合剤では気道の慢性炎症と狭窄という2つの病態に対しての治療が1剤で可能となり，2つの吸入器を使用する必要がなく吸入手技がより簡便になるため，服薬アドヒアランスの改善も期待されています[5]（**表1**）．

β_2刺激薬の有害反応は

β_2刺激薬を単独で定期的に連用すると，気道過敏性の亢進，コントロールの悪化，喘息死リスクの増大が生じるため，長期投与する場合，β_2刺激薬を単独では使用せず，必ずICSとともに投与します．喘息では気管支拡張に関与するβ_2アドレナリン受容体の選択性を高

表1 ICS/LABA 配合剤の種類と投与量

吸入デバイスの種類	一般名		低用量	中用量	高用量
加圧噴霧式定量吸入器 (pMDI)	フルチカゾンプロピオン酸エステル/サルメテロールキシナホ酸塩 (FP/SM)	用法用量	50μg製剤2吸入 1日2回	125μg製剤2吸入 1日2回	250μg製剤2吸入 1日2回
		ICS/LABA用量	200μg/100μg	500μg/100μg	1,000μg/100μg
	フルチカゾンプロピオン酸エステル/ホルモテロールフマル酸塩水和物 (FP/FM)	用法用量	50μg製剤2吸入 1日2回	125μg製剤2吸入 1日2回	125μg製剤4吸入 1日2回
		ICS/LABA用量	200μg/20μg	500μg/20μg	1,000μg/40μg
	フルチカゾンプロピオン酸エステル/サルメテロールキシナホ酸塩 (FP/SM)	用法用量	100μg製剤1吸入1日2回	250μg製剤1吸入1日2回	500μg製剤1吸入1日2回
		ICS/LABA用量	200μg/100μg	500μg/100μg	1,000μg/100μg
	ブデソニド/ホルモテロールフマル酸塩水和物 (BUD/FM)*	用法用量	1吸入1日2回	2吸入1日2回	4吸入1日2回
		ICS/LABA用量	320μg/9μg	640μg/18μg	1,280μg/36μg
ドライパウダー製剤定量吸入器 (DPI)	フルチカゾンフランカルボン酸エステル/ビランテロールトリフェニル酢酸塩 (FF/VI)	用法用量	100μg製剤1吸入1日1回	100μg製剤1吸入1日1回 または 200μg製剤1吸入1日1回	200μg製剤1吸入1日1回
		ICS/LABA用量	100μg/25μg	100μg/25μg または 200μg/25μg	200μg/25μg
	モメタゾンフランカルボン酸エステル/インダカテロール酢酸塩 (MF/IND)	用法用量	吸入用カプセル低用量1日1回1カプセル	吸入用カプセル中用量1日1回1カプセル	吸入用カプセル高用量1日1回1カプセル
		ICS/LABA用量	80μg/150μg	160μg/150μg	320μg/150μg

*delivered dose で表記.

表2 ICS/LAMA/LABA 配合剤の種類と投与量

吸入デバイスの種類	一般名		低用量	中用量	高用量
ドライパウダー製剤定量吸入器 (DPI)	フルチカゾンフランカルボン酸エステル/ウメクリジニウム臭化物/ビランテロールトリフェニル酢酸塩 (FF/UMEC/VI)	用法用量	100μg製剤1回1吸入を1日1回	100μg製剤1回1吸入または200μg製剤1回1吸入を1日1回	200μg製剤1回1吸入を1日1回
		ICS/LAMA/LABA用量	100μg/62.5μg/25μg	100μg/62.5μg/25μgまたは200μg/62.5μg/25μg	200μg/62.5μg/25μg
	モメタゾンフランカルボン酸エステル/グリコピロニウム臭化物/インダカテロール酢酸塩 (MF/GLY/IND)	用法用量		吸入用カプセル中用量80μg製剤1カプセルを1日1回	吸入用カプセル高用量160μg製剤1カプセルを1日1回
		ICS/LAMA/LABA用量		80μg/50μg/150μg	160μg/50μg/150μg

めたβ刺激薬が使用されますが，振戦や動悸，頻脈は比較的よく見られる症状です．その出現頻度は個人差が大きいですが，SABA を高用量で投与した場合に出現しやすいので注意が必要です．経口薬は有害反応の発現率が高まるため，吸入剤を用います．貼付剤は，24 時間の気管支拡張効果が継続し，吸入が困難な患者に用いられる場合がありますが，喘息に対して投与する場合，必ず ICS を併用することが基本となります．

point 4 長時間作用性抗コリン薬（LAMA）を併用する

ICS の併用薬として多くの場合 LABA が優先されますが，長時間作用性抗コリン薬（long-acting muscarinic antagonist：LAMA）の併用で同等の効果が報告されています．LAMA は慢性閉塞性肺疾患（chronic obstructive pulmonary disease：COPD）治療では第一選択される薬剤ですが，喘息では必ず ICS と併用して，また ICS と LABA の併用に（ICS+LABA 配合剤を含めて）LAMA を上乗せし長期管理薬として用いられます[6]（**表 2**）．緑内障患者や前立腺肥大を有する患者での使用には注意が必要です．

My Best 処方

気管支喘息患者に対する吸入薬の処方例

喘鳴や息苦しさを訴えている患者さんや ICS を吸入しても喘息発作を繰り返す患者では，ICS/LABA 配合剤を処方します．
処方例 1：シムビコート®　1 日 2 回・1 回 2 吸入（ドライパウダー製剤，吸気流量が保たれている患者向き）
処方例 2：フルティフォーム®　1 日 2 回・1 回 2 吸入（エアロゾル製剤，吸気と薬剤吸入の同調ができる患者向き）

文献

1) 日本アレルギー学会 喘息予防・管理ガイドライン 2021 作成委員（監）：喘息予防・管理ガイドライン 2021. 協和企画，2021

2) Pauwels RA, et al.：Effect of inhaled formoterol and budesonide on exacerbations of asthma. Formoterol and Corticosteroids Establishing Therapy（FACET）International Study Group. N Engl J Med 1997；337：1405-1411

3) Salpeter SR, et al.：Meta-analysis: effect of long-acting beta-agonists on severe asthma exacerbations and asthma-related deaths. Ann Intern Med 2006；144：904-912

4) Greening AP, et al.：Added salmeterol versus higher-dose corticosteroid in asthma patients with symptoms on existing inhaled corticosteroid. Allen & Hanburys Limited UK Study Group . Lancet 1994；344：219-224

5) Busse WW, et al.：Adherence and Persistence to Single-Inhaler Versus Multiple-Inhaler Triple Therapy for Asthma Management . J Allergy Clin Immunol Pract 2022；10：2904-2913

6) Kerstjens HAM, et al.：Once-daily, single-inhaler mometasone-indacaterol-glycopyrronium versus mometasone-indacaterol or twice-daily fluticasone-salmeterol in patients with inadequately controlled asthma（IRIDIUM）: a randomised, double-blind, controlled phase 3 study . Lancet Respir Med 2020；8：1000-1012

乾　直輝

呼吸器疾患／慢性閉塞性肺疾患（COPD）

64 慢性閉塞性肺疾患（COPD）：疾患概要と治療の基本方針

▶ COPDの疾患概要と基本の治療

　慢性閉塞性肺疾患（chronic obstructive pulmonary disease：COPD）とは，タバコ煙などの有害物質を長期間吸入曝露することなどにより生じる呼吸器疾患であり，現在全世界の死因の第3位です．COPDの特徴は，息がうまく吐けない気流閉塞であり，気道病変と肺気腫病変が複合的に関与し気流閉塞が起こります．そのため，COPDの診断は，気管支拡張薬吸入後のスパイロメトリー検査にて気流閉塞（一秒率が70％未満）がみられる場合となります．COPD患者の症状としては，徐々に進行する労作時の呼吸困難や慢性の咳・痰を示すことが多いですが，これらの症状が乏しい場合もあります．

　COPD治療の基本はタバコ煙などの原因物質曝露からの回避となりますが，症状や重症度に合わせて薬物療法と非薬物療法を組み合わせて治療を行います（**図1**）[1]．薬物療法の中心は，気管支を最大限拡張する目的で吸入の気管支拡張薬を使用します．長時間作用性抗コリン薬（long-acting muscarinic antagonist：LAMA）と長時間作用性β_2刺激薬（long-acting β_2-agonist：LABA）が長期管理薬の柱となりますが，LAMAはLABAと比較し，増悪および全有害反応が少ないことからLAMAを優先して使用します[2]．LAMA，LABAそれぞれの単独療法では不十分な場合には両者の併用療法を行い，必要に応じて短時間作用性気管支拡張薬の吸入を頓用使用します．喘息の第一選択薬である吸入ステロイド（inhaled corticosteroid：ICS）をCOPDに使用するのは喘息病態を合併した症例，頻回の増悪かつ末梢血好酸球増多例（参考値300/μL以上）で気管支拡張薬に併用することをガイドラインでは推奨しています[1]．

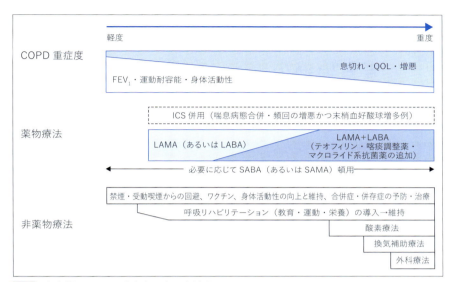

図1 安定期COPDの重症度に応じた管理
(日本呼吸器学会COPDガイドライン第6版作成委員会(編):COPD(慢性閉塞性肺疾患)診断と治療のためのガイドライン(第6版). メディカルレビュー社, 2022:96. より引用)

文献

1) 日本呼吸器学会COPDガイドライン第6版作成委員会(編):COPD(慢性閉塞性肺疾患)診断と治療のためのガイドライン(第6版). メディカルレビュー社, 2022:96
2) 日本呼吸器学会COPDガイドライン第6版作成委員会(編):COPD(慢性閉塞性肺疾患)診断と治療のためのガイドライン(第6版). メディカルレビュー社, 2022:181-193

安井秀樹

呼吸器疾患／COPD ▶▶ 吸入抗コリン薬

65 高齢者に吸入の抗コリン薬を使用してもいい？

● 症例

患者	経過
84歳男性、慢性閉塞性肺疾患（COPD）	1日20本60年間の喫煙歴あり，併存症として前立腺肥大症のため泌尿器科に通院しており，タムスロシン塩酸塩0.2 mgを1日1回定期内服し，国際前立腺症状スコア（International Prostate Symptom Score：IPSS）は7点以下で推移している．5年ほど前から坂道を上る際に息切れがみられたが，最近では平地歩行でも息切れが出現し，咳と痰が常にみられる状況であり，近医を受診した．近医での胸部X線検査では肺の過膨張所見があり，気管支拡張薬吸入後のスパイロメトリー検査では1秒量が0.98 Lと低値で一秒率58％と閉塞性障害が確認された．慢性閉塞性肺疾患（chronic obstructive pulmonary disease：COPD）の診断にて長時間作用性抗コリン薬（long-acting muscarinic antagonist：LAMA）の吸入が開始となった．

 point 1 高齢男性ではCOPDと前立腺肥大症を併存することが多い

　わが国のCOPDの有病率は2001年のNICE study[1]の結果から，40歳以上の人口の8.6％，530万人の患者が存在すると推定されています．高齢になればなるほどCOPDの有病率は高くなり，70歳以上では17.4％になります（**図1**）[2]．一方で，前立腺肥大症も高齢になるほど有病率は増加し，60歳代で6％，70歳代で12％に合併すると報告されています[3]．さらには，COPD患者では前立腺肥大症の合併が多いことがわかっており[4]，超高齢社会を迎えた我が国においては，多くの男性COPD患者では前立腺肥大症を合併していることが予想されます．前項（p.306）で述べましたが，気管支拡張薬の吸入がCOPD治療の柱であり，表のような薬剤が現在臨床現場で使用されています（**表1**）．気管支拡張薬の中でも長時間作用性抗コリン薬（LAMA）が

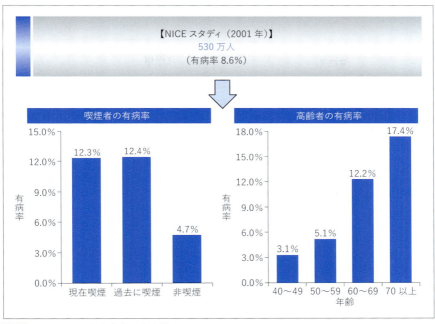

図1 COPDの推定有病率と患者数
(工藤翔二：COPDの疫学と予防：健康日本21（第2次）を中心に．日内会誌 2015; 104: 1059-1066．より引用)

キードラッグとなります．

気道と尿路に対する抗コリン薬の作用

　気道において，副交感神経刺激は気管支収縮につながります．副交感神経から分泌されたアセチルコリンは気道平滑筋のムスカリン受容体（M受容体）サブタイプのうちM_3受容体に結合し，気道平滑筋を収縮させます．吸入の抗コリン薬であるLAMAはアセチルコリンがM_3受容体に結合することを抑制し，気管支平滑筋を弛緩し，気管支拡張効果をもたらします．一方で，尿路においては，蓄尿時は交感神経優位の状態ですが，排尿時には副交感神経優位な状況となります（図

表1 COPD 管理に使用する吸入の気管支拡張薬

薬品名	1 回吸入量（μg）	作用持続時間（時間）
抗コリン薬		
● 短時間作用性（SAMA）		
イプラトロピウム	20（MDI）	6 ～ 8
● 長時間作用性（LAMA）		
チオトロピウム	18（DPI）；5（SMI）	24 以上
グリコピロニウム	50（DPI）	24 以上
アクリジニウム	400（DPI）	12 以上
ウメクリジニウム	62.5（DPI）	24 以上
β_2刺激薬		
● 短時間作用性（SABA）		
サルブタモール	100（MDI）	4 ～ 6
プロカテロール	5 ～ 10（MDI），10（DPI）	8 ～ 10
フェノテロール	100（MDI）	8
● 長時間作用性（LABA）		
サルメテロール	25 ～ 50（DPI）	12 以上
ホルモテロール	9（DPI）	12 以上
インダカテロール	150（DPI）	24 以上
LABA/ 吸入ステロイド（ICS）配合剤		
サルメテロール / フルチカゾン（プロピオン酸エステル）	50/250（DPI）；25/125（MDI）	
ホルモテロール / ブデソニド	4.5/160（DPI）	
ビランテロール / フルチカゾン（フランカルボン酸エステル）	40/100（DPI）	
LAMA/LABA 配合剤		
グリコピロニウム / インダカテロール	50/110（DPI）	
ウメクリジニウム / ビランテロール	62.5/25（DPI）	
チオトロピウム / オロダテロール	5/5（SMI）	
グリコピロニウム / ホルモテロール	14.4/9.6（MDI）	
LAMA/LABA/ICS 配合剤		
ウメクリジニウム / ビランテロール / フルチカゾン（フランカルボン酸エステル）	62.5/25/100，62.5/25/200	
グリコピロニウム / ホルモテロール / ブデソニド	14.4/9.6/320	

MDI：定量噴霧式吸入器，DPI：ドライパウダー定量吸入器，SMI：ソフトミスト定量吸入器．

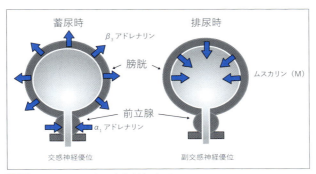

図2 ▶ 蓄尿・排尿時の自律神経支配

2)．膀胱排尿筋にはM受容体が密に分布し，排尿時には副交感神経終末から放出されたアセチルコリンが，排尿筋のM受容体（おもにM_3受容体サブタイプ）と結合して収縮が発生・維持されます．抗コリン薬は排尿筋収縮を抑制するため，前立腺肥大症を有する患者に抗コリン薬を全身投与した際には尿排出障害を悪化させ，尿閉をきたすリスクがあります．しかし，前立腺肥大症を伴う過活動性膀胱に対して，α_1遮断薬に抗コリン薬の併用を推奨しているように[5]，前立腺肥大症の患者に抗コリン薬を処方することは臨床現場でも行われることです．

point 3 前立腺肥大症を有するCOPD患者に対してLAMAを安全に使用することができるのか？

　カナダで行われた症例対照研究の結果では，吸入の抗コリン薬を使用した男性では，非使用者と比較し尿閉のリスクが上昇することが報告されており（補正オッズ比1.42倍，95％CI 1.20〜1.68），前立腺肥大を合併する男性ではさらにリスクが増すことが報告されています（補正オッズ比1.81倍，95％CI 1.46〜2.24）[6]．しかしながら，吸入剤であるLAMAは，内服や注射などの全身投与と比較すると全身に

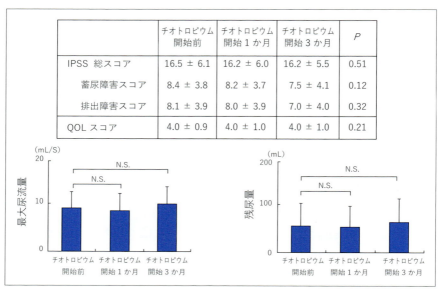

図3 前立腺肥大症を有するCOPD患者に対するチオトロピウムの下部尿路機能に対する影響
(Miyazaki H, et al.: Tiotropium does not affect lower urinary tract function in COPD patients with benign prostatic hyperplasia. Pulm Pharmocol Ther 2008; 21: 879-883. より引用)

移行する薬物量は少量です．代表的なLAMAであるチオトロピウム1日吸入量は5μgと少量であり，吸入10分後の血漿中チオトロピウム濃度は17.1 pg/mLと血漿中に移行する量は微量です[7]．われわれのグループで実施した25例の前立腺肥大症を有するCOPD患者に対するチオトロピウムの前向き介入研究では，チオトロピウム開始前と開始1，3か月後では症状スコア(IPSS, QOLスコア)，および最大尿流量，残尿量の悪化は認められませんでした(**図3**)[8]．ガイドライン上も，LAMAは通常量では全身性の有害作用がほとんど問題にならないこと，前立腺肥大症の患者で排尿困難症状が悪化する場合には，薬剤の使用を中止すればすみやかに症状は改善することから，前立腺肥大症を合併するCOPD患者に対してLAMAの使用を制限していません[9]．

前立腺肥大症を合併する COPD 患者に対する処方上の留意点

　point 3 で解説したように，前立腺肥大症を合併した COPD 患者に対して LAMA は多くの場合で安全に使用できると考えられます．一方で，LAMA の添付文書には，「前立腺肥大等による排尿障害のある患者」では更に尿を出にくくすることがあるため禁忌として記載されています[7]．そのため IPSS および QOL スコア（**図 4**）を参考に残尿感が強い，夜間頻尿を訴える場合など前立腺肥大症に伴う症状に困っている場合ではインダカテロールなどの長時間作用性 β_2 刺激薬（long-acting β_2-agonist：LABA）を優先的に使用すべきです．このような症例で LAMA の追加が必要であると判断した場合には，泌尿器科に相談したうえで，LAMA を慎重に開始することを検討しましょう．

My Best 処方

前立腺肥大症を合併する COPD 患者に対する処方例

◎前立腺肥大症に伴う症状が乏しい場合の処方例
処方例 1：チオトロピウム（2.5μg）　1日1回・1回2吸入
処方例 2：チオトロピウム／オロダテロール（2.5μg/2.5μg）　1日1回・1回2吸入
◎前立腺肥大症に伴う症状に困っている場合の処方例
処方例 1：インダカテロール（150μg）　1日1回・1回1吸入

どれくらいの割合で次のような症状がありましたか	全くない	5回に1回の割合より少ない	2回に1回の割合より少ない	2回に1回の割合くらい	2回に1回の割合より多い	ほとんどいつも
この1か月の間に，尿をしたあとにまだ尿が残っている感じがありましたか	0	1	2	3	4	5
この1か月の間に，尿をしてから2時間以内にもう一度しなくてはならないことがありましたか	0	1	2	3	4	5
この1か月の間に，尿をしている間に尿が何度もとぎれることがありましたか	0	1	2	3	4	5
この1か月の間に，尿を我慢するのが難しいことがありましたか	0	1	2	3	4	5
この1か月の間に，尿の勢いが弱いことがありましたか	0	1	2	3	4	5
この1か月の間に，尿をし始めるためにお腹に力を入れることがありましたか	0	1	2	3	4	5

	0回	1回	2回	3回	4回	5回以上
この1か月の間に，夜寝てから朝起きるまでに，ふつう何回尿をするために起きましたか	0	1	2	3	4	5

IPSS ＿＿＿＿＿＿点

	とても満足	満足	ほぼ満足	なんともいえない	やや不満	いやだ	とてもいやだ
現在の尿の状態がこのまま変わらずに続くとしたら，どう思いますか	0	1	2	3	4	5	6

QOL スコア＿＿＿＿＿＿点

IPSS 重症度：軽症（0〜7点），中等症（8〜19点），重症（20〜35点）
QOL 重症度：軽症（0，1点），中等症（2，3，4点），重症（5，6点）

図4 ▶ 国際前立腺症状スコア（IPSS）と QOL スコア質問票

（日本泌尿器科学会（編）：男性下部尿路症状・前立腺肥大症診療ガイドライン．リッチヒルメディカル，2017：84．より転載）

患者さんの QOL と治療目標

前立腺肥大症を合併する COPD 患者の QOL と治療目標

　COPD の管理目標として，現状の改善として症状および生活の質（quality of life：QOL）の改善，運動耐容能と身体活動性の向上および維持，将来リスクの低減として増悪の予防，疾患進行の抑制および健康寿命の延長が掲げられています[10]．LAMA は COPD 患者において症状，QOL，運動耐容能の向上，および増悪抑制効果が証明されており[9]，COPD の長期管理薬として欠かせない薬剤であることがわかります．前立腺肥大症を合併する症例であっても前立腺肥大症に伴う症状が乏しい症例では，LAMA を長期管理薬として使用すべきです．また，前立腺肥大症に伴う症状に困っている場合では，α_1 遮断薬の使用や泌尿器科受診など前立腺肥大症に対する加療を積極的に行い，症状が改善した時点で，LAMA の開始を検討すべきだと考えます．

文献

1) Fukuchi Y, et al.：COPD in Japan: the Nippon COPD Epidemiology study. Respirology 2004；9：458-465
2) 工藤翔二：COPD の疫学と予防：健康日本 21（第 2 次）を中心に．日内会誌 2015；104：1059-1066
3) 日本泌尿器科学会（編）：男性下部尿路症状・前立腺肥大症診療ガイドライン．リッチヒルメディカル，2017：49-57
4) Pen YH, et al.：Association between chronic obstructive pulmonary disease and increased risk of benign prostatic hyperplasia: a retrospective nationwide cohort study. BMJ Open 2017；7：e015581
5) 日本泌尿器科学会（編）：男性下部尿路症状・前立腺肥大症診療ガイドライン．リッチヒルメディカル，2017：25-27
6) Stephenson A, et al.：Inhaled anticholinergic drug therapy and the risk of acute urinary retention in chronic obstructive pulmonary disease: a population-based study. Arch Intern Med 2011；171：914-920
7) ベーリンガーインゲルハイム　スピリーバ® 1.25μg レスピマット 60 吸入，スピリーバ® 2.5μg レスピマット 60 吸入　添付文書
8) Miyazaki H, et al.：Tiotropium does not affect lower urinary tract function in COPD patients with benign prostatic hyperplasia. Pulm Pharmacol Ther 2008；21：879-883
9) 日本呼吸器学会 COPD ガイドライン第 6 版作成委員会（編）：COPD（慢性閉塞性肺疾患）診断と治療のためのガイドライン（第 6 版）．メディカルレビュー社，2022：102
10) 日本呼吸器学会 COPD ガイドライン第 6 版作成委員会（編）：COPD（慢性閉塞性肺疾患）診断と治療のためのガイドライン（第 6 版）．メディカルレビュー社，2022：92-93

〈安井秀樹〉

呼吸器疾患／市中肺炎

市中肺炎：疾患概要と治療の基本方針

はじめに

　肺炎は肺実質に生じる急性の感染性の炎症で，医療施設外で発症した肺炎が市中肺炎と分類されます．市中肺炎の患者の多くは，基礎疾患がなく，健康上の問題がない状態で日常生活を送っていますが，原因菌と同定される病原微生物は，患者の年齢や周囲の感染状況に影響されます．高齢者で多い誤嚥性肺炎は市中（自宅）で発症する場合もありますが，市中肺炎とは別に対応されます．

市中肺炎の診断

　市中肺炎では，咳嗽，喀痰，胸痛などの呼吸器症状に加え，発熱，倦怠感や食欲低下などの全身症状が急性に生じます．高齢者ではこれら自覚症状の訴えが乏しいことがあり注意が必要です．胸部X線やCT検査で肺野に浸潤影を認め，血液検査では炎症反応（CRP，プロカルシトニン上昇や白血球増多）を認めます．肺炎の重症度は，A-DROPで判定されますが，脱水，酸素状態，意識状態，血圧に加え，年齢として男性70歳，女性75歳以上で1点追加されるため，高齢者の市中肺炎ではスコアが1点以上となり，中等症以上と判定されます[1]．

抗菌薬治療

　他の感染症治療に同様に，市中肺炎に対しては原因菌検索および適切な抗菌薬投与が重要です．原因菌となる病原微生物を明らかにすることが望ましいですが，市中肺炎では病原微生物が判明する場合は多くありません．そのため，

経験的治療（エンピリック治療）に基づいた抗菌薬選択が行われます．治療薬選択の観点から，肺炎球菌やインフルエンザ菌などによる細菌性肺炎とマイコプラズマなどによる非定型肺炎に大別され，肺炎球菌などを想定する場合，比較的広域スペクトラムなペニシリン系，セフェム系，レスピラトリーキノロンが選択されます．非定型肺炎では，β-ラクタム系抗菌薬が無効のため，マクロライド系薬やレスピラトリーキノロンが用いられます．A-DROP で軽症や中等症の場合，外来で経口抗菌薬を用いた治療が行われます．中等症～重症の場合は，入院の上，抗菌薬が点滴静注されます．一般的には投与 3 日後に自他覚症状，画像所見，血液検査所見に基づいて効果判定し，有効である場合には抗菌薬を継続，または注射用抗菌薬から経口薬へ切り替えるスイッチ療法の実施を検討します．効果不良の場合には，病態の再評価と抗菌薬の変更を行います．原因菌検索のため喀痰検査を実施している場合，この時期に原因菌および薬剤感受性が判明する場合もあり，その情報を用いて感受性のある抗菌薬に変更されます．

肺炎球菌ワクチン

市中肺炎の原因菌で最も多く，重症化するリスクもある肺炎球菌に対しては，ワクチンによる予防が推奨されています．肺炎球菌は，食菌作用から防御する莢膜を有しています．この莢膜の構成成分であるポリサッカライド（多糖体）に対する抗体が菌体莢膜と結合すると，食菌作用が著しく増強され，菌は貪食されます．23 価肺炎球菌莢膜多糖体型ワクチン（ニューモバックス®NP）は抗原として 23 種類の肺炎球菌莢膜血清型ポリサッカライドを含むワクチンで，接種することにより 23 種類の血清型ポリサッカライドに対する抗体価が上昇し，感染防御能を増強すると考えられています．

心・呼吸器の慢性疾患などの基礎疾患のある患者や高齢者がワクチン接種の対象となり，高齢者の肺炎発症の抑制効果が認められています[2]（**表 1**）．ニューモバックス®を用いた予防接種は 65 歳が定期対象者です．ワクチンの含有する莢膜型に応じ，沈降 15 価肺炎球菌結合型ワクチンや沈降 13 価肺炎球

表1 高齢者施設入居者での肺炎球菌ワクチンによる肺炎発症抑制効果

エンドポイント	1000 人年あたりの発生率		発生率の減少（95% CI）	P 値
	ワクチン群	プラセボ群		
肺炎球菌性肺炎	12	32	63.8 (32.1 to 80.7)	0.0015
非肺炎球菌性肺炎	43	59	29.4 (− 4.3 to 52.3)	0.0805
全肺炎	55	91	44.8 (22.4 to 60.8)	0.0006

菌結合型ワクチンもありますが，定期接種には用いられていません．

文献

1) 日本呼吸器学会呼吸器感染症に関するガイドライン作成委員会(編)：成人市中肺炎診療ガイドライン．日本呼吸器学会，2007
2) Maruyama T, et al.：Efficacy of 23-valent pneumococcal vaccine in preventing pneumonia and improving survival in nursing home residents: double blind, randomised and placebo controlled trial. BMJ 2010；340：c1004

乾　直輝

泌尿器疾患／過活動膀胱

過活動膀胱：疾患概要と治療の基本方針

疾患概要

- 過活動膀胱(overactive bladder：OAB)とは「尿意切迫感を有し，通常は頻尿および夜間頻尿を伴い，切迫性尿失禁(尿意切迫感を伴い我慢できずに尿失禁をきたすこと)を伴うこともあれば伴わないこともある状態」のことです．
- OAB の有病率は 5〜20％とされ，有病率は年齢とともに増加します．OAB の有病率は高齢女性が最も高いです．
- 問診では尿意切迫感・頻尿・夜間頻尿・切迫性尿失禁の有無をまずチェックします．
- OAB の評価には過活動膀胱症状スコア(Overactive Bladder Symptom Score：OABSS)がよく用いられます．OABSS は OAB の重症度判定にも用いられ，合計スコアが 5 点以下を軽症，6〜11 点を中等症，12 点以上を重症とします．

治療の基本方針

治療前の検査

- 尿定性・尿沈渣により血尿や膿尿の有無を確認します．
- 残尿測定を行います．
- 腹部超音波検査にて膀胱腫瘍のスクリーニングと前立腺容量の測定を行います．
- 尿路悪性腫瘍の可能性を考慮し，尿細胞診をチェックします．

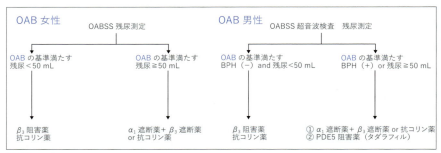

図1 治療戦略

治療

治療は行動療法と薬物療法を組み合わせます．

1）行動療法：膀胱訓練を指導する

- 尿意を感じても5分ほどトイレに行くのを我慢します．
- 1週間ほど続けたら，その後は我慢する時間を10分，15分と少しずつ延ばしていきます．
- 訓練を続けていくことで，尿意を感じてから2〜3時間ほど我慢できるようになれば目標達成です．

2）薬物療法（図1）

- 残尿＜50 mLの場合，ミラベグロン，ビベグロンなどのβ_3受容体作動薬もしくはフェソテロジン，ソリフェナシンなどの抗コリン薬を処方します．
- 残尿≧50 mLや前立腺肥大症併発の場合，β_3受容体作動薬や抗コリン薬は排尿困難の悪化や尿閉を招く危険があるため，α_1遮断薬と併用します．
- 男性ではタダラフィル（PDE5阻害薬単剤）が奏効することがあります．

鷲野　聡

泌尿器疾患／過活動膀胱 ▶▶▶ 吸入抗コリン薬，β_3受容体作動薬

68 過活動膀胱の治療薬：どちらがいい？ β_3受容体作動薬 vs 抗コリン薬

● 症例

患者	経過
75歳女性，過活動膀胱	1年前より昼間・夜間に頻尿あり．最近，排尿をがまんできないようになってきた．残尿測定で残尿量は20 mLと正常範囲内であり，過活動膀胱と診断された．もともと便秘症で酸化マグネシウムを内服している．

 抗コリン薬とβ_3受容体作動薬の作用機序の特徴

　過活動膀胱は膀胱が活動し過ぎる状態で，膀胱内に尿がそれほど溜まっていないのに排尿筋が異常収縮し，尿意切迫感や頻尿などの症状が起こります．膀胱の収縮には神経伝達物質のアセチルコリンが関与しており，アセチルコリンがムスカリン受容体に作用すると膀胱が収縮します．抗コリン薬は，膀胱のムスカリン受容体におけるアセチルコリンの働きを阻害する作用（抗コリン作用）により，膀胱の過剰な収縮を抑え，過活動膀胱などによる尿意切迫感や頻尿などを改善します．膀胱の筋肉（膀胱平滑筋）における交感神経のβ_3受容体が刺激を受けると筋肉が緩み膀胱が広がり，蓄尿できるようになります．β_3受容体作動薬は膀胱平滑筋のβ_3受容体へ作用し蓄尿期のノルアドレナリンによる膀胱の弛緩作用を増強することで，膀胱を拡張させ，過活性膀胱による尿意切迫，頻尿，切迫性尿失禁などの症状を改善します（図1）．

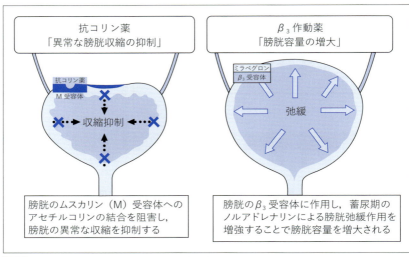

図1 抗コリン薬とβ₃受容体作動薬の作用機序
(https://utunomiy.exblog.jp/17064722/ より引用)

抗コリン作用

mAchR	M1	M2	M3	M4,M5
分布/作用	副交感神経	心臓 不応期延長	平滑筋 膀胱，気管支：収縮 唾液腺，汗腺：分泌	中枢神経 眼：縮瞳，眼圧低下

(有害作用)
・中枢神経：ふらつき，めまい，せん妄，認知症
・眼：眼圧上昇，毛様体筋弛緩（かすみ目）（緑内障禁忌）
・呼吸器：喘息には使用注意
・消化管：蠕動運動低下，便秘，嘔気
・膀胱尿道：排尿障害，（前立腺肥大症禁忌）
・心血管：高血圧，動悸，不整脈

図2 抗コリン作用の概要
(塩尻俊明：抗コリン薬 anticholinergic drugs. 医學事始. http://igakukotohajime.com/2019/01/20/抗コリン薬-anticholinergic-drugs/，より引用)

過活動膀胱の治療薬としてβ_3受容体作動薬が第一選択薬となるのはどんな場合か

　過活動膀胱に対する治療効果は抗コリン薬と，β_3受容体作動薬は同等ですが，β_3受容体作動薬は抗コリン薬（**図2**）と比較して口渇や便秘症などの有害反応が少ないことが報告されており[1]，β_3受容体作動薬が第一選択薬となることが多いです．治療前に便秘症や口渇などを有する症例ではβ_3受容体作動薬が優先されます．

過活動膀胱の治療薬として抗コリン薬が第一選択薬となるのはどんな場合か

　β_3受容体作動薬は頻脈や心不全の増悪をもたらす可能性があり，心不全や頻脈性不整脈を有する患者では，慎重な投与・評価が求められます．このような症例では抗コリン薬が第一選択薬となる可能性があります．

β_3受容体作動薬の使いわけはあるか

　β_3受容体作動薬にはミラベグロンとビベグロンの2つがありますが，治療効果や副作用により離脱率は同等です[2]．両剤の警告・禁忌には相違があり使用にあたり注意が必要です（**表1**）．

表1 過活動膀胱（OAB）のアドレナリンβ_3受容体作動薬一覧（2023年2月時点）

製品名	ベタニス®錠	ベオーバ®錠
一般名	ミラベグロン	ビベグロン
発売年	2011年	2018年
作用機序	アドレナリンβ_3受容体作動薬	アドレナリンβ_3受容体作動薬
用法・用量	50 mg※を1日1回食後（※中等度肝機能／重度腎機能障害では25 mgから開始）	50 mgを1日1回食後
警告	生殖可能な年齢の患者への本剤の投与はできる限り避ける	－
妊婦への投与	×	治療上の有益性が危険性を上回ると判断される場合のみ
投与禁忌	・本剤に過敏症のある患者 ・重篤な心疾患を有する患者 ・妊婦および妊娠している可能性のある婦人 ・授乳婦 ・重度の肝機能障害患者 ・フレカイニドあるいはプロパフェノン投与中の患者	・本剤に過敏症のある患者
併用禁忌	・フレカイニド，プロパフェノン	－
併用注意薬	・カテコラミン類 ・CYP3A4阻害薬：イトラコナゾール，リトナビル，アタザナビル，インジナビル*，ネルフィナビル，サキナビル，クラリスロマイシン ・CYP3A4誘導薬：リファンピシン，フェニトイン，カルバマゼピン ・CYP2D6の基質 ・三環系抗うつ薬 ・メトプロロール，ピモジド*，ジゴキシン	・アゾール系抗真菌薬 ・HIVプロテアーゼ阻害薬 ・CYP3A4誘導薬：リファンピシン，フェニトイン，カルバマゼピン

*インジナビル，ピモジドは現在販売中止．
（木元貴祥：ベオーバ（ビベグロン）の作用機序：ベタニスとの比較・使い分け【過活動膀胱（OAB）】．新薬情報オンライン，2023. https://passmed.co.jp/di/archives/7406，より引用）

患者さんの QOL と治療目標

切迫性尿失禁や頻尿は患者の生活の質（quality of life：QOL）の低下をもたらします．β_3受容体作動薬，抗コリン薬はこれらの症状を改善し，QOL も改善させます．治療の目標は切迫性尿失禁の消失と頻尿の改善（排尿回数 ≦ 7 回 / 日）です．一剤投与で治療効果が不良の症例では，β_3受容体作動薬と抗コリン薬の併用を行うこともあります．

My Best 処方

① ビベグロン　1 日 1 回 50 mg（朝食後）
② ミラベグロン　1 日 1 回 50 mg（朝食後）
治療前に便秘症や口渇などを有する症例では，有害反応の少ないβ_3受容体作動薬が第一選択です．

文献

1) Kelleher C, et al.：Efficacy and Tolerability of Mirabegron Compared with Antimuscarinic Monotherapy or Combination Therapies for Overactive Bladder: A Systematic Review and Network Meta-analysis. Eur Urol 2018; 74: 324-333
2) Kinjo M, et al.：Comparison of Mirabegron and Vibegron in Women With Treatment-Naive Overactive Bladder: A Randomized Controlled Study. Urology 2023; 175: 67-73

鷲野　聡

泌尿器疾患／前立腺肥大症

前立腺肥大症：疾患概要と治療の基本方針

疾患概要

- 前立腺肥大症（benign prostatic hyperplasia：BPH）では前立腺腫大と下部尿路症状を伴います．
- BPH では，①排尿症状，②蓄尿症状，③排尿後症状のどの症状も有し得ます．
- BPH では，急性尿閉，肉眼的血尿，膀胱結石，反復性尿路感染症，腎後性腎不全を合併することがあります．
- BPH の有病率は 60 歳代で 6 %，70 歳代で 12 % とされ，加齢に従って増加します．
- 問診で，排尿障害の症状の中で困っている症状が何かを聞きます．
- 国際前立腺症状スコア（International Prostate Symptom Score：IPSS）は，重症度判定，治療方針の決定，治療効果の評価に有用です．合計点数が 0 〜 7 点，8 〜 19 点，20 〜 35 点をそれぞれ軽症，中等症，重症と評価します．

治療の基本方針

治療前の検査

- 尿定性・尿沈渣を行い，膿尿や血尿の有無をチェックします．
- 超音波検査を行い，前立腺容量および残尿測定します．
- PSA 値を測定し，前立腺癌のスクリーニングを行います．

治療

まずは薬物療法を行います．薬物療法で改善が乏しい場合には外科的治療を

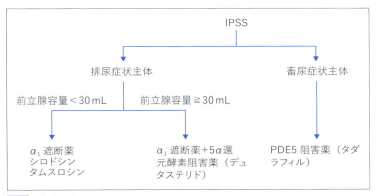

図1 治療戦略

考慮します．

1) 薬物療法(図 1)
①排尿症状・排尿後症状が主体の症例には，α_1遮断薬(シロドシンやタムスロシン)を投与します．

②前立腺容量 > 30 mL の症例ではα_1遮断薬に加えて前立腺縮小を意図しデュタステリド(5α還元酵素阻害薬)を投与します．

③畜尿症状が主体の場合にはタダラフィル(PDE5 阻害薬単剤)を投与します．

2) 外科的治療
腫大した前立腺組織を経尿道的に切除・蒸散などを行うことにより排尿障害の改善を図ります．①経尿道的前立腺切除術，②ホルミウムレーザー前立腺核出術(holmium laser enucleation of the prostate：HoLEP)，③接触式レーザー前立腺蒸散術(contact laser vaporization of the prostate：CVP)，④経尿道的前立腺吊り上げ術(ウロリフト®)，⑤経尿道的水蒸気治療(WAVE 治療)など様々な手術方法があり，泌尿器科専門医との相談が必要です．

鷲野　聡

泌尿器疾患／前立腺肥大症 ▶▶▶ α₁遮断薬，5α還元酵素阻害薬

70 前立腺肥大症の治療薬：α₁遮断薬とPDE5阻害薬，中断するならどっち？

● 症例

患者	経過
85歳男性，前立腺肥大症	10年前より前立腺肥大症にてシロドシン（α₁遮断薬）とデュタステリド（PDE5阻害薬）を内服してきており，排尿状態が落ち着いている．前立腺肥大症以外にも高血圧や糖尿病の処方薬も内服しており，現在10種類の薬を内服している．内服薬が多いため減薬を希望している．

 α₁遮断薬とPDE5阻害薬の作用機序の特徴

　α₁遮断薬は尿道内圧を低下させ，尿勢の改善をもたらします．一方で，5α還元酵素阻害薬は前立腺を縮小させることにより排尿状態を改善させます．5α還元酵素阻害薬であるデュタステリドは6週間で前立腺容量を約30％縮小させ，排尿症状を改善させます[1]．α₁遮断薬よりもゆっくり症状を改善させますが，長期的にはより強い治療効果が得られます（**図1**）[2]．両者を併用することにより，それぞれの単剤と比較して速やかかつ強力な排尿状態の改善を得ることができます[2]．

 前立腺肥大症の治療としてα₁遮断薬と5α還元酵素阻害薬を併用している場合，前者を中断する状態とは？

　前立腺肥大症の治療としてα₁遮断薬と5α還元酵素阻害薬を併用している場合において，α₁遮断薬の中断・終了しても約8割の症例で排尿症状が増悪しないことが報告されています（**図2**）[3]．しかし，

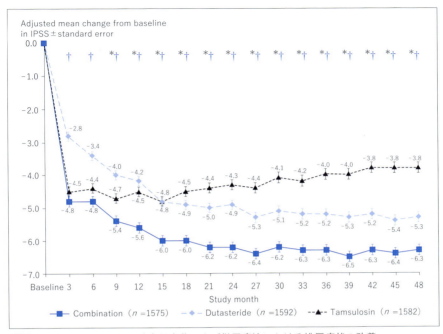

図1 α_1遮断薬，5α還元酵素阻害薬および併用療法における排尿症状の改善
(Roehrborn CG, et al.: The effects of combination therapy with dutasteride and tamsulosin on clinical outcomes in men with symptomatic benign prostatic hyperplasia: 4-year results from the CombAT study. Eur Urol 2010; 57: 123-131. より引用)

排尿障害が高度の症例においては，α_1遮断薬を中断すると尿道内圧が増加し，排尿症状の増悪を来す可能性があります．α_1遮断薬中断・終了後には排尿状態の増悪や残尿量の増加の有無をチェックする必要があります．

前立腺肥大症の治療としてα_1受容体遮断薬と5α還元酵素阻害薬を併用している場合，後者を中断する状態とは？

前立腺肥大症の治療としてα_1遮断薬と5α還元酵素阻害薬を併用している場合において，5α還元酵素阻害薬の中断・終了が安全に施

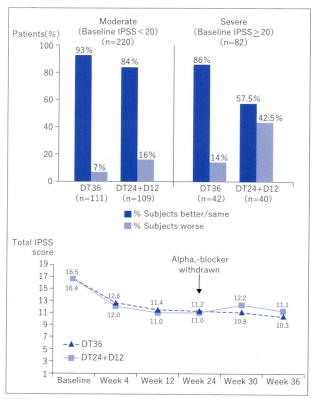

図2 5α還元酵素阻害薬・α₁遮断薬併用36か月と併用療法24か月＋5α還元酵素阻害薬12か月の治療効果の比較
DT：Dutasteride ＋ Tamsulosin
D：Dutasteride only
(Barkin J, et al.：Alpha-blocker therapy can be withdrawn in the majority of men following initial combination therapy with the dual 5alpha-reductase inhibitor dutasteride. Eur Urol 2003; 44: 461-466. より引用)

行できるか否かを検討した報告はありません．しかし，前立腺腫大がほとんどなく（前立腺容量＜30 mL），α₁遮断薬と5α還元酵素阻害薬を併用している場合には，5α還元酵素阻害薬の中断・終了は可能かもしれません．5α還元酵素阻害薬を中断・終了すると長期的には前立腺腫大の再増悪を認め，排尿障害の増悪を来す可能性がありま

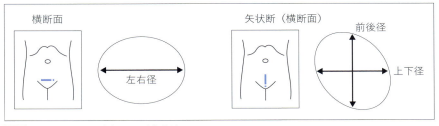

図3 残尿量・前立腺容量の測定方法
(https://jua.members-web.com/topics1/uploads/attach/topics_20160401403139_170425145027.pdf.
より引用)

す．中断・終了後は排尿状態のチェックや前立腺容量のチェックが必要となります．

 前立腺容量・残尿測定

　薬剤を中断する場合には，症状の変化のみならず，残尿量や前立腺容量の増加がないかをチェックする必要があります．残尿量や前立腺容量の測定は超音波検査で可能です（**図3**）[4]．また，残尿量測定のみであれば残尿測定器を用いて測定することも可能です．

患者さんの QOL と治療目標

　近年，ポリファーマシーは高齢患者の問題の一つです．このような症例においては現在内服している薬剤が本当に必要か否かを随時見極める必要があります．前立腺肥大症で2剤以上の薬剤を内服している場合がありますが，前立腺肥大症の治療薬は中断してもすぐに排尿状態の増悪による尿閉などの逼迫する事態とならないことが多いです．しかし，薬剤を中断・終了した際には排尿状態の増悪，残尿量の増加，前立腺容量の増加の有無などを中断した薬剤に合わせてチェックする必要があります

My Best 処方

◎タムスロシン＋デュタステリド併用の場合→デュタステリド単剤
前立腺肥大症でα₁遮断薬と5α還元酵素阻害薬を併用し，減薬希望の場合にはα₁遮断薬からの減薬が推奨されます．

文献

1) Tsukamoto T, et al.：Efficacy and safety of dutasteride in Japanese men with benign prostatic hyperplasia. Int J Urol 2009；16：745-750
2) Roehrborn CG, et al.：The effects of combination therapy with dutasteride and tamsulosin on clinical outcomes in men with symptomatic benign prostatic hyperplasia: 4-year results from the CombAT study. Eur Urol 2010；57：123-131
3) Barkin J, et al.：Alpha-blocker therapy can be withdrawn in the majority of men following initial combination therapy with the dual 5alpha-reductase inhibitor dutasteride. Eur Urol 2003；44：461-466
4) https://jua.members-web.com/topics1/uploads/attach/topics_20160401403139_170425145027.pdf

鷲野　聡

腎疾患／糖尿病性腎症

糖尿病性腎症：疾患概要と治療の基本方針

糖尿病性腎症の概要

　糖尿病性腎症は神経症，網膜症と並んで糖尿病 3 大合併症の一つです．腎機能やタンパク尿の多寡により 5 つの病期に分類されており(**表 1**，**図 1**)[1-3]，中期以降尿中アルブミン排泄量が急激に増加し，ネフローゼ症候群を経て最終的には末期腎不全となります．現在でも透析導入原因疾患の中で最多を占めており，当初はほとんど無症状ですが後半には非常に重篤となりうる，非常に手強い合併症です．そのため糖尿病診療においては，血糖管理のみならず尿検査も無症状のときから行い病状把握をすることが重要です．

　腎症発症の機序には，糖尿病早期からの糸球体過剰ろ過の出現が重要とされています．近年この過剰ろ過出現には，近位尿細管細胞膜にある SGLT2(Na-ブドウ糖共輸送体 2 型)活性が代償的に亢進すること，および糸球体尿細管フィードバック機構が亢進することが判明してきました．

糖尿病性腎症治療の基本方針

　糖尿病性腎症の治療ですが，腎症治療薬使用の前に，まず厳格な血糖，血圧管理などが重要です．特に高血圧については降圧目標値も 130/80 mmHg 未満と本態性高血圧の目標値より厳しいものとなっています．これを達成するには薬物療法のみでは不十分であり，非薬物療法としての食事制限，減量，適度な運動などが必要です．医師，薬剤師，患者本人のみではなく，メディカルスタッフや患者家族など多くの協力により長期間にわたる集約的治療が重要です．

　また薬物療法として，ある種の降圧薬(RAS 抑制薬，抗アルドステロン薬)

表1 糖尿病性腎症病期分類 2023

病期	尿中アルブミン・クレアチニン比（UACR, mg/g）あるいは尿中タンパク・クレアチニン比（UPCR, g/g）	推算糸球体濾過量（eGFR, mL/分/1.73 m²）
正常アルブミン尿期（第1期）	UACR 30 未満	30 以上
微量アルブミン尿期（第2期）	UACR 30 〜 299	30 以上
顕性アルブミン尿期（第3期）	UACR 300 以上あるいは UPCR 0.5 以上	30 以上
GFR 高度低下・末期腎不全期（第4期）	問わない	30 未満
腎代替療法期（第5期）	透析療法中あるいは腎移植後	

（糖尿病性腎症合同委員会・糖尿病性腎症病期分類改訂ワーキンググループ：糖尿病性腎症病期分類2023 の策定．日腎会誌 2023；65：847-856．より引用）

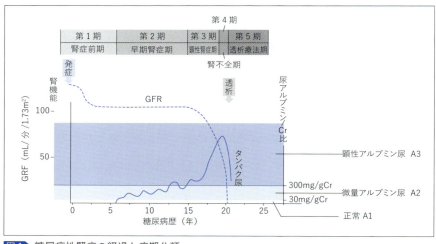

図1 糖尿病性腎症の経過と病期分類
（日本腎臓学会（編）：CKD 診療ガイド 2012．東京医学社，2012：32．より引用．槇野博史：糖尿病性腎症―発症・進展機序と治療．診断と治療社，1999：192 より引用，改変）

やある種の抗糖尿病薬（SGLT2 阻害薬）が糸球体過剰ろ過を軽減し腎症進展を抑制することが判明し，エビデンスが集積しつつあります．そのため積極的にこれらを糖尿病性腎症治療薬としても用います．しかしそれぞれの薬剤に特有の問題点もあるので，留意しながら使用する必要があります．

文献

1) 糖尿病性腎症合同委員会・糖尿病性腎症病期分類改訂ワーキンググループ：糖尿病性腎症病期分類 2023 の策定．日腎会誌 2023；65：847-856
2) 日本腎臓学会（編）：CKD 診療ガイド 2012．東京医学社，2012：32
3) 槇野博史：糖尿病性腎症—発症・進展機序と治療．診断と治療社，1999：192

鶴岡秀一

腎疾患／糖尿病性腎症 ▶▶▶ レニン・アンジオテンシン系阻害薬，SGLT2 阻害薬，ミネラルコルチコイド受容体拮抗薬

72 アルブミン尿が出現してきた糖尿病患者に対する治療薬は？

● 症例

患者	経過
48歳男性，糖尿病	30歳代より糖尿病を指摘され，メトホルミン，グリメピリドにて治療中．定期的に受診され，血糖コントロールもHbA1c7～7.5％と比較的安定していた．しかし定期受診時検査にて尿中アルブミン排泄量が400～500 mg/gCrを超えるようになってきた．

 腎尿細管にはブドウ糖再吸収機構，および尿細管糸球体フィードバック機構がある

　健常人の腎尿細管は，糸球体で血漿のろ過により産生された原尿の中にあるブドウ糖を再吸収することで，体内からのブドウ糖漏出を防いでいます．これには近位尿細管管腔膜に存在する SGLT（Na-ブドウ糖共輸送体）2 型が関与しています（**図1**）．

　また健常人の遠位尿細管には，管腔内の NaCl 到達量が減少すると，近傍に存在する緻密斑細胞がそれを感知し，糸球体輸入細動脈を拡張させることで糸球体濾過量を増加させ NaCl 到達量を回復させるという代償機構があります．これを尿細管糸球体フィードバック（tubuloglomerular feedback：TGF）と呼びます（**図1**）．

 糖尿病性腎症では早期からSGLT2活性が増加し糸球体過剰ろ過を生じ，尿アルブミン排泄が増加する

　糖尿病では血糖上昇に伴い尿細管腔内ブドウ糖濃度が上昇します．

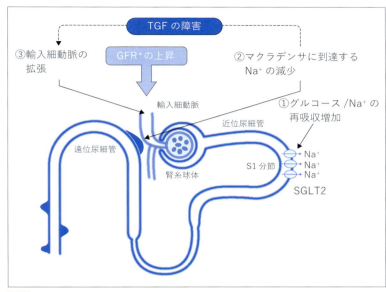

図1 糖尿病における TGF の影響
* GFR：glomerular filtration rate（糸球体濾過量）

　これに対して近位尿細管での SGLT2 活性が代償性に増加し，ブドウ糖再吸収量を増やすことで尿糖出現を防ごうとしています（**図1**）．
　また SGLT2 活性上昇に伴い遠位尿細管への Na 到達量が減少するため，TGF 機構が活性化され，輸入細動脈が拡張し，糸球体への血流量が増加します．
　これらにより，糖尿病では早期から代償的に糸球体濾過量が上昇します．これを糸球体過剰ろ過と呼びます．
　過剰ろ過が続くと，糸球体で濾過されるアルブミン量が増加し，これを刺激として糸球体の硬化が進展し，最終的に腎不全となります．
　糖尿病合併症の一つである糖尿病性腎症はこのような糸球体過剰ろ過の出現により発症進展すると考えられています．そのため腎症進展を早期に検出するためには，血液検査だけでは不十分であり，尿検査により尿中アルブミン排泄を調べる必要があります[1]．

表1 糖尿病性腎症治療薬

レニン・アンジオテンシン系（RAS）阻害薬
　アンジオテンシン変換酵素阻害薬（ACEI）
　アンジオテンシンⅡ受容体拮抗薬（ARB）
　（選択的）抗アルドステロン薬
SGLT2 阻害薬

糖尿病性腎症の病期も腎機能と尿中アルブミン排泄により分類されます（p.334，**表1** 参照）[2]．

糖尿病性腎症治療薬は糸球体過剰ろ過を防ぐことで，腎症進展を抑制する

　レニン・アンジオテンシン（RA）系阻害薬（ACE 阻害薬，ARB）は動脈を拡張させることで血圧を下げる薬剤ですが，腎糸球体においては，輸出細動脈を輸入細動脈に比してより相対的に強く拡張させます．そのため糸球体過剰ろ過を軽減させるものとして，糖尿病性腎症において広く使用されてきました（**図2**，**表1**）[3]．しかし ACE 阻害薬や ARB では RAS 系活性を完全に抑制できない場合があること，また高カリウム血症を来しやすいことなどの問題点もわかってきました．

　近年上梓された抗糖尿病薬である SGLT2 阻害薬は血糖を下げるのみならず，活性化された尿細管 SGLT 活性を直接抑制し TGF を軽減させることができるため，腎症治療効果も期待されています．特にカナグリフロジン，ダパグリフロジンは，糖尿病性腎症に対するエビデンスも報告されています[4,5]．

　さらに抗アルドステロン薬は，ACE 阻害薬や ARB で完全に抑制できない RAS 活性をも抑制できる可能性が報告されています．特に近年上梓された選択的抗アルドステロン薬であるフィネレノンは，スピ

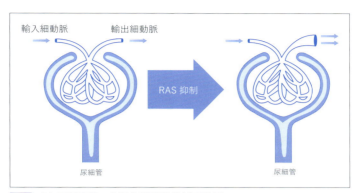

図2 RA系阻害薬の糸球体過剰濾過低下作用

ロノラクトンにみられた女性化乳房などの有害事象もなく，ARBやACE阻害薬に追加することで腎症進展抑制が高まることが報告されています[6]．

point 4　腎症治療薬処方上の特有の留意点がある

　糖尿病性腎症発症には糸球体過剰ろ過の出現が大きく関与しており，これらの治療薬も過剰ろ過軽減により，腎不全進展抑制を示すものです．そのためどの薬剤も使用に伴い，アルブミン尿の軽減と共に糸球体濾過の低下，すなわち腎機能のある程度の低下を伴います（initial dip とも呼びます）（**図3**）．

　しかし治療により腎機能低下速度が軽減するため，長期間使用していると腎不全の進展が遅くなると考えられています（**図3**）[4]．通常 initial dip は糸球体濾過量前値の 30 ％以内の低下とされており，患者が心配しないように事前の説明が必要です．

　また腎動脈狭窄の併発，腎機能を悪化させる薬剤併用の場合には，治療開始によりこれ以上の悪化を示すことがあり，その際には休薬が必要なこともあります．そのため注意深いモニターが必要です．さらに，使用開始後は安定していても，脱水などを一過性に併発した場合

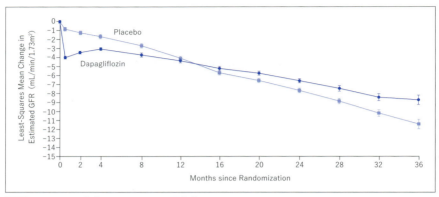

図3 SGLT2阻害薬 Dapagliflozin 開始後の intial dip
(Heerspink HJL, et al.：Dapagliflozin in Patients with Chronic Kidney Disease. N Engl J Med 2020; 383: 2219-2229. より引用)

　に急激な腎機能低下を示すことがあり，その際にはシックデイとして薬剤の減量や休薬が必要なこともあります[7]．

　なおACE阻害薬，ARB，選択的抗アルドステロン薬，SGLT2阻害薬についての一般的な注意点は，それぞれ高血圧，糖尿病の項（p.139〜182）を参照されたい．

患者さんのQOLと治療目標

　糖尿病性腎症は糖尿病の3大合併症の一つであり，腎症治療薬使用の前に，厳格な血糖，血圧管理などが重要です．血圧目標値も一般の本態性高血圧よりも厳しい130/80 mmHg未満を達成することが重要です[8]．それには薬物療法のみでは不十分であり，非薬物療法としての食事（カロリー）制限，減量，適切な運動などが必要です．実現には医師，薬剤師，患者本人のみではなく，看護師，栄養士，リハビリテーション技師，さらには患者家族など多くの協力により長期間にわたる集約的治療が重要だというエビデンスも集積してきました[9]．

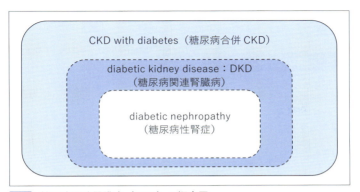

図4 糖尿病関連腎臓病（DKD）の概念図
（日本腎臓学会（編）：エビデンスに基づくCKD診療ガイドライン2023．東京医学社，2023：44 ／ 日本腎臓学会：DKD（Diabetic Kidney disease）の訳語について．http://jsn.or.jp/medic/newstopics/formember/dkddiabetic-kidney-disease.php．より一部改変）

予後予測の目

糖尿病関連腎臓病（DKD）とは？

　糖尿病に伴う典型的な腎障害がアルブミン尿を伴う糖尿病性腎症ですが，近年顕性アルブミン尿を伴わないまま腎機能低下を示す症例の存在が報告されています．特に高齢で動脈硬化の進行した症例に多いこと（糖尿病合併腎硬化症），また糖尿病性腎症とは異なり早期からの糸球体過剰ろ過を示さないことも特徴とされています．
　そのため両者を合わせた，糖尿病に伴う腎障害全般を示す言葉として，糖尿病関連腎臓病（diabetic kidney disease：DKD）が最近多く使用されています（**図4**）[10, 11]．今回説明した糸球体過剰ろ過軽減薬は狭義の糖尿病性腎症には早期から有効ですが，過剰ろ過を伴わない糖尿病合併腎硬化症によるDKDに対する有効性には不確定な点が多いことにも注意が必要です．

My Best 処方

アルブミン尿の出現してきた糖尿病

処方1　テルミサルタン 40 mg 1 x 朝
高 K 血症など忍容性に注意しながら漸増
処方2　ダパグリフロジン錠　10 mg　1 x 朝
処方1に追加する
処方3　フィネレノン 10mg錠　2 錠　2 x 朝夕
アルブミン尿軽減しない場合にさらに追加する

文献

1) 日本腎臓学会（編）：エビデンスに基づく CKD 診療ガイドライン 2023．東京医学社，2023：45，CQ4-1

2) 糖尿病性腎症合同委員会・糖尿病性腎症病期分類改訂ワーキンググループ：糖尿病性腎症病期分類 2023 の策定．日腎会誌 2023；65：847-856

3) Brenner BM, et al.：Effects of losartan on renal and cardiovascular outcomes in patients with type 2 diabetes and nephropathy. N Engl J Med 2001；345：861-869

4) Perkovic V, et al.：Canagliflozin and Renal Outcomes in Type 2 Diabetes and Nephropathy. N Engl J Med 2019；380：2295-2306

5) Heerspink HJL, et al.：Dapagliflozin in Patients with Chronic Kidney Disease. N Engl J Med 2020；383：1436-1446

6) Bakris GL, et al.：Effect of Finerenone on Chronic Kidney Disease Outcomes in Type 2 Diabetes. N Engl J Med 2020；383：2219-2229

7) 日本腎臓学会：エビデンスに基づく CKD 診療ガイドライン 2023．東京医学社，2023：141，CQ11-9

8) 日本高血圧学会高血圧治療ガイドライン作成委員会：高血圧治療ガイドライン 2019．日本高血圧学会，2019：124

9) 日本腎臓学会：エビデンスに基づく CKD 診療ガイドライン 2023．東京医学社，2023：51，CQ4-4

10) 日本腎臓学会：エビデンスに基づく CKD 診療ガイドライン 2023．東京医学社，2023：44

11) 日本腎臓学会：DKD（Diabetic Kidney disease）の訳語について．http://jsn.or.jp/medic/newstopics/formember/dkddiabetic-kidney-disease.php

鶴岡秀一

腎疾患／痛風・高尿酸血症

痛風・高尿酸血症：疾患概要と治療の基本方針

高尿酸血症の概要

　尿酸は食事や筋肉を由来とするタンパク質の代謝過程で産生されます．また尿酸の排泄はおもに尿中ですが，一部消化管を介して便中へも排泄されています．高尿酸血症はこの産生と排泄のバランスがこわれた状態であり，血清尿酸濃度 7 mg/dL 以上を指します．それ自体はほぼ無症状ですが，この状態が遷延すると尿酸塩が様々な臓器内に析出し，痛風関節炎，尿路結石，痛風腎などの全身症状を呈します．また詳細は不明ですが，種々の生活習慣病においては尿酸濃度がその危険因子となる可能性も示されています．

　高尿酸血症の治療は，非薬物療法としてプリン体・果糖摂取制限，アルコール摂取制限などを含めた生活指導がまず優先されます．しかし生活指導のみでは対処できない場合には，尿酸降下薬による薬物療法が必要となります．治療薬は尿酸生成阻害薬と尿酸再吸収阻害（排泄促進）薬に大別され，患者の高尿酸血症発症機序に応じて選択されます．また，尿中尿酸排泄促進と尿酸塩析出予防のために水分摂取奨励や尿のアルカリ化（食物，薬剤）も併用されます．

　ただし急激な尿酸濃度の変化は痛風関節炎の悪化をきたすことが知られています．そのため関節炎極期には抗炎症薬は使用するものの尿酸降下薬は開始せず，また関節炎が落ち着いた後も，緩徐に薬剤などにより血液中の尿酸濃度を下げていくことが必要です．

　なお臓器障害のない無症候性高尿酸血症について，「高尿酸血症・通風の治療ガイドライン第 3 版」では，一般療法抵抗性で尿酸濃度 9 mg/dL 以上の場合には薬物療法開始とされていますが，まだエビデンスが不足する面があります．

鶴岡秀一

腎疾患／痛風・高尿酸血症 ▶▶ 尿酸生成阻害薬，尿酸排泄促進薬

74 痛風を合併する高尿酸血症患者の治療薬は？

● 症例

患者	経過
40歳男性，痛風・高尿酸血症	30歳時の検診で初めて高尿酸血症を指摘．35歳時初めて痛風性関節炎に罹患．1年ほど通院したが，その後関節炎発症もなく通院自己中断．数年前の検診から高尿酸血症を指摘され始め，今年も血清尿酸濃度高値（9.5 mg/dL）とともに腎機能障害（eGFR=50 mL/分/1.73 m²）を指摘された．

 体内の尿酸量は，産生量と排泄量の差で決定される

　高尿酸血症は関節内に尿酸結晶が析出する痛風関節炎や腎間質に尿酸が沈着する痛風腎など，様々な全身症状をきたします．血中尿酸量は食事や筋肉由来を由来とするタンパク質の代謝過程で産生される尿酸量と体外へ排泄される量の差で決まります．そのため高尿酸血症は産生過剰型と排泄低下型およびその混合型に分類されていました．

　近年尿酸の排泄経路として，以前から知られていた尿中排泄以外に，消化管を介してなど別経路の存在が知られてきています．そのため現在では，産生過剰型，腎外排泄低下型，腎排泄低下型および混合型，に大別されつつあります（**図1**）[1]．

 高尿酸血症の診療アルゴリズムが報告されている

　高尿酸血症の治療開始基準は，合併症の有無により異なります．現在の日本のガイドラインに記載されている診療アルゴリズムによると，痛風を伴う場合には7 mg/dL以上で治療開始するとなっていま

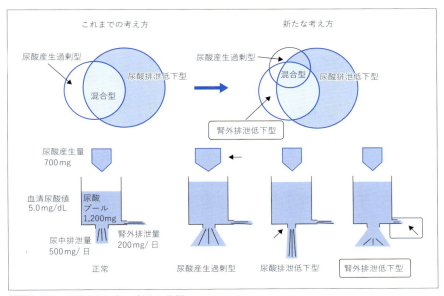

図1▶ 新しい高尿酸血症・痛風の分類
→：原因部位.
(日本痛風・尿酸核酸学会(旧：日本痛風・核酸代謝学会)ガイドライン改訂委員会編：高尿酸血症・痛風の治療ガイドライン第3版. 診断と治療社, 2018：96. より引用)

す. 腎障害, 尿路結石などを伴う場合には 8 mg/dL 以上, 合併症なしでも 9 mg/dL 以上では治療開始が, 現在は推奨されています(**図2**)[2)].

またどの場合においても, アルコール摂取制限を含めた生活指導が先であり, その後に薬物療法を行うことが重要です(**図2**)[2)].

高尿酸血症治療薬は尿酸生成阻害薬と再吸収阻害薬に大別される

高尿酸血症は, その機序に応じて, 尿酸生成阻害薬と再吸収阻害薬排泄促進薬に大別されます(**表1**).

生成阻害薬であるアロプリノール, フェブキソスタット, トピロキソスタットは, 体内でプリン体から尿酸を生成する酵素(キサンチン

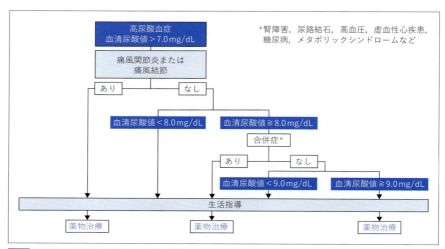

図2 高尿酸血症の診療アルゴリズム
（日本痛風・尿酸核酸学会（旧：日本痛風・核酸代謝学会）ガイドライン改訂委員会編：高尿酸血症・痛風の治療ガイドライン第3版. 診断と治療社, 2018：116. より改変）

表1 高尿酸血症治療薬

- 尿酸生成阻害薬：アロプリノール, フェブキソスタット, トピロキソスタット
- 尿酸再吸収阻害（排泄促進）薬
    - 非選択的阻害薬：プロベネシド, ベンズブロマロン, ブコローム
    - 選択的阻害薬：ドチヌラド

オキシダーゼ）を阻害し，尿酸生成を抑えるものです（**図3**）.

一方，再吸収阻害薬であるプロベネシド，ベンズブロマロン，ドチヌラドは腎尿細管の尿酸再吸収輸送体であるURAT1を阻害することで，尿中尿酸排泄を促進し血中尿酸を低下させます（**図4**）.

尿細管での尿酸動態は複雑で，有機アニオン輸送体やABCG2を介した尿酸分泌と，URAT1を介した再吸収が同じ細胞内で行われています．既存のプロベネシドなどはOAT阻害などの尿酸分泌にも影響することが知られていましたが，最近上梓されたドチヌラドはURAT1を選択的に阻害するため，既存薬に見られた別輸送体阻害に伴う薬物相互作用が少ないなどの特徴があります（**図5**）.

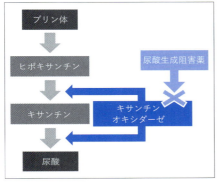

図3 ▶ 尿酸産生経路とキサンチンオキシダーゼ

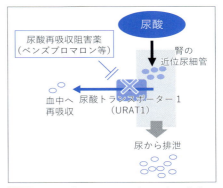

図4 ▶ 腎尿細管における尿酸再吸収阻害薬の作用部位

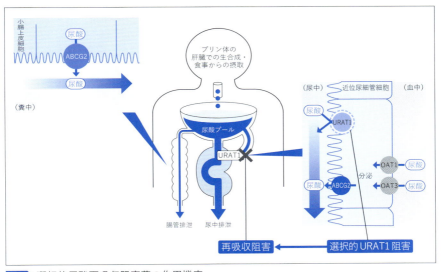

図5 ▶ 選択的尿酸再吸収阻害薬の作用機序
(持田製薬:ユリス®錠の選択的尿酸再吸収阻害作用と臨床的有用性.https://med.mochida.co.jp/medicaldomain/circulatory/urece/pick/clinicalstudy07.html. より改変)

　　また,再吸収阻害薬使用時には,尿細管中尿酸析出による結石を予防するために,尿のアルカリ化が必要です.

患者さんの QOL と治療目標

高尿酸血症に対するそのほかの治療法

　高尿酸血症治療は薬物療法のみでは不十分で，アルコール制限，プリン体摂取制限などの食事制限が薬物療法の前に必要です．また肥満を合併した方では減量のためのカロリー制限や適度の運動も重要です．
また尿中尿酸排泄と尿酸析出予防のために水分摂取奨励や尿のアルカリ化（食物，薬剤）も勧められます．これらの治療は，症候性のみならず無症候性の高尿酸血症においても勧められています[2]．

患者さんの QOL と治療目標

痛風関節炎に対する薬物療法

　痛風関節炎急性期には NSAIDs やコルチコステロイド，低用量コルヒチンなど抗炎症薬を用います[3]．血中尿酸濃度の変化が発作を誘発することもあり，急性期の初期治療には高尿酸血症治療薬を用いません．高尿酸血症は痛風発作の大きな危険因子であり，急性期を脱したのちに用いますが，尿酸濃度の急激な変化がないように徐々に下げることも重要です．

患者さんの QOL と治療目標

無症候性高尿酸血症に対する薬物療法および腎イベント抑制効果

　痛風などのない無症候性高尿酸血症でも腎不全などの腎イベントが多いことも知られています．しかし，尿酸値低下による腎イベント抑制効果については，まだ不明な点が多いのが現状です．最近の国内ガイドラインでは「腎機能低下を抑制する目的で尿酸降下薬用いることを条件付きで推奨する」と弱いながら推奨しています[4,5]．しかし海外のものでは否定的とする意見もあります[6]．
　また臓器障害のない無症候性高尿酸血症の薬物療法開始基準については，わが国のガイドラインでは，一般療法抵抗性で尿酸濃度 9 mg/dL 以上の場合には薬物療法開始とあるものの，エビデンス不足のためか無症候性については治療しないという記載も外国では散見されています[6,7]．これらのような現状のエビデンス，ガイドラインの問題点，限界についても理解した上で，目前の患者に対して治療することが重要です．

My Best 処方

痛風を合併した高尿酸血症治療薬

処方1　フェブキソスタット　20 mg　1x 朝
処方2　ベンズブロマロン錠　50 mg　2錠　2x　クエン酸カリウム・クエン酸ナトリウム水和物錠　6錠　3x
　処方1に併用する

文献

1) 日本痛風・尿酸核酸学会(旧：日本痛風・核酸代謝学会)ガイドライン改訂委員会編：高尿酸血症・痛風の治療ガイドライン第3版. 診断と治療社. 2018：96
2) 同上：116
3) 同上：44
4) 同上：48
5) 日本腎臓学会(編)：エビデンスに基づくCKD診療ガイドライン2023. 東京医学社：56
6) 久留一郎：高尿酸血症・痛風の治療ガイドライン第3版. 日内会誌 2020；109：1570-1577
7) FitzGerald JD, et al.：2020 American College of Rheumatology Guideline for the Management of Gout. Arthritis Care Res (Hoboken) 2020；72：744-760

鶴岡秀一

脳神経疾患／脳梗塞

脳梗塞：疾患概要と治療の基本方針

脳梗塞

　脳血管障害による中枢神経障害は脳卒中と呼ばれ，脳血管が閉塞し灌流域が壊死に陥る脳梗塞の他，脳血管が破綻することで脳実質内に出血し血腫により脳組織を圧排傷害する脳出血，おもに脳動脈瘤の破裂によるクモ膜下出血，の3つの病態があります．

　脳梗塞と一言でいっても脳血管が閉塞し，組織に虚血をもたらす臨床像やメカニズムは様々であり，代表的なものでは**表1**[1-3)]に示すように分類されます．こうした分類に従って脳梗塞を整理することで病態に応じて適切な治療方針が立てられます．

　現代の医学では一度脳梗塞に陥った神経組織の修復および改善は困難です．そのため実際の脳梗塞の診療における治療目標は，①発症を未然に防ぐ一次予防，②発症した場合は虚血に晒されているもまだ梗塞に陥っていないペナンブラと呼ばれる可逆的な脳組織を救済するための超急性期における再開通療法，③急性期以降再発予防を目的とする二次予防の3段階に大きく分けられます．脳卒中ではその障害された脳組織の部位に応じて四肢の麻痺や運動失調，そして失語などの高次脳機能障害を呈することから，それら症候を軽減し改善させるリハビリテーション治療が重要になります．また脳梗塞を発症すると中枢神経系のみならず全身にストレスがかかることで消化性潰瘍や心筋梗塞，肺水腫を引き起こしたり，麻痺等症候に伴って誤嚥性肺炎や廃用症候群といった全身合併症を呈するため集学的な全身管理が求められます．脳梗塞を発症する患者はそもそも高齢であったり，全身の血管の動脈硬化症が進んでいたり，認知症を併存していたりと身体的脆弱性を有するといえます．そのため脳梗塞になると病前営んでいた社会生活は容易に破綻し，若い人で病前自立していた方で

表1 脳梗塞の分類と特徴

TOAST[1] , SSS-TOAST 分類[2] に基づく分類			機序による分類[3]		
臨床分類[1]	定義[1,2]	背景の病態，血管，特徴	血栓性	塞栓性	血行力学性
アテローム血栓性脳梗塞	頭蓋内外問わず責任血管に動脈硬化による50％以上の狭窄あるいは閉塞が存在	発症前の繰り返す症候，可動性，潰瘍形成したプラーク	○	○	○
心原性脳塞栓症	脳塞栓症を起こしえる心臓に関連した塞栓源	心房細動，心不全，心筋梗塞後，卵円孔（奇異性脳塞栓症），感染性心内膜炎，左房粘液など	―	◎	―
小血管病（ラクナ）	脳幹および基底核の穿通枝領域の脳梗塞で長径 15 〜 20 mm 未満	脳幹および基底核の穿通枝，ラクナ症候群	○	△	△
その他	脳血管障害を来す明確な疾患	動脈解離，血管炎，悪性腫瘍関連，血液凝固異常など	○	○	○
原因不明	a. 脳梗塞の原因が特定できない b. 検査が不十分で原因特定できない c. 特定できない複数の原因となりえる病態が存在	b. 以下検査の未施行：経食道心臓超音波，ホルター心電図，埋め込み型心電計等 c. 例）心房細動と病側の内頸動脈高度狭窄など	○	◎	△

(TOAST 分類[1]，SSS-TOAST 分類[2]，NINDS 分類[3] を基に筆者が改変し作成)

あっても仕事を中断せざるを得なくなったり，身の回りのことにも介護が必要になるなど社会的負担も大きく，医療機関だけでなく地域社会一丸となった支援や取り組みが求められます．このような背景からわが国では2018年に脳卒中の超高齢社会におけるこれら社会的な課題の重大さを反映し，「健康寿命の延伸等を図るための脳卒中，心臓病その他の循環器病に係る対策に関する基本法」（脳卒中・循環器病対策基本法）が成立し，まさに官民・国家一体となって脳卒中に対する様々な取り組みがなされています[4]．

文献

1) Adams HP Jr, et al.：Classification of subtype of acute ischemic stroke. Definitions for use in a multicenter clinical trial. TOAST. Trial of Org 10172 in Acute Stroke Treatment. Stroke 1993；24：35-41

2) Ay H, et al.：An evidence-based causative classification system for acute ischemic stroke. Ann Neurol 2005；58：688-697

3) Special report from the National Institute of Neurological Disorders and Stroke. Classification of cerebrovascular diseases III. Stroke 1990；21：637-676

4) 厚生労働省：健康寿命の延伸等を図るための脳卒中，心臓病その他の循環器病に係る対策に関する基本法．https://www.mhlw.go.jp/web/t_doc?dataId=80ab6708&dataType=0&pageNo=1

益子貴史

脳神経疾患／脳梗塞 ▶▶ 抗血小板薬

脳梗塞慢性期に2種類の抗血小板薬を飲み続けていても大丈夫？

● 症例

患者	経過
72歳男性，高血圧，脂質異常症，糖尿病	3か月前にラクナ梗塞を発症して右不全片麻痺となった．2週間の入院での急性期加療を経て回復期リハビリテーション病院へ転院し，1週間前に自宅退院した．退院後，自宅近くのかかりつけ医で通院を継続するために紹介状をもって受診した．処方内容を確認すると，急性期に投薬開始された2種類の抗血小板薬アスピリン（バイアスピリン®）とクロピドグレル（プラビックス®）がそのまま継続されていた．

point 1　脳梗塞急性期では2剤抗血小板薬併用療法が再発予防に有効である

　ラクナ梗塞を含む非心原性脳梗塞の急性期では，3種類の抗血小板薬（アスピリン〈バイアスピリン®〉，クロピドグレル〈プラビックス®〉，シロスタゾール〈プレタール®〉）の投与が出血性合併症のリスクを上回って再発予防に有効であることが示されています[1]．さらに発症早期の軽症非心原性脳梗塞では，このうちの2種類の抗血小板薬を併用することは1種類を継続するよりも再発予防効果が優れていることが示されています[2]．

point 2　脳梗塞急性期での2剤抗血小板薬併用療法の期間は必要最小限にする

　抗血小板薬および抗凝固薬を含めた抗血栓薬の多剤併用治療の継続は出血リスクが高くなることが知られています[3]．前述のように抗血

小板薬2剤併用療法は発症早期の軽症非心原性脳梗塞の患者において再発予防に有効ですが，様々な検討の結果，その出血リスクを増大させないためにはその期間を1か月以内までとすることが結論づけられています[2]．

脳梗塞慢性期における再発予防目的の抗血小板薬使用は可能な限り単剤使用が望ましい

　非心原性脳梗塞の患者の再発予防には抗血小板薬投薬が有効です．わが国では急性期同様，アスピリン(バイアスピリン®)，クロピドグレル(プラビックス®)，シロスタゾール(プレタール®)が使用できます．近年プラスグレル(エフィエント®)が大血管アテローム病，小血管病のうちリスク因子を一つ以上もつ症例に対して使用できるようになり，単剤療法に対する選択肢の幅が広がっています．一方で，長期間の抗血小板薬2剤併用療法の優位性は示されておらず，むしろ出血性合併症を増加させるためできる限り避けることが好まれます．ただし，近年わが国で行われた臨床研究によって，頸部および頭蓋内動脈狭窄やリスク因子を複数有する非心原性脳梗塞の患者ではシロスタゾールを含む抗血小板薬2剤併用療法が単剤と比べて長期間の使用においても再発予防効果で優位性を示し，かつ安全性についても差がないことが示されました[4]．この結果はどうしても長期間抗血小板薬を2剤投薬が避けられない高リスクなアテローム血栓性脳梗塞患者での治療に力強い選択肢を与えてくれたといえます．

各種抗血小板薬の特徴を知る

　これまで紹介してきた4種類の抗血小板薬は臨床的に，以下の特徴があります．
①アスピリン(バイアスピリン®)：最も歴史が長く，全身の血栓症に

対して超急性期の投薬から多剤併用まで数多くのエビデンスを有する抗血小板薬です．日本では低用量アスピリンとして 100 mg1 日 1 回内服で使用されます．

②クロピドグレル（プラビックス®）：チエノピリジン系の抗血小板薬で，動脈硬化リスクの高い患者で特に再発予防効果のメリットが示されてきました[5]．一方で CYP2C19 の遺伝子多型の影響を受けて効力が十分でない患者が日本人には多いとされ，その効果指標が一般的にはわからないため注意が必要です．また血中濃度の立ち上がりが遅いため，初回投薬時のみ通常用量 75 mg の 4 倍に相当する 300 mg を内服します．

③シロスタゾール（プレタール®）：日本で生み出された抗血小板薬で出血合併症が少ないことが脳梗塞再発予防を目的とした臨床試験で示されてきたことから，出血リスクの高い小血管病に伴う脳梗塞に特に有用とされます[6]．200 mg を 1 日 2 回に分けて内服する必要があり，患者のアドヒアランスも重要になります．また副作用として頻脈と血管拡張作用による（有害作用としての）頭痛があることから，漸増して馴らしていく一工夫が必要です．

④プラスグレル（エフィエント®）：クロピドグレルと同様，チエノピリジン系に属する抗血小板薬です．クロピドグレルと比べて日本人に多いといわれる CYP2C19 の遺伝子多型の影響が少なく，効果発現も迅速とされます．ただしこれまでの臨床試験では出血性合併症が比較的多いことから，どのような脳梗塞患者で使用するのが適切なのか最近まで検証されてきました．結果，脳梗塞再発リスクの高い血栓性脳梗塞患者に絞って使用することでそのメリットが生かせる薬剤であることが示されました[7]．

予後予測の目

内視鏡検査や手術前の抗血小板薬の休薬は慎重に

　出血リスクの高い処置を要する消化管内視鏡検査や腹腔内や胸腔内など圧迫止血ができない部位の手術を行う場合には，術前に抗血小板薬を休薬する必要があるかもしれません．そのような場合，抗血小板薬の種類によってその半減期や出血助長リスクも異なりますので，処置を行う医師の指示の下，適切に休薬し処置後は可及的速やかな再開が望まれます．また用手的圧迫止血の可能な歯科処置や低出血リスクの内視鏡検査では単剤の抗血小板薬は継続しながら執り行うことがガイドラインでも推奨されています[8,9]．近年では種々のガイドラインを参考にしながら各医療機関で休薬基準や期間を定めているところが多くなっています．

患者さんの QOL と治療目標

抗血小板薬は万能薬ではない

　ほとんどの脳梗塞を発症した患者は同時に脳出血リスクも有しています[10]．抗血小板薬はあくまで脳梗塞の再発予防に特化した選択肢の一つに過ぎません．どんなに適切に抗血小板薬を内服していても，たとえば脳梗塞リスクとなる喫煙を継続したまま，あるいは高血圧の是正がなされていない中では，再発予防効果は十分に得られません．このような場合，脳梗塞を予防できないばかりか，ときには出血リスクを助長するだけになってしまう場合すらあります．ですから脳梗塞の予防治療とは，脳梗塞の発症原因と目指す予防効果について十分に医療者と患者双方が理解を共有して初めて成り立つことなのです．

My Best 処方

複数の動脈硬化リスク因子を有するラクナ梗塞患者に対する慢性期二次予防のための処方例

◎その他情報がないとき
処方例1：アスピリン（100 mg）1錠 1日1回
◎頭部MRI　T2＊画像で微小出血が多発している場合
処方例1：シロスタゾール（100 mg）1錠 1日2回
◎頸動脈超音波検査や経食道心臓超音波検査で大血管のアテローム硬化病変が極めて目立つ場合
処方例1：クロピドグレル（75 mg）1錠 1日1回
処方例2：プラスグレル（3.75 mg）1錠 1日1回

文献

1) Antithrombotic Trialists' Collaboration: Collaborative meta-analysis of randomised trials of antiplatelet therapy for prevention of death, myocardial infarction, and stroke in high risk patients [published correction appears in BMJ 2002 Jan 19;324(7330):141]. BMJ 2002；324：71-86

2) Rahman H, et al.：Optimal Duration of Aspirin Plus Clopidogrel After Ischemic Stroke or Transient Ischemic Attack. Stroke 2019；50：947-953

3) Toyoda K, et al.：Dual antithrombotic therapy increases severe bleeding events in patients with stroke and cardiovascular disease: a prospective, multicenter, observational study. Stroke 2008；39：1740-1745

4) Toyoda K, et al.：Dual antiplatelet therapy using cilostazol for secondary prevention in patients with high-risk ischaemic stroke in Japan: a multicentre, open-label, randomised controlled trial. Lancet Neurol 2019；18：539-548

5) CAPRIE Steering Committee: A randomised, blinded, trial of clopidogrel versus aspirin in patients at risk of ischaemic events (CAPRIE). CAPRIE Steering Committee. Lancet 1996；348：1329-1339

6) Shinohara Y, et al.：Cilostazol for prevention of secondary stroke (CSPS 2): an aspirin-controlled, double-blind, randomised non-inferiority trial. Lancet Neurol 2010；9：959-968

7) Kitazono T, et al.：Efficacy and Safety of Prasugrel vs Clopidogrel in Thrombotic Stroke Patients With Risk Factors for Ischemic Stroke Recurrence: A Double-blind, Phase III Study (PRASTRO-III). J Atheroscler Thromb 2023；30：222-236

8) 日本有病者歯科医療学会，日本口腔外科学会，日本老年歯科医学会（編）：抗血栓療法患者の抜歯に関するガイドライン．学術社 2020

9) 加藤元嗣，他：抗血栓薬服用者に対する消化器内視鏡診療ガイドライン　直接経口抗凝固薬（DOAC）を含めた抗凝固薬に関する追補 2017. 日本消化器内視鏡学会雑誌 2017；59：1547-1558

10) O'Donnell MJ, et al.：Risk factors for ischaemic and intracerebral haemorrhagic stroke in 22 countries (the INTERSTROKE study): a case-control study. Lancet 2010；376：112-123

益子貴史

脳神経疾患／脳梗塞 ▶▶▶ 抗凝固薬

DOAC の用量をさじ加減するのは正しい？

● 症例

患者	経過
80歳男性	心原性脳塞栓症の診断で急性期加療を終えて自宅退院した80歳男性．非弁膜症性心房細動を併存しており，体重71 kg，血清Cr値0.82 g/dLでありエドキサバン60 mg/日を処方されていた．維持期で今後診てもらう近くの医院を受診したところ，「高齢だし30 mg/日にしておきましょう」といわれた．

 直接作用型経口抗凝固薬（DOAC）では効果についての指標がない

　最も歴史の古い経口抗凝固薬としてワルファリン（ワーファリン®）が知られています．ワルファリンはビタミン K 依存的凝固因子産生阻害によって抗凝固作用を示します．効果指標は凝固時間の国際標準比である PT-INR で示され，半減期が大変長く，その効果が安定するまでに 3〜5 日かかります．ビタミン K 摂取量すなわち食事の影響を受けることから効果も不安定で患者の協力が欠かせず，厳密にPT-INR 値を調整することで初めてその抗凝固作用と安全性の臨床的効果が得られます．これに対して直接作用型経口抗凝固薬（direct oral anticoagulant：DOAC）は直接凝固因子（トロンビンあるいは活性型第X因子）を阻害することで抗凝固作用を発揮し，食事の影響を受けにくいことが特徴です．内服した後 0.4〜4 時間ほどで効果の頂点を迎え，半減期はおよそ 12 時間と短いため，半日で活性が下がり，1 日の中でその抗凝固作用は変化します．またその効力についての定まった指標はありません（図 1）．DOAC の効果は大規模臨床試験を通して裏付けられているため，"しっかり毎日内服している" こと自体が

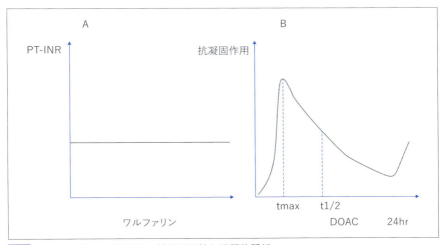

図1 ワルファリンとDOACの抗凝固活性と時間的関係
A：ワルファリンは半減期が長く，1日の単位でみたらおよそ一定である．また抗凝固活性はPT-INRが指標となる．
B：DOACの場合，1日の中でその抗凝固活性は著しく変化する．

効果を保証するものなのです．

DOACの適応と用法・用量は厳密に守る

　前述したようにDOACの効果は臨床試験によって初めて裏付けられます．裏を返せば，臨床試験で効能効果が示されていない疾患および用法・用量で使用してはならないと解釈できます．現在4種類のDOAC，ダビガトラン(プラザキサ®)，アピキサバン(エリキュース®)，リバーロキサバン(イグザレルト®)，エドキサバン(リクシアナ®)が使用できますが，いずれも非弁膜症心房細動による脳梗塞予防および深部静脈血栓症・肺塞栓症の治療(一部予防)にのみ適応があります．そして用量についても，各薬剤原則2種類ないし3種類の用量が設定されており，その用量設定基準も厳格に決まっており，基本的には主治医の感覚的なさじ加減は許さない薬です．

表1 各DOACの特徴と非弁膜症性心房細動患者への使用時の用法・用量

薬剤名（商品名）	ダビガトラン（プラザキサ®）	アピキサバン（エリキュース®）	リバーロキサバン（イグザレルト®）	エドキサバン（リクシアナ®）
作用部位	トロンビン	活性型X因子	活性型X因子	活性型X因子
1日用量（標準/減量）	300 mg/220 mg	10 mg/5 mg	15 mg/10 mg	60 mg/30 mg（15 mg*）
内服回数/日	2回	2回	1回	1回
減量（推奨）基準（年齢/体重/腎機能/その他）	70歳以上/Ccr 50 mL/分以下/P糖タンパク阻害薬の併用時・消化管出血の既往、は減量推奨	80歳以上/60 kg以下/血清Cr 1.5 mg/dL以上、の内2つ以上で減量する	Ccr 50 mL/分以下で減量する	60 kg以下/Ccr 50 mL/分以下/P糖タンパク阻害薬の併用時いずれかで減量する *80歳以上かつ重要器官の出血既往、45 kg以下の低体重、Ccr 15～30 mL/分、NSAIDsの常用、抗血小板薬の使用、のいずれかを満たした場合15 mgを考慮可
おもな禁忌	腎不全：Ccr 30 mL/分未満	腎不全：Ccr 15 mL/分未満	腎不全：Ccr 15 mL/分未満	腎不全：Ccr 15 mL/分未満
拮抗薬	イダルシズマブ（プリズバインド®）	アンデキサネットアルファ（オンデキサ®）	アンデキサネットアルファ（オンデキサ®）	アンデキサネットアルファ（オンデキサ®）

（各薬剤添付文書より筆者編集）

DOACの用量はAKBで考える

　いずれのDOACもその用量設定基準は原則的に年齢（**A**ge），腎機能（**K**idney），体重（**B**ody weight）で決定されます．原則的にというのは，エドキサバンにおいては，この3つの指標以外に，併用薬剤によってもその用量を考慮することが挙げられます（**表1**）．また近年同薬剤では80歳以上の高齢の心房細動患者において，腎機能や体重が通常の基準よりも少なく，頭蓋内，眼内，消化管等重要器官での出血の既往，NSAIDsの常用，抗血小板薬の使用がある場合において，

通常の用量基準に従うのは出血リスクのため投与できないと考えられるときに限って超低用量の使用が認められています[1].

予後予測の目

DOAC 内服中に出血をきたしたときには拮抗薬があります

　DOAC は臨床試験において，抗凝固作用はさることながらワルファリンに比べて重大な出血リスクが低いことでその安全面において立ち位置を確立させました[2]．一方で，抗凝固薬ですので，中には内服中に重大な出血を来したり，内服直後に重大な外傷を負ってしまう患者もいます．近年ではダビガトランに対してはイダルシズマブ（プリズバインド®）という拮抗薬を，アピキサバン，リバーロキサバン，エドキサバンに対してはアンデキサネット アルファ（オンデキサ®）という拮抗薬を使用することができ，抗凝固薬への安全面に心強いバックアップができたといえるでしょう．

My Best 処方

　非弁膜症性心房細動があり心原性脳塞栓症を発症した年齢 75 歳の男性，体重 59 kg，血清 Cr 値 1.1 mg/dL（クレアチニンクリアランス〈Ccr〉48 mL/分）に対する再発予防を目的とした DOAC 内服の選択方法について考えます．それぞれ用量基準に照らし合わせると，標準用量で内服できるのがアピキサバン，低用量基準に当てはまるのがダビガトラン，リバーロキサバン，エドキサバンとなります．再発予防効果の高い標準用量を使用できる DOAC を優先します[3]．
処方例：アピキサバン　1 日 2 回・1 回 5 mg

文献
1) Okumura K, et al.：Low-Dose Edoxaban in Very Elderly Patients with Atrial Fibrillation. N Engl J Med 2020；383：1735-1745
2) Sardar P, et al.：New oral anticoagulants are not superior to warfarin in secondary prevention of stroke or transient ischemic attacks, but lower the risk of intracranial bleeding: insights from a meta-analysis and indirect treatment comparisons. PLoS One 2013；8：e77694
3) Mashiko T, et al.：Prior direct oral anticoagulant dosage and outcomes in patients with acute ischemic stroke and non-valvular atrial fibrillation: A sub-analysis of PASTA registry study. J Neurol Sci 2022；434：120163

〈益子貴史〉

脳神経疾患／てんかん

78 てんかん：概要と治療の基本方針

てんかん診療〜診断から外科治療まで〜

わが国におけるてんかん有病率の信頼度の高い報告はまだないものの，概ね一般人口 1000 人あたり 4 〜 8 人とされる．以前は，乳幼児に多い疾患であったが，超高齢社会の進行に伴い，高齢者てんかん（65 歳以上）が増えてきており，小児科のみならず，成人診療に携わる医師も常に念頭におかなければならない疾患となっている．

てんかんの診断は時に難しい．その最も大きな理由のひとつは，外来診療中の患者は無症状であることが多いことにあると思われる．発作前後・発作中の症状などを患者自身も記憶していないことが多い．また，てんかん診断において重要な役割を果たす脳波検査の解釈にも注意が必要である．過去のシステマティックレビューでは，てんかん患者の約 50 ％は正常脳波であると報告されている．さらに，正常人においても 0.5 ％でてんかん放電が記録されたという報告もある．常に，発作症状・病歴・脳波検査結果を照らし合わせながら，てんかん診断の妥当性を検討することが重要である．てんかんの患者を適切にてんかんと診断することは当然重要であるが，非てんかん性の患者を安易にてんかんと診断し抗てんかん発作薬（antiseizure medication：ASM）の投与を漫然と続けることは避けなければならない．

てんかん診断と治療の流れをごく簡単にまとめたフローチャートを**図**に示す．筆者もてんかん診療の中で，てんかん診断の難しさを実感する日々であるが，こちらについては別成書を参照されたい．**79**〜**80**では，図中の青四角で囲った部分について概説する．すなわち，各種検査結果の解釈を踏まえて，てんかんの確定診断に至った後の，ASM 加療について，述べていく．

362　脳神経疾患／てんかん

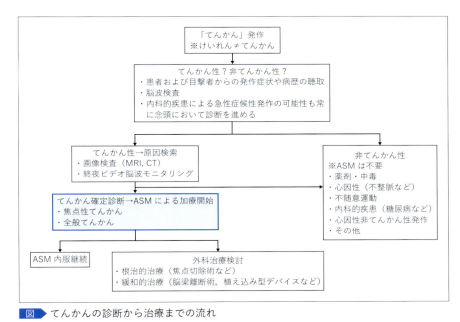

図 ▶ てんかんの診断から治療までの流れ

石下洋平

脳神経疾患／てんかん ▶▶ ASM

79 "酵素誘導能"を有する ASM を処方する際の注意点は？

● 症例

患者	経過
68歳男性	突然の左不全片麻痺を発症し，発作性心房細動に伴う心原性脳塞栓症と診断された．将来の脳梗塞再発予防のために，リバーロキサバンの内服が開始となった．脳梗塞発症6か月後，意識減損を伴わない左手のけいれんが出現し，症候性てんかんの診断でカルバマゼピンの内服が追加で開始となった．薬剤の内服はしっかりできていたが，さらに1年後，再度心原性脳塞栓症を発症した．カルバマゼピンの酵素誘導作用によるリバーロキサバンの血中濃度低下が原因のひとつであると推測された．

 てんかん診断に即して適切な ASM を選択する

てんかんは，大きく分けて，焦点てんかんと全般てんかんに分類されます．治療を開始するにあたって，その分類をすることは重要です．なぜなら，それぞれのてんかんに対して用いるべき適切な抗てんかん発作薬（antiseizure medication：ASM）が異なるからです（**表1**）[1]．本症例の病歴と発作症状からは，脳卒中後症候性てんかんと考えて矛盾せず，焦点てんかんに対する第一選択薬であるカルバマゼピンが選択されたことは適切であったと考えられます．

 ASM 代謝にかかわる薬物代謝酵素

シトクロム P450（cytochrome P450：CYP）は，ASM に限らず，約65％の医薬品を代謝する薬物代謝酵素群です．そのなかでも，特に ASM の薬物動態への影響が示唆されている CYP として，CYP3A，CYP3A4，CYP2C9，CYP2C19 があります（**表2**）[2, 3]．

表1 ▶ 新規発症てんかんで選択すべき抗てんかん発作薬

	焦点てんかん	全般てんかん
第一選択薬	カルバマゼピン ラモトリギン レベチラセタム ゾニサミド トピラマート	(全般性強直間代発作) バルプロ酸 (欠神発作) バルプロ酸，エトスクシミド，ラモトリギン (ミオクロニー発作) バルプロ酸，クロナゼパム，レベチラセタム，トピラマート
第二選択薬	フェニトイン バルプロ酸 クロバザム クロナゼパム フェノバルビタール ガバペンチン ラコサミド ペランパネル	(全般性強直間代発作) ラモトリギン レベチラセタム トピラマート ゾニサミド クロバザム フェノバルビタール フェニトイン ペランパネル

※妊娠可能年齢女性に関しては，催奇形性の観点からバルプロ酸以外の薬剤治療を優先する．
(日本神経学会「てんかん診療ガイドライン」作成委員会：てんかん診療ガイドライン 2018．医学書院，2018：27-30．より一部改変)

表2 ▶ ASM の代謝にかかわる CYP

薬剤名	薬物代謝酵素
カルバマゼピン	CYP3A
エトスクシミド	CYP3A4
バルプロ酸	CYP2C9, CYP2C19
フェノバルビタール	CYP2C9, CYP2C19
フェニトイン	CYP2C9, CYP2C19
トピラマート	CYP3A4, CYP2C9, CYP2C19
ゾニサミド	CYP3A, CYP2C19
クロバザム	CYP3A4, CYP2C19

(Kaneko S, et al.: Development of individualized medicine for epilepsy based on genetic information. Expert Rev Clin Pharmacol 2008; 1: 661-681 / Löscher W, et al.: The clinical impact of pharmacogenetics on the treatment of epilepsy. Epilepsia 2009; 50: 1-23. より改変)

ASM 同士，もしくは ASM と他薬剤の薬物相互作用

特に既存の ASM では，ASM 同士ならびに他剤との相互作用が大

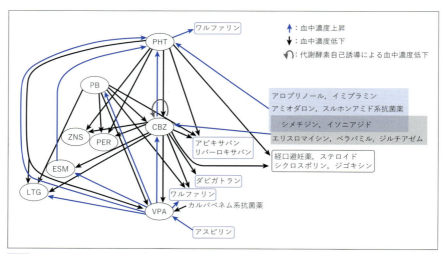

図1 おもな各種ASM同士および他剤との相互作用
PHT：フェニトイン，PB：フェノバルビタール，ZNS：ゾニサミド，PER：ペランパネル，CBZ：カルバマゼピン，LTG：ラモトリギン，ESM：エトスクシミド，VPA：バルプロ酸．
(日本神経学会「てんかん診療ガイドライン」作成委員会：てんかん診療ガイドライン2018．医学書院，2018：36-37．より改変)

きく，かつ，**図1**[1)]に示すように非常に複雑です．本症例においては，CYP3A4で代謝されるリバーロキサバンは脳卒中再発予防のために重要な薬剤であり，その血中濃度を下げやすいカルバマゼピンやフェニトインの併用は避けるべきであったと考えられます．

処方時の留意点

従来，乳幼児期に初発するてんかんが多いとされてきましたが，高齢化社会の進行に伴い，高齢初発てんかんの割合が増えてきています(**図2**)[4)]．その原因疾患として最も多いのが脳卒中です．高齢者は若年者と比較して，背景に基礎疾患を有することが多く，ASM以外の併用薬も多くなりがちです．しかし，**図1**[1)]に示したように，ASMと他剤の相互作用は非常に複雑で，そのすべてを完全に記憶すること

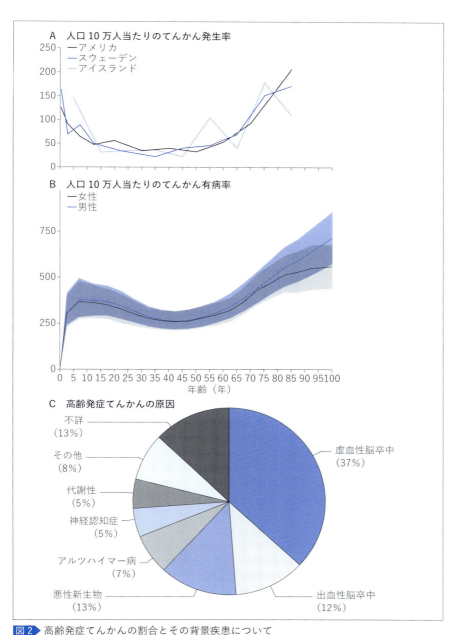

図2 高齢発症てんかんの割合とその背景疾患について
(Sen A, et al.: Epilepsy in older people. The Lancet 2020; 395: 735-748. より改変)

は難しいと思われます．少しでも相互作用出現のリスクを減らすために，できるだけてんかん発作のコントロールは単剤の ASM で行うよう心がけるべきです．単剤の ASM でのてんかん治療は，ASM による有害反応の出現を防ぐためにも非常に重要です．

患者さんの QOL と治療目標

発作抑制効果と忍容性～ ASM の処方にあたって～

　従来，抗てんかん薬（antiepileptic drug：AED）とよばれることが多かったですが，これらの薬は，根本的にてんかんを治す薬ではなく，てんかん発作が起こることを防ぐ薬であるため，近年では，ASM とよばれるようになってきています．繰り返しになりますが，ASM はてんかんを治す薬ではないので，基本的には患者は一生 ASM の内服を継続する必要があります．このため，ASM の処方にあたって，てんかん発作の抑制効果が重要なことはもちろんですが，それにもまして，忍容性が重要となります．いくら発作抑制効果が高くても，忍容性が低ければ，患者が内服継続することは困難となってしまい，結果的には発作抑制効果も期待できなくなってしまいます．常に，発作抑制効果と忍容性のバランスに注意しながら，ASM の処方をすることが，患者の QOL 改善につながります．

予後予測の目

ASM の血中濃度測定について

　相互作用のある薬物の追加または中止などによる薬物動態の変化が予測される場合，ASM の血中濃度測定を行う意義があります．ただし，各薬剤に設定されている参考域の血中濃度の解釈には注意が必要です．参考域の血中濃度は，下限は治療効果が得られにくい値の下に，上限は有害作用が起こりやすい値の上に設定されています．一方で，ある患者個人にとっての治療域の血中濃度は，最もよい発作抑制効果が得られる範囲であり，多くの場合は参考域の血中濃度とオーバーラップすることが多いですが，個人差があります．このため，発作抑制効果が得られていれば血中濃度が低くても増量の必要はなく，有害作用が起こっていないものの発作抑制効果が十分でない場合は，血中濃度が高くてもさらに増量することも考慮してよいということになります．
　また，一部の薬剤では，血中濃度測定結果の解釈に注意が必要となります．
　たとえば，本症例で投与されたカルバマゼピンは，酵素自己誘導のため投与後 1 ～ 3 か月間は血中濃度が低下します．このため，血中濃度測定は，定常状態になるのを待っ

て，投与開始後しばらくしてから行うことが必要となります．他にもフェニトインは，投与量と血中濃度が単純な線形関係にない上，治療域が狭いので，特に高用量では急激な血中濃度の上昇が生じうることに留意する必要があります．

文献

1) 日本神経学会「てんかん診療ガイドライン」作成委員会：てんかん診療ガイドライン 2018. 医学書院．2018
2) Kaneko S, et al.：Development of individualized medicine for epilepsy based on genetic information. Expert Rev Clin Pharmacol 2008；1：661-681
3) Löscher W, et al.：The clinical impact of pharmacogenetics on the treatment of epilepsy. Epilepsia 2009；50：1-23
4) Sen A, et al.：Epilepsy in older people. The Lancet 2020；395：735-748

石下洋平

脳神経疾患／てんかん ▶▶ 新規 ASM

80 新規 ASM の従来薬と比べての優位点と処方する際の注意点は？

●症例

患者	経過
28歳男性	一過性に意識が減損する発作を認めたため、ゾニサミドの内服を開始した．内服開始後から発作は抑制されたが，真夏でも汗をかきにくくなった．また，無気力となり，集中力の低下も認めた．ゾニサミド内服に伴う有害作用出現の可能性が疑われたため，ラコサミドを追加で処方し，内服継続可能であることを確認した上で，ゾニサミドを漸減中止とする方針とした．

point 1 新規 ASM とは？

わが国では，フェニトインやフェノバルビタールは 1940 年代から，カルバマゼピンは 1960 年代から，バルプロ酸は 1970 年代から処方されており，現在に至るまでてんかん治療において重要な役割を果たしています．これに対して，新規抗てんかん発作薬（antiseizure medication：ASM）には，2000 年代以降にわが国で上市されたラモトリギンやレベチラセタム，ペランパネル，ラコサミドなどが含まれます．

point 2 ASM の作用機序について

ASM は，破綻した神経細胞の興奮伝播機構を補正することでその作用を発揮します．おもな ASM の作用機序を**表 1** に示します．特に多剤併用を必要とするような難治てんかん症例においては，可能な限り異なる機序の薬剤を組み合わせることが効率的な発作抑制効果と有害作用の低減につながります．

表1 ▶ おもな ASM の作用機序

	PHT	CBZ	VPA	ESM	ZNS	TPM	GBP	LTG	LEV	PER	LCM
Na⁺ チャネル	○	○			○	○		○			○
Ca²⁺ チャネル	○		○	○	○	○	○	○			
GABA			○			○	○	○			
炭酸脱水素酵素					○	○					
AMPA 型受容体										○	
シナプス小胞膜タンパク									○		

PHT：フェニトイン，CBZ：カルバマゼピン，VPA：バルプロ酸，ESM：エトスクシミド，ZNS：ゾニサミド，TPM：トピラマート，GBP：ガバペンチン，LTG：ラモトリギン，LEV：レベチラセタム，PER：ペランパネル，LCM：ラコサミド

ASM の有害作用について

　前述の通り，ASM は神経細胞の興奮伝播機構を抑制する方向に作用するため，すべての ASM に共通して頻度の高い有害作用として，めまいやふらつき，眠気があげられます．既存薬・新規薬にかかわらず，用量依存性に起きることが多いので，特に初回導入時は少量から開始し，有害作用の有無を観察しながら漸増していくことが重要です．その他の有害作用について，**表2** に示します．新規薬の中でも，ラモトリギンにおける薬疹，レベチラセタムやペランパネルでの精神症状や行動異常など，注意すべき点はあるものの，相対的には既存薬と比して有害作用は少ない傾向にあります．忍容性という意味では，新規薬に優位性があるといえます．

新規薬の方が発作抑制効果も強い？

　小児では必ずしも当てはまらないこともありますが，思春期以降の未治療のてんかんでは，約7割の患者で，2種類以下の適切な ASM を使用することで，治療開始後1年以内にてんかん発作がコントロールされるといわれています．逆に，残りの3割の患者では，発作がコントロールされず，薬剤抵抗性に経過します．これらの患者について

表2 ▶ おもな ASM 使用時に起こりうる有害作用

	PHT	CBZ	VPA	ESM	ZNS	TPM	GBP	LTG	LEV	PER	LCM
皮疹		○		○				○			
精神症状					○	○					
行動異常				○					○	○	
固定姿勢保持困難	○										
錐体外路症状 / 振戦			○								
ミオクローヌス								○			
体重増加			○					○			
食欲低下 / 体重減少					○	○					
発汗減少					○	○					
高アンモニア血症			○								
尿路結石					○	○					
骨粗鬆症	○	○	○								
小脳萎縮	○										
歯肉増殖	○										

は，3剤目以降の薬を新たに追加しても，発作が抑制される確率はわずかに5%程度と報告されています[1]．ただし，この報告には，新規薬の使用成績は含まれていませんでした．

Chen らは，2018年に新規薬も含めた新規発症てんかんに対する薬物療法の治療成績を報告しました．これによると，単剤で発作が抑制される患者が50.5%であったのに対して，2剤目の追加・3剤目の追加で初めて発作が抑制される患者は，それぞれ11.6%・4.4%となっていました（図1）[2]．すなわち，新規薬の登場によって，発作抑制効果の劇的な向上が得られたわけではないということです．

実際，新規薬の承認にあたって，既存薬に対する優位性を示した研究結果はなく，いずれも非劣性が示されたことによって承認されています．

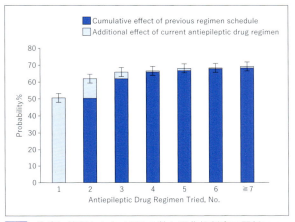

図1 治療に使用された ASM の数と発作抑制率の関係について
(Chen Z, et al.：Treatment Outcomes in Patients With Newly Diagnosed Epilepsy Treated With Established and New Antiepileptic Drugs: A 30-Year Longitudinal Cohort Study. JAMA Neurol 2018; 75: 279-286, より改変)

予後予測の目

ASM の形成異常誘発性について

　てんかん患者のうち，妊娠可能な女性にとって，ASM の形成異常誘発性の問題は非常に重要となります．形成異常誘発性については，データの蓄積に時間がかかることもあり，既存薬に対して優位性が示されているのは，レベチラセタムとラモトリギンのみとなります．形成異常発現率は，多剤併用によって上がり，また ASM の用量依存性に上がるとされています．すなわち，妊娠可能な女性に対しては，レベチラセタムもしくはラモトリギンの単剤療法で，可能な範囲で用量も調整することが重要ということになります．

患者さんの QOL と治療目標

既存薬から新規薬への切り替えについて

　前述のように，忍容性については，新規薬の方が優れている点が多いです．このため，既存薬を内服している患者において，新規薬に切り替えた方がよいのではないか，と考える方も多いと思います．実際，**表 1** に示したような有害作用が出現している患者では，切り替えによって QOL の改善も望めます．一方で発作抑制効果については，必ずしも新規薬に優位性がないことも前述の通りです．このため，新規薬に切り替えることで，むしろ発作コントロールが悪化する可能性があり，一概に切り替えが推奨されるわけではありません．また，薬価の面でも，新規薬は既存薬に比して相対的に高価ですので，患者の経済的な負担という面にも配慮が必要です．

　既存薬から新規薬への切り替えについては，メリットもありますが，デメリットもあり得ることを踏まえ，患者ごとに慎重に考慮すべきであると考えられます．

文献

1) Brodie MJ, et al.：Patterns of treatment response in newly diagnosed epilepsy. Neurology 2012；78：1548-1554
2) Chen Z, et al.：Treatment Outcomes in Patients With Newly Diagnosed Epilepsy Treated With Established and New Antiepileptic Drugs: A 30-Year Longitudinal Cohort Study. JAMA Neurol 2018；75：279-286

　　　　　　　　　　　　　　　　　　　　　　　　　　　　　　　　　　　　石下洋平

脳神経疾患／神経疾患に伴う睡眠障害

81 神経疾患に伴う睡眠障害：疾患概要と治療の基本方針

神経疾患と睡眠障害

　神経疾患には様々な睡眠障害およびそれに付随する睡眠関連症状が高率に合併し，患者の生活の質に影響を及ぼします．神経疾患の主症状が睡眠を妨げる場合や，不安，抑うつといった精神症状，併存薬や併存症も不眠の原因となりえます．神経変性疾患の好発年齢である 60 歳以降では，深睡眠（NREM〈non-REM〉stage 3）の減少，中途覚醒の増加，睡眠効率の低下といった加齢に伴う睡眠の生理学的変化[1]が生じ，不眠や過眠の訴えに影響を及ぼす可能性があります．また，睡眠関連呼吸障害，レストレスレッグス症候群（restless legs syndrome：RLS），REM 睡眠行動異常症（rapid eye movement sleep behavior disorder：RBD）などの睡眠関連疾患が合併しやすい神経疾患もあります．

　Parkinson 病は代表的な運動障害疾患（movement disorder）ですが，非運動症状も高率にみられ，睡眠障害は 60 〜 98 ％に報告されています．しかし睡眠の問題は医師や患者自身からも過小評価されている傾向にあります[2]．Parkinson 病における睡眠の問題には夜間の運動や非運動症状に伴う不眠，日中過眠の他，RLS，RBD や睡眠関連呼吸障害など様々です．Alzheimer 病では睡眠障害は早期からみられます．健康な高齢者では若年成人に比べて睡眠相は前進しますが，Alzheimer 病患者では睡眠覚醒リズムが不規則になり，睡眠相は後退する傾向にあります．不眠，日中の眠気や睡眠時無呼吸なども併発します[3]．脳卒中では不眠は発症後〜約 60 ％にみられますが，脳病変自体によるものは少ないです[4]．不眠の関連因子としてうつ，不安，脳卒中による機能障害があります．脳卒中急性期では閉塞性および中枢性睡眠時無呼吸などの睡眠関連呼吸障害の合併も睡眠を分断する原因となります．筋萎縮性側索硬化症では，運動ニューロンの変性が生じ，口腔咽頭筋や呼吸補助筋の筋力低下による睡眠関連

表1 神経疾患においてよくみられる睡眠障害および睡眠関連症状

睡眠障害	定義	評価と診断	治療
睡眠関連呼吸障害	睡眠中に生じる呼吸障害.閉塞性睡眠時無呼吸,中枢性睡眠時無呼吸など	・いびきや無呼吸の目撃などの評価 ・検査施設外睡眠検査,睡眠ポリグラフ検査(神経疾患の進行例では適応されない)	・非侵襲的換気療法 ・口腔内装置 ・側臥位就寝 ・肥満の是正
不眠	適切な睡眠環境において入眠困難,睡眠維持困難,早朝覚醒があり日中の機能障害をきたす	・不眠症状の評価 ・不眠の評価スケール(ピッツバーグ睡眠質問票),睡眠日誌	・睡眠衛生指導 ・認知行動療法 ・光療法 ・薬物療法
日中過眠	日中過眠は単独で生じる場合や,併存する睡眠障害,睡眠の分断,睡眠不足,概日リズム障害の結果生じる場合がある	・過眠症状の評価 ・原因となる睡眠障害の鑑別 ・睡眠潜時反復検査 ・Epworth 眠気尺度 ・睡眠日誌にて1日の睡眠時間の評価,アクチグラフィー	・原因となる睡眠障害の治療 ・睡眠衛生指導 ・危険作業 ・眠気の危険性や安全性に関する助言
RLS/周期性四肢運動障害	入眠や睡眠の持続性に影響を及ぼす運動障害.睡眠の分断や日中の機能障害をきたす	・不快感を伴う下肢を動かしたいという衝動の確認 ・鉄欠乏や血清フェリチン値の確認 ・RLS を誘発する薬剤(抗うつ薬など)の確認 ・RLS 重症度評価スケール ・睡眠ポリグラフ検査による PLMS 評価	・鉄補充 ・ドパミンアゴニストや α₂ デルタリガンド製剤 ・重症例ではオピオイド**
RBD	REM 睡眠中に生じる夢に合致した異常行動	・寝言や夢の行動化の病歴を確認する ・RBD を誘発する薬剤や,睡眠時無呼吸の鑑別 ・睡眠ポリグラフ検査による確定診断 ・RBD 重症度評価スケール(RBDSQ-J)	・患者やベッドパートナーの安全性に関する助言 ・他の睡眠障害の治療 ・併存する神経疾患の治療 ・薬物治療(クロナゼパムや melatonin*)
概日リズム障害	24 時間生体リズムとの不整合による睡眠相の乱れ	・睡眠相後退,前進,非24時間リズムの評価 ・睡眠日誌,アクチグラフィー,メラトニン測定	・melatonin* ・光療法 ・睡眠衛生指導

*日本では未承認,**保険適用外.
PLMS：睡眠中の周期性下肢運動

呼吸障害が生じます．その他，筋痙攣，不安や抑うつなども不眠の原因となります[5]．片頭痛では不眠症状，日中の眠気，RLS，睡眠関連呼吸障害など様々な睡眠障害がみられます．睡眠障害は頭痛の慢性化や重症化リスクでもあります．

表1に神経疾患でみられる代表的な睡眠障害や関連する訴えを示します[6]．不眠や日中の過眠症状がみられた場合には睡眠状態の確認および睡眠関連疾患のスクリーニング，それに応じたマネジメントが重要です．睡眠の安定化により，疾患に関連した運動・認知症状が改善し，生活の質向上にもつながる可能性があります．

文献

1) Ohayon MM, et al.：Meta-analysis of quantitative sleep parameters from childhood to old age in healthy individuals: developing normative sleep values across the human lifespan. Sleep2004；27：1255-1273
2) Suzuki K: Current Update on Clinically Relevant Sleep Issues in Parkinson's Disease: A Narrative Review. J Parkinsons Dis 2021；11：971-992
3) Leng Y, et al.：Association between circadian rhythms and neurodegenerative diseases. Lancet Neurol 2019；18：307-318
4) Matas A, et al.：Is post-ischemic stroke insomnia related to a negative functional and cognitive outcome? Sleep Med 2022；94：1-7
5) Ju YS, et al.：Comorbid Sleep Disturbances in Neurologic Disorders. Continuum（Minneap Minn）2017；23：1117-1131
6) Shaib F: Neurologic Disorders in Women and Sleep. Neurol Clin 2023；41：297-314

鈴木圭輔

脳神経疾患／神経疾患に伴う睡眠障害 ▶▶▶ 睡眠薬

神経疾患に伴う不眠に対する睡眠薬の使い分けは？

● 症例 1

患者	経過
80 歳女性，Alzheimer 型認知症	ドネペジル 5 mg/ 日を内服中である．夜間の中途覚醒が 2, 3 回あり，朝 4 時頃目が覚めてしまう．日中の倦怠感が続いている．規則的な運動の指導，就寝時刻を 20 時から 22 時に遅らせ，起床時刻は 6 時頃になったが中途覚醒がまだ持続していた．レンボレキサント 5 mg 就寝前投与を開始したところ中途覚醒および日中の倦怠感が改善した．2 か月後にレンボレキサントを中止した後も，不眠症状の再燃はなかった．

● 症例 2

患者	経過
65 歳男性，Parkinson 病	Parkinson 病の 65 歳男性．レボドパ・ベンセラジド 300 mg/ 日，ロチゴチンパッチ 9 mg/ 日を使用中である．疾患重症度では Hoehn and Yahr stage III 度．日常生活では易転倒性はあるが自立歩行である．寝つきが悪く，週 2, 3 回大きな寝言と REM 睡眠行動異常を疑う異常行動がある．ラメルテオン 8 mg 就寝前投与により入眠困難および寝言の改善がみられた．

 不眠症状

　不眠症状にはおもに入眠困難，中途覚醒，早朝覚醒があります．慢性不眠障害（いわゆる不眠症）とは，睡眠の環境や機会が適切であるのにもかかわらず不眠症状により日中の機能障害（眠気，抑うつや倦怠感）が週 3 回，3 か月以上続く状態です．薬物療法に入る前に，睡眠の量の確保（睡眠不足がないか），質を妨げる疾患がないか，適切な時間に睡眠をとっているか確認することが大切です．非薬物療法として，朝日を浴びる，日中運動を規則的に行う，寝る前にカフェイン，

アルコール，タバコ等を控える，寝室環境を整える(防音，適切な湿度や温度)等の睡眠衛生指導をまず行います．レストレスレッグス症候群や睡眠時無呼吸症候群による不眠は鑑別して治療する必要があります．神経筋疾患では呼吸筋の筋力低下に関連した肺胞低換気が夜間に生じ，不眠をきたす場合があります．その場合には非侵襲的陽圧換気療法を行います．Parkinson病では夜間の運動症状により寝返り困難や中途覚醒をきたす場合には疾患に対する薬物治療を十分行うことで，関連症状の改善が期待できます．

薬物療法

薬物療法は原則短期間で，睡眠衛生指導や不眠に対する認知行動療法(cognitive behavioral therapy for insomnia：CBT-I)を併用することが推奨されています．使用可能な薬物にはオレキシン受容体拮抗薬(スボレキサントやレンボレキサント)，非ベンゾジアゼピン系(ゾルピデム，エスゾピクロン，ゾピクロン)，ベンゾジアゼピン系(ブロチゾラム，トリアゾラム，フルニトラゼパムなど)やメラトニン受容体作動薬(ラメルテオン)や抗うつ薬であるトラゾドンなどがあります．**表1**に睡眠薬の種類と特徴を示します[1]．薬物療法の選択は(1)症状パターン，(2)治療目標，(3)過去の治療効果，(4)患者の好み，(5)費用，(6)他の治療法の有用性，(7)併存疾患，(8)禁忌，(9)薬物相互作用，(10)有害作用[2]に基づいて選択し(**図1**)，最も効果的な最低維持量の薬物療法を適用します．CBT-Iには睡眠薬減量効果も報告されています．また，神経疾患患者では，年齢，睡眠時無呼吸症候群の有無，呼吸筋麻痺，易転倒性などを考慮した睡眠薬の選択を行うのが望ましいと考えられます．ベンゾジアゼピン系および非ベンゾジアゼピン系薬剤はGABA$_A$受容体作動薬であり，不眠症の短期治療(4週間)に有効です．その中では翌朝への持ち越しが少ない短時間型の使用が推奨されています[3]．メラトニン受容体作動薬は作用時間は短い

表1 睡眠薬の種類と特徴

クラス	タイプ	一般名	用量（mg）	半減期（h）
ベンゾジアゼピン系	超短時間型	トリアゾラム	0.125 〜 0.25	2 〜 4
	短時間型	エチゾラム	0.5 〜 1	6
		ブロチゾラム	0.25	7
		リルマザホン	1 〜 2	10
		ロルメタゼパム	1 〜 2	10
	中間型	フルニトラゼパム	0.5 〜 2	24
		エスタゾラム	1 〜 4	24
		ニトラゼパム	5 〜 10	28
	長時間型	クアゼパム	15 〜 30	36
		フルラゼパム	10 〜 30	65
非ベンゾジアゼピン系	超短時間型	ゾルピデム	5 〜 10	2
		ゾピクロン	7.5 〜 10	4
		エスゾピクロン	1 〜 3 （高齢者 1 〜 2）	成人　5 高齢者　7
メラトニン受容体刺激薬		ラメルテオン	8	1 〜 2
デュアルオレキシン受容体拮抗薬		スボレキサント	20 （高齢者 15）	12
		レンボレキサント	5 〜 10	47 〜 50
抗うつ薬	5-HT2A 受容体拮抗薬	トラゾドン	25 〜 150	5 〜 9
	NaSSA *	ミルタザピン	7.5 〜 30	20 〜 40

*ノルアドレナリン作動性・特異的セロトニン作動性抗うつ薬
（鈴木圭輔，他：高齢者睡眠障害の特徴とその対策．日内会誌 2014; 103: 1885-1895．より改変）

ですが，入眠障害に対して軽度〜中等度の効果を示します．オレキシン受容体拮抗薬の長期投与のエビデンスはまだ確立していませんが，スボレキサント，レンボレキサントを含むオレキシン受容体拮抗薬は中途覚醒時間を減少し，総睡眠時間を延長します[4]．

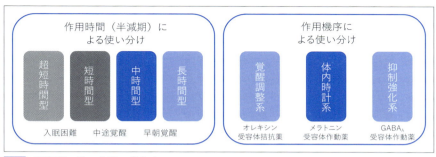

図1 睡眠薬の使い分けの考え方

 薬物治療の注意点

　　ベンゾジアゼピン系薬剤に比べて，非ベンゾジアゼピン系睡眠薬，メラトニン受容体作動薬やオレキシン受容体拮抗薬では，長期に使用した場合でも耐性が生じにくいといわれています．オレキシン受容体拮抗薬は他の薬剤よりも半減期が長めですが，ベンゾジアゼピン系薬剤の作用する $GABA_A$ 受容体(27％以上)に比べて，催眠作用を要するのに必要なオレキシン受容体の占有率は高い(65％以上)ことから[5]，実際の効果発現時間は8〜9時間程度と考えられます．ほか注意点として，2022年にゾルピデム，ゾピクロン，エスゾピクロン，トリアゾラムに関して，睡眠時随伴症状(夜間の異常行動)がみられた場合の使用を中止すべきであるという改定がなされました[6]．そのためREM睡眠行動異常症の合併患者や，合併しやすい神経疾患患者(Parkinson病，Lewy小体型認知症や多系統萎縮症)への睡眠薬の処方の際には注意を要します．

My Best 処方

◎初発の不眠症
デエビゴ 5mg 1 回 1 錠就寝前
ベルソムラ 20mg(高齢者は 15mg) 1 回 1 錠就寝前
◎症状が軽く入眠困難がメインの場合
ロゼレム 8mg 1 回 1 錠就寝前
◎不安症状を伴う場合
エスゾピクロン 1 ～ 3mg 1 回就寝前

文献

1) 鈴木圭輔, 他：高齢者睡眠障害の特徴とその対策. 日内会誌 2014；103：1885-1895
2) Schutte-Rodin S, et al.：Clinical guideline for the evaluation and management of chronic insomnia in adults. J Clin Sleep Med 2008；4：487-504
3) Morin CM, et al.：Endorsement of European guideline for the diagnosis and treatment of insomnia by the World Sleep Society. Sleep Med 2021；81：124-126
4) Rocha RB, et al.：Dual orexin receptor antagonists for the treatment of insomnia: systematic review and network meta-analysis. Arq Neuropsiquiatr 2023；81：475-483
5) Gotter AL, et al.：The duration of sleep promoting efficacy by dual orexin receptor antagonists is dependent upon receptor occupancy threshold. BMC Neurosci 2013；14：90
6) 厚生労働省医薬・生活衛生局：ゾルピデム酒石酸塩, ゾピクロン, エスゾピクロン及びトリアゾラムの使用上の改定について. 医薬品・医療機器等安全性情報. No.394, 2022 年 8 月

鈴木圭輔

脳神経疾患／神経疾患に伴う睡眠障害 ▶▶ REM 睡眠行動異常症の治療

神経疾患に伴う REM 睡眠行動異常症の治療はどうする？

● 症例

患者	経過
75歳男性	65歳からしばしば睡眠中に大きな寝言と布団を蹴飛ばすことを指摘され，手を床にぶつけることが時折あった．知らない人に追われる夢が多く，時折歌う，小声で話すこともあった．受診2か月前から右手の震えが出現し受診した．既往歴に特記事項はなく，常用薬はなし．嗜好：ビール 500 mL/日，喫煙 40 本/日×40 年．下顎，両手の姿勢時振戦，右手の静止時振戦，動作緩慢，固縮を認める（パーキンソニズムあり）．65歳から便秘も認めた．MIBG 心筋シンチグラフィー（心/縦隔比）では早期像 =1.47，後期像 =1.26 と集積低下を認めた．ドパミントランスポータースキャン（SBR）では 右線条体 =5.44，左線条体 = 4.12 と両側線条体において集積低下を認めた．嗅覚検査では嗅覚低下を認めた．睡眠ポリグラフ検査では，筋緊張消失のない REM 睡眠（REM sleep without atonia）を認めた． 病歴，診察所見からは① Parkinson 病，② REM 睡眠行動異常と診断した．①に対してはレボドパ製剤を 100 mg から開始し 300 mg/日まで漸増し，運動症状の改善が得られた．②に対してはクロナゼパム 0.5 mg 就寝前を開始したところ，夢に関連した行動化や大声の寝言の改善を認めた．

 RBD とは？

　REM 睡眠行動異常症（rapid eye movement sleep behavior disorder：RBD）は通常筋活動が強く抑制されるはずの REM 睡眠中に，その抑制が障害されるために，夢の行動化が生じる睡眠時随伴症です．症状がひどい場合には睡眠中の外傷をきたす場合もあります．責任病巣として脚橋被蓋核，背外側被蓋核，橋背側青斑下核や延髄網様体巨大細胞核などの脳幹神経核の障害が推定されています．RBD の一般人口における有病率は約 1 ％で中高年以降に多くみられます．他の疾患に

よらない孤発性 RBD と神経疾患などによる二次性 RBD があります．しかし孤発性 RBD 患者を追跡すると高率にシヌクレイノパチー，特に Lewy 小体病（Parkinson 病〈PD〉および Lewy 小体型認知症〈dementia with Lewy bodies：DLB〉）に移行する（5 年で 33.5 %，10.5 年で 82.4 %）ことから，孤発性 RBD はこれらの疾患の前駆病態として注目されています[1]．RBD は PD の 16 ～ 47 %，多系統萎縮症のほぼ全例，DLB の 80 %に合併します[2]．他に RBD は純粋自律神経不全症，脊髄小脳失調症 3 型（spinocerebellar ataxia type 3：SCA 3），視床下部のタウ沈着が証明された IgLON5 症候群や，ナルコレプシーにもよく合併します[3]．まれに RBD を伴う Alzheimer 病や進行性核上性麻痺も報告されています．

RBD の診断

　RBD の確定診断には，夢の行動化の病歴に加えて睡眠ポリグラフ検査により REM sleep without atonia を検出する必要があります（**表 1**）[4]．閉塞性睡眠時無呼吸重症例では RBD 様の異常行動をきたす場合があり，その場合には治療法が持続陽圧呼吸療法となるため注意が必要です．他に鑑別として睡眠関連てんかん，インスリノーマ，non-REM 睡眠時随伴症があります．異常行動の際に夢体験と関連していることを示す "夢の再生" が RBD では特徴ですが，いずれの鑑別疾患においても夢の再生は困難な場合が多いことが重要な鑑別点です．RBD スクリーニング問診票日本語版は，カットオフ 5 点以上で RBD のスクリーニングとして有用です[5]．睡眠ポリグラフ検査は全例に施行することは困難なため，RBD 疑いとして治療を開始する場合は少なくありません．

表1 ▶ RBDの診断基準（睡眠障害国際分類第3版[4]）

診断基準（基準A-Dを満たす）
A) 睡眠と関連した発声や複雑な運動行動のエピソードが繰り返される．
B) これらの行動は，睡眠ポリグラフ検査によりレム睡眠中に生じていると記録され，あるいは夢内容の行動化の病歴によって，レム睡眠中に生じていると推定される．
C) 睡眠ポリグラフ検査により，筋緊張消失を伴わないレム睡眠（RWA）が記録される．
D) この障害は，その他の睡眠障害，精神疾患，薬物や物質使用ではよく説明できない．
注
1. この基準は1夜のビデオ睡眠ポリグラフ検査中に，繰り返されるエピソードを観察することで満たされる．
2. 観察された発声や行動は，同時に起こっている夢体験と関連していることが多く，「夢の行動化」とよく報告される．
3. 米国睡眠医学会による睡眠と随伴事象判定手引きの最新版にあるRBDの睡眠ポリグラフ検査上の特徴の判定指針によって定義される．
4. 目覚めた際には，患者は一般的に覚醒し，機敏で，筋が通っており，見当識がある．
5. 時に，夢の行動化といった典型的なRBDの病歴をもち，ビデオ睡眠ポリグラフ検査中に典型的なRBD行動がみられても，現行の医学的根拠ではRWAが十分ではなく，RBD診断のための睡眠ポリグラフ検査所見を満たさないことがある．このような患者では，臨床的判断に基づいて，暫定的にRBDと診断してよい．ビデオ睡眠ポリグラフ検査が容易に利用できない場合も，このルールを適応して良い．
6. 現在の専門家の見解によれば，元々RWAが存在する潜在性RBDが，薬物療法によって顕在化されうる．したがって，将来の縦断研究が明らかにするまでは，薬物誘発性RBDは臨床的判断によりRBDと診断してよい．

（米国睡眠医学会（著），日本睡眠学会診断分類委員会（訳）：睡眠障害国際分類第3版．ライフ・サイエンス，2018．より）

RBDの治療

　まず危険回避措置として寝室環境を整備します．薬物療法ではクロナゼパムは有効性が高い薬剤です（**表2**）[6]．一方，睡眠時無呼吸合併例では無呼吸の増悪や高齢者の場合には翌日への持ち越しに注意し，必要最小用量の使用が推奨されます（0.5〜1 mg）．海外ではmelatonin（3〜12 mg）もクロナゼパムと同様にRBDに対して用いられます[7]．エビデンスレベルは高くありませんが，コリンエステラーゼ阻害薬，ラメルテオンや抑肝散の就寝前投与も有効な場合があります．RBD症状を惹起する併用薬には注意する必要があります（**表3**）[3]．

表2 成人 RBD 患者の薬物治療

孤発性 RBD	推奨の強さ
クロナゼパム	使用することを弱く推奨する
melatonin（速放剤）	
プラミペキソール	
リバスチグミン	
医学的疾患による二次性 RBD	推奨の強さ
クロナゼパム	使用することを弱く推奨する
melatonin（速放剤）	
リバスチグミン	
深部脳刺激療法（DBS）	使用しないことを弱く推奨する
薬剤誘発性 RBD	推奨の強さ
原因薬剤の中止	使用しないことを弱く推奨する

（Howell M, et al.：Management of REM sleep behavior disorder: an American Academy of Sleep Medicine clinical practice guideline. J Clin Sleep Med 2023; 19: 759-768. より）

表3 RBD を悪化・誘発する薬剤

急性投与により RBD を誘発	離断により RBD を誘発
・選択的セロトニン再取り込み阻害薬（SSRI） ・選択的セロトニン・ノルアドレナリン再取り込み阻害薬（SNRI） ・三環系抗うつ薬 ・MAO 阻害薬 ・ミルタザピン ・コリンエステラーゼ阻害薬 ・β 遮断薬 ・トラマドール ・カフェイン	・エタノール ・ベンゾジアゼピン系 ・バルビツール酸系 ・メプロバメート ・ペンタゾシン

（St Louis EK, et al.：REM Sleep Behavior Disorder in Parkinson's Disease and Other Synucleinopathies. Mov Disord 2017; 32: 645-658. より）

My Best 処方

◎大声の寝言や夢の行動化を伴う場合
リボトリール 0.5mg 1 錠 1 回就寝前
◎ふらつきや日中の眠気がある場合
抑肝散 2.5mg 1 包 1 回就寝前
ロゼレム 8mg 1 回 1 錠就寝前

文献

1) Galbiati A, et al.：The risk of neurodegeneration in REM sleep behavior disorder: A systematic review and meta-analysis of longitudinal studies. Sleep Med Rev 2019；43：37-46
2) Hogl B, et al.：Idiopathic REM sleep behaviour disorder and neurodegeneration-an update. Nat Rev Neurol 2018；14：40-55
3) St Louis EK, et al.：REM Sleep Behavior Disorder in Parkinson's Disease and Other Synucleinopathies. Mov Disord 2017；32：645-658
4) 米国睡眠医学会（著），日本睡眠学会診断分類委員会（訳）：睡眠障害国際分類第 3 版．ライフ・サイエンス，2018
5) Miyamoto T, et al.：The REM sleep behavior disorder screening questionnaire: validation study of a Japanese version. Sleep Med 2009；10：1151-1154
6) Howell M, et al.：Management of REM sleep behavior disorder: an American Academy of Sleep Medicine clinical practice guideline. J Clin Sleep Med 2023；19：759-768
7) Aurora RN, et al.：Best practice guide for the treatment of REM sleep behavior disorder（RBD）. J Clin Sleep Med 2010；6：85-95

鈴木圭輔

脳神経疾患／神経疾患に伴う睡眠障害 ▶▶▶ レストレスレッグス症候群（RLS）の治療

84 神経疾患に伴うレストレスレッグス症候群（RLS）の薬物治療の種類と使い分けは？

● 症例

患者	経過
75歳女性， Parkinson病 （PD）	PDにて外来加療中の患者．罹病期間は5年であり，レボドパ・ベンセラジド300 mg/日，ゾニサミド25 mg/日内服にて日常生活は自立歩行でそれほど不自由なく過ごせている．Hoehn and Yahr stage II，レボドパ製剤の薬効減退（ウェアリング・オフ）やジスキネジアなどの運動合併症はない．再診時に両側ふくらはぎに虫が這う感じがして，両下肢を動かしたくなり，さすったり叩いたりして，夜眠れないという訴えがあった．症状は夜に出現し，21時頃がピークとなり，安静時に生じる．症状がひどいときには夜ベッドから出て歩き回らないとならない．血液検査では腎障害や貧血はなく血清フェリチン値121 ng/mLであった．プラミペキソール0.125 mg就寝前投与により症状は改善した．

▶ RLSとは？

　レストレスレッグス症候群（restless legs syndrome：RLS）は下肢の不快感により不眠や日中の機能障害をきたす睡眠関連運動障害です．一般人口における有病率は日本では1〜4％と稀ではなく，不眠の鑑別として常に念頭におく必要があります．RLSには診断に特異的な生体マーカーが存在しないため，その診断には必須徴候（下肢を動かしたいという衝動，運動による改善，安静時に出現ないし悪化，夜間に出現ないし悪化）の確認と鑑別疾患の除外によって行います．

▶ RLSの診断

　表1[1]にRLS診断基準を示します．下肢を動かしたいという衝動が中核症状となり安静，夜間に増悪，運動による改善があるか問診を行

表1▶ 睡眠障害国際分類第3版によるRLS診断基準

A. 下肢を動かさずにはいられない強い衝動がある。通常は，下肢に起こる不快で嫌な感覚を伴う。あるいは不快な感覚のために衝動が生じると考えられる。この症状は，以下を満たさなければならない。

1. 横たわったり座ったりといった休息時や静止時に始まる，あるいは悪化する

2. 少なくとも歩いたり体を伸ばしたりといった運動中には，部分的あるいは完全に症状が楽になる。

3. 夕方や夜間にだけ生じる，あるいは日中よりもおもに夕方や夜間に生じる。

B. 上記の特徴的症状は，他の身体疾患や行動症状（下肢こむらがえり，体位不快感，筋肉痛，静脈うっ滞，下肢浮腫，関節炎，習慣性貧乏ゆすり）だけでは説明できない。

C. むずむず脚症候群（RLS）症状が，気がかりや苦悩，睡眠障害を引き起こし，精神的，身体的，社会的，職業生活上，教育上，行動上，その他の重要な領域での機能障害をもたらす。

（米国睡眠医学会（著），日本睡眠学会診断分類委員会（訳）：睡眠障害国際分類第3版．ライフ・サイエンス，2018より）

表2▶ RLS診断における注意点

診断基準	注意点
1. 脚を動かしたいという衝動	RLSでは，腕や他の身体部位にも症状がみられることがある。症状は両側性であることが多い
2. 安静時の症状の出現や悪化	脚の症状は，安静にしている時間が長いほど強くなる
3. 運動による症状の改善	症状が重度の場合，運動による症状の緩和は目立たないこともある。しかし，症状が重症化する以前にはみられていたはずである
4. 夜間の症状出現や悪化	症状が重くなると，概日リズムの変動に気づかない場合がある。しかし症状が重症化する以前にはみられていたはずである
5. RLSの鑑別疾患	RLSはこれらの鑑別疾患と共存する可能性がある。その場合，他の共存症の症状よりも，RLS症状は重症度や特徴が明らかになるはずである

（Garcia-Malo C. et al.：Restless Legs Syndrome - Clinical Features. Sleep Med Clin 2021; 16: 233-247. を参考に作成）

います。**表2**[2)]に各症状の問診上の注意点を示します。重症例では日内変動や運動による症状改善が目立たなくなる場合があり，注意を要します。またRLS症状をきたす鑑別疾患（RLS mimics）の除外を診察や検査によって行います。

表3 ▶ RLS治療におけるドパミンアゴニストとα2δリガンドとの選択

ドパミンアゴニスト	α2δリガンド製剤
・重症RLS	・痛みの併存
・うつ病の併存	・不安や不眠の併存
・肥満，メタボリック症候群の併存	・衝動制御障害の既往

(鈴木圭輔，他：GABA誘導体によるrestless legs症候群の治療．脳神経内科 2019；90：383-388．より)

RLSの病態と共存症

　RLSの病態には，脳内鉄の欠乏・利用障害，ドパミン系の障害，オピオイド系・モノアミン系，グルタミン・アデノシン系の障害の関与が示唆されています[3]．一次性(特発性)RLSとは併存症によらないRLSであり，二次性RLSにはその原因として鉄欠乏性貧血と末期腎不全が知られています．RLSの発症には遺伝的素因や環境因子の相互作用があり，その因果関係は複雑であることから，他の合併疾患に関してはRLS共存症と位置づけられています．RLSは糖尿病，高血圧や心血管疾患とよく合併し，神経疾患ではPD(オッズ比2.86)[4]や片頭痛(オッズ比2.65)[5]で健康成人より高頻度にみられます．そのほかの神経疾患では多発性硬化症や多発ニューロパチーに合併する場合があります[6]．この場合新規病変による二次性RLSを鑑別する必要があります．RLS発症にかかわる神経系は，運動皮質，体性感覚野，前部帯状回，線条体，視床，視床下部(A11領域)，黒質，赤核，小脳，下オリーブ核，脊髄，末梢神経と幅広いからです．

RLSの治療

　まず規則的な睡眠習慣，適度な運動のほか精神的に集中できる活動を推奨し，カフェイン，アルコール，ニコチンなどの嗜好品を控えるよう指導します．併存薬に抗うつ薬，抗ヒスタミン薬やドパミン遮断

薬などがある場合には，可能なら漸減・中止します．血清フェリチン値が50 µg/L 未満の場合鉄剤の追加を行い，75 µg/L 以上を維持するようにします．薬物療法ではドパミンアゴニストとα2δリガンド製剤が第一選択となります(**表3**)[7]．ドパミンアゴニストでは，プラミペキソール 0.125 ～ 0.75 mg(就寝前)，ロチゴチン貼付剤 2.25 ～ 6.75 mg を用います．日中安静時に出現する症状に関してはレボドパ製剤 50 ～ 100 mg を頓服で使用します．α2δリガンド製剤としてはプレガバリンやガバペンチンもありますが，保険適用のあるガバペンチン エナカルビル 300 ～ 600 mg を用います．腎障害や高齢患者では 300 mg を使用します．重症例ではコデイン 15 ～ 120 mg，ヒドロコドン 5 ～ 30 mg などのオピオイドも選択肢となります(保険適用外)．慢性腎臓病ではビタミンC(200 mg)，ビタミンE(400 mg)投与が推奨されています．

RLS 診療の注意点

　RLS は神経疾患のある患者では高頻度に遭遇する可能性があります．不眠，特に入眠困難が見られた場合には RLS がないか問診により鑑別することが重要です．RLS 症状がみられた場合，RLS にかかわる神経系の障害の有無，PD の場合にはウェアリング・オフ現象の影響などを鑑別する必要があります．

My Best 処方

◎症状が週 2 回以上あり，中等度以上の場合
ビ・シフロール錠（0.125mg）1 回 1 ～ 2 錠就寝前（症状ピークの 1 時間前）1 日 1 回 0.75mg まで
ニュープロパッチ 1 回 2.25mg ～ 4.5mg 1 日 1 回 24 時間貼付 6.75mg まで
◎日中に美容室，電車内，会議中や，透析時などで症状が強い時の間欠的投与で用いる場合
レボドパ製剤（マドパー，ネオドパストン等）（100mg）1 回 0.5 ～ 1 錠．保険適用外
◎不安やうつ，痛みが強い，衝動制御障害が合併する場合
レグナイト（300mg）1 回 1 ～ 2 錠夕食後　1 日 1 回．腎障害例には 300mg．高齢者は 300mg から使用

文献

1) 米国睡眠医学会（著），日本睡眠学会診断分類委員会（訳）：睡眠障害国際分類第 3 版．ライフ・サイエンス，2018
2) Garcia-Malo C, et al.：Restless Legs Syndrome - Clinical Features. Sleep Med Clin 2021；16：233-247
3) Garcia-Borreguero D, et al.：New concepts in the management of restless legs syndrome. BMJ 2017；356：j104
4) Yang X, et al.：Prevalence of restless legs syndrome in Parkinson's disease: a systematic review and meta-analysis of observational studies. Sleep Med 2018；43：40-46
5) Yang X, et al.：Prevalence of restless legs syndrome in individuals with migraine: a systematic review and meta-analysis of observational studies. Neurol Sci 2018；39：1927-1934
6) Trenkwalder C, et al.：Restless legs syndrome associated with major diseases: A systematic review and new concept. Neurology 2016；86：1336-1343
7) 鈴木圭輔，他：GABA 誘導体による restless legs 症候群の治療．脳神経内科 2019；90：383-388

鈴木圭輔

脳神経疾患／頭痛

85 頭痛：疾患概要と治療の基本方針

片頭痛について

　頭痛は大きく一次性頭痛と二次性頭痛に大別されます．頭痛診療において最も重要なことは診断を正しく行うことです．まず鑑別が必要なのは二次性頭痛です．二次性頭痛の頻度は低いものの，疾患によっては見逃しが致命的になるため必ず鑑別を行う必要があります．二次性頭痛が否定された場合は，一次性頭痛のいずれにあたるかを鑑別していくことになります．一次性頭痛はおもに片頭痛，緊張型頭痛，三叉神経・自立神経性頭痛，その他の4つに分類されます[1]．この中で最も有病率が高いのは緊張型頭痛であり，その年間有病率は20％と最もコモンな神経疾患の1つです[2]．片頭痛の有病率は報告による差はありますが，本邦では8.4％（男性3.6％，女性12.9％）と報告されています[3]．一般人口における有病率では前述の通り緊張型頭痛の方が高頻度になりますが，頭痛を主訴に病院を受診される患者においては重症度の観点から片頭痛の頻度が高くなる傾向があります．筆者の施設からの報告では，頭痛外来に通院している一次性頭痛患者の疾患別割合は片頭痛が8割，緊張型頭痛が1割でした[4]．近年，片頭痛の新規治療薬の開発は著しく，疾患特異的治療薬が増えています．また片頭痛患者の多くが労働世代であることからその経済的な影響は大きく，生産性低下による経済的損失は毎年3,000億円〜2兆円に至ると試算されています[5]．正しく片頭痛を診断し治療につなげることが非常に重要となってきているのです．

　片頭痛の診断はおもに患者の問診情報から行っていきます．片頭痛は前兆の有無によって「前兆のない片頭痛」と「前兆のある片頭痛」，また頭痛の頻度によって「反復性片頭痛」と「慢性片頭痛」に分類することができます．国際頭痛分類第3版における「前兆のない片頭痛」および「前兆のある片頭痛」の

表1 「前兆のない片頭痛」と「前兆のある片頭痛」の診断基準

前兆のない片頭痛	前兆のある片頭痛
A. B–D を満たす発作が 5 回以上ある B. 頭痛発作の持続時間は 4 〜 72 時間（未治療もしくは治療が無効な場合） C. 頭痛は以下の 4 つの特徴の少なくとも 2 項目を満たす 　1. 片側性 　2. 拍動性 　3. 中等度 - 重度の頭痛 　4. 日常的な動作 (歩行など) により頭痛が増悪する。 　　あるいは頭痛のために日常的な動作を避ける D. 頭痛発作中に少なくとも以下 1 項目を満たす 　1. 悪心または嘔吐（あるいはその両方） 　2. 光過敏および音過敏 E. ほかに最適な ICHD-3 の診断がない	A. B および C を満たす発作が 2 回以上ある B. 以下の完全可逆性前兆症状が 1 つ以上ある 　1. 視覚症状 　2. 感覚症状 　3. 言語症状 　4. 運動症状 　5. 脳幹症状 　6. 網膜症状 C. 以下の 6 つの特徴の少なくとも 3 項目を満たす 　1. 少なくとも 1 つの前兆は 5 分以上かけて徐々に進展 　2. 2 つ以上の前兆が引き続き生じる 　3. それぞれの前兆症状は 5 〜 60 分持続する 　4. 少なくとも 1 つの前兆症状は片側性である 　5. 少なくとも 1 つの前兆症状は陽性症状である 　6. 前兆に伴って、あるいは前兆発現後 60 分以内に頭痛が発現する D. ほかに最適な ICHD-3 の診断がない、また、一過性脳虚血発作が除外されている

〔日本頭痛学会・国際頭痛分類委員会(訳)：国際頭痛分類第 3 版(ICHD-3)日本語版，医学書院，2018：3，5 より引用〕

診断基準を**表 1**[6)]に示しました[1)]．前兆とは閃輝暗点を代表する頭痛発作前に 5 〜 60 分持続する症状のことです．閃輝暗点を主とする視覚性前兆が最も多いですが，他にもチクチク感や感覚鈍麻を生じる感覚症状，言葉が出にくくなる言語症状なども前兆として出現することがあります．片頭痛の薬物治療は急性期治療と予防療法に分かれます．急性期治療では軽症の場合はアセトアミノフェン，NSAIDs，中等症〜重症の場合はトリプタン製剤やラスミジタンを使用します．予防療法は，日常生活に支障がある頭痛が月に 3 日以上，生活に支障がなくても月に 6 日以上頭痛がある場合に導入を検討します[5)]．従来の予防療法としては抗てんかん薬(バルプロ酸)，降圧薬(ロメリジン)，抗不整脈薬(プロプラノロール)，抗うつ薬(アミトリプチリン)が用いられてきました．こ

れらはもともと他疾患に適応があるものの経験的に片頭痛の予防効果があることがわかっている薬剤であり，効果や副作用の点から十分な治療とは言えませんでした．2021年に片頭痛特異的な治療薬としてCGRP関連抗体薬が使用可能となりました．CGRP関連抗体薬については❽❽（p.404）で述べるためここでは詳細は述べませんが，今後ゲパント（CGRP受容体拮抗薬）などさらに新しい治療薬が使用可能になることが想定され，片頭痛は治療・予防できる疾患へと変わりつつあります．

文献

1）日本頭痛学会・国際頭痛委員会（訳）：国際頭痛分類第3版．医学書院，2018：166-187
2）Sakai F, et al.：Prevalence of migraine in Japan:a nationwide survey. Cephalalgia 1997：17：15-22
3）Takeshima T, et al.：Population-based door-to-door survey of migraine in Japan: the Daisen study. Headache 2004：44：8-19
4）滝沢　翼，他：慶應義塾大学医学部神経内科頭痛外来に通院中の片頭痛患者の実態調査．第47回日本頭痛学会，埼玉，2019年11月15日（学会発表）
5）日本神経学会，他（監），「頭痛の診療ガイドライン」作成委員会（編）：頭痛の診療ガイドライン2021．医学書院，2021：462-473
6）日本頭痛学会・国際頭痛分類委員会（訳）：国際頭痛分類第3版，医学書院，2018：3，5

徳安大輝／滝沢　翼

脳神経疾患／頭痛 ▶▶ アセトアミノフェン，NSAIDs

86 頭痛診療におけるアセトアミノフェン，NSAIDsの立ち位置と使い方は？

● 症例

患者	経過
30歳女性	20歳より慢性的な頭痛症状があり，頭痛時は市販のロキソプロフェンを内服していた．半年前より頭痛頻度が増悪したため，ほぼ毎日のようにロキソプロフェンを内服するようになった．1か月前からロキソプロフェンを内服しても頭痛症状の改善が乏しくなり頭痛外来を受診したところ，薬剤の使用過多による頭痛と診断された．

point 1 　緊張型頭痛，軽症片頭痛では良い適応

　緊張型頭痛の急性期治療の主体はアセトアミノフェン，NSAIDsとなります．

　「頭痛の診療ガイドライン2021」(GL2021年版)では，軽症〜中等症片頭痛の急性期治療においてはアセトアミノフェンやNSAIDsが推奨されています[1]．アセトアミノフェン，NSAIDsは多くの医師が使用経験豊富であり，費用も安いため，第一選択となります．しかし，片頭痛においてはトリプタンと比較し効果は限定的であるため，効果が不十分の場合には早期にトリプタンへの変更を検討する必要があります．また高齢者に対してNSAIDsを処方する場合は消化性潰瘍や腎機能障害に注意が必要です．

point 2 　片頭痛におけるエビデンス

　アセトアミノフェンおよびNSAIDs(アスピリン，イブプロフェン，ナプロキセン)の片頭痛に対するエビデンスは表1に記載する通りです[2-6]．

表1 アセトアミノフェン，NSAIDsの片頭痛に対するエビデンス（すべて二重盲検ランダム化比較試験）

著者	薬剤	人数	結果（2時間後の頭痛改善率）
Lipton RB, et al., 2000[3]	アセトアミノフェン 1,000 mg プラセボ	140	58％* 39％
Diener HC, et al., 2004[4]	アスピリン 100 mg スマトリプタン 50 mg イブプロフェン 400 mg プラセボ	312	52.5％* 55.8％* 60.2％*
Misra UK, et al., 2007[5]	イブプロフェン 400 mg リザトリプタン 10 mg プラセボ	155	54％* 73％* 8％
Smith TR, et al., 2005[6]	ナプロキセン 500 mg スマトリプタン 50 mg ナプロキセン + スマトリプタン プラセボ		46％* 49％* 65％** 6％

*プラセボと比較し有意（p値＜0.05）．
**その他の実薬群と比較し有意（p値＜0.05）．

アセトアミノフェンはプラセボとの比較で効果は認めていますが，トリプタンと同等の有効性を示した報告はありません．NSAIDsではトリプタンと同等の有効性を示した報告はありますが，トリプタンより高い有効性を示した報告はありません．ナプロキセンではスマトリプタンと併用することで有効性が高まったという報告があります．

薬剤の使用過多による頭痛に注意が必要

頭痛患者に対して漫然とアセトアミノフェン，NSAIDsを使用することは薬剤の使用過多による頭痛（薬物乱用頭痛〈medication-overuse headache：MOH〉）を引き起こすリスクがあります．国際頭痛分類第3版（ICHD-3）におけるMOHの診断基準は**表2**の通り[7]ですが，月に頭痛が15日以上ある場合は特に注意が必要です．MOHは支障度の高い疾患であり，症例によっては入院が必要になることもあるため，MOHの予防，MOHの早期治療介入が非常に重要です．MOHの治療

表2 薬剤の使用過多による頭痛の診断基準（ICHD-3）

A．以前から頭痛疾患をもつ患者において，頭痛は 1 か月に 15 日以上存在する

B．1 種類以上の急性期または対症的頭痛治療薬を 3 か月を超えて定期的に乱用している

C．他に最適な ICHD-3 の診断がない

※非オピオイド系鎮痛薬は月に 15 日以上，その他は月に 10 日以上が乱用にあたる

（日本頭痛学会・国際頭痛委員会（訳）：国際頭痛分類第 3 版．医学書院，2018: 166-187 より引用）

では①患者への十分な説明，②予防薬の開始，③原因薬剤の中止と離脱症状に対する対応，が主になります．MOH の詳細な治療内容については成書を参照してください．

My Best 処方

NSAIDs についての使い分けですが，早く効果を期待したい場合はロキソプロフェン 60 mg やイブプロフェン 200 mg を選択し，長く効果を持続させたい場合はナプロキセン 300 mg を選択するようにしています．また妊娠を希望される女性については NSAIDs ではなくアセトアミノフェンを勧めるようにしています．

文献

1) 日本神経学会，他(監)，「頭痛の診療ガイドライン」作成委員会(編)：頭痛の診療ガイドライン 2021．医学書院，2021：462-473

2) Pardutz A, et al.：NSAIDs in the Acute Treatment of Migraine: A Review of Clinical and Experimental Data. Pharmaceuticals (Basel) 2010；3：1966-1987

3) Lipton RB, et al.：Efficacy and safety of acetaminophen in the treatment of migraine—Results of a randomized, double-blind, placebo-controlled, population-based study. Arch Inter Med 2000；160：3486–3492

4) Diener HC, et al.：Placebo-controlled comparison of effervescent acetylsalicylic acid, sumatriptan and ibuprofen in the treatment of migraine attacks. Cephalalgia 2004；24：947–954

5) Misra UK, et al.：Rizatriptan vs. ibuprofen in migraine: A randomised placebo-controlled trial. J Headache Pain 2007；8：175–179

6) Smith TR, et al.：Sumatriptan and naproxen sodium for the acute treatment of migraine. Headache 2005；45：983–991

7) 日本頭痛学会・国際頭痛委員会（訳）：国際頭痛分類第 3 版．医学書院，2018：166-187

徳安大輝／滝沢　翼

脳神経疾患／頭痛 ▶▶ トリプタン，ラスミジタンコハク酸塩

87 トリプタン製剤の種類と使い分けは？また，最近登場したラスミジタンの特徴・適応や注意点は？

● 症例

患者	経過
45歳男性	心筋梗塞の既往がある45歳男性．若い頃より片頭痛発作を繰り返していたが，心筋梗塞を契機にトリプタンが使用できなくなり，頭痛時にはNSAIDsやアセトアミノフェンにて対応していた．NSAIDsやアセトアミノフェンでは頭痛コントロールが不良となったため，頭痛外来を受診しラスミジタンが処方された．内服当初はめまい症状を認めたが，頭痛に対しては効果良好であった．めまい症状は内服を続けていくうちに改善を認めた．

 point 1　トリプタンは頭痛出現後1時間以内に内服

　トリプタンは5-HT$_{1B/1D}$受容体作動薬であり，中等度以上片頭痛の急性期治療において第一選択になります．トリプタンには血管収縮作用があり，虚血性心疾患や脳血管障害を有する患者やコントロールされていない高血圧の患者では禁忌となるため注意してください（**表1**）[1]．

　トリプタンでは服用タイミングが非常に重要となるため，患者への説明・指導が大切です．頭痛が高度になってからの内服は有効率を下げるため，頭痛が出現してから1時間以内の早期・軽症時に内服することが推奨されます．効果判定は2時間後の頭痛軽減・消失で判断し，薬剤によって投与間隔は異なりますが追加内服可能です．片頭痛患者は学生，労働世代が多いため，学校・職場への説明と疾患への理解も重要です．

表1 トリプタン製剤の禁忌

1. 本剤の成分に対し過敏症の既往歴のある患者
2. 心筋梗塞などの虚血性心疾患，脳梗塞などの脳血管障害を有する，もしくは既往のある患者
3. 末梢血管障害を有する患者
4. コントロールされていない高血圧の患者
5. 重篤な肝機能障害を有する患者
6. エルゴタミンやエルゴタミン誘導体含有製剤，他の $5\text{-}HT_{1B/1D}$ 受容体作動薬投与中の患者
7. MAO 阻害薬投与中，もしくは投与中止 2 週間以内の患者（※エレトリプタンを除く）
8. HIV プロテアーゼ阻害薬投与中の患者（※エレトリプタンのみ）
9. プロプラノロール投与中の患者（※リザトリプタンのみ）

（濱田征宏，他：片頭痛の治療と予後．内科 2015；115：749-753．より）

トリプタンは速効性と持続時間で選択

現在，わが国にて処方可能なトリプタンはスマトリプタン，ゾルミトリプタン，エレトリプタン，リザトリプタン，ナラトリプタンの5種類になります（**表2**）[1]．使い分けについて筆者は以下のように行っていることが多いです．スマトリプタンは皮下注射，点鼻，錠剤と3種類の剤形があることが特徴的です．特に皮下注射は tmax（最高血漿中濃度到達時間）が非常に短く，重症例や悪心・嘔吐の強い症例に対して有効です．ゾルミトリプタンは口腔内崩壊錠があるため水がなくても内服可能なことが特徴的です．エレトリプタンは即効性もあり，半減期も比較的長いため持続性も期待できる薬剤です．リザトリプタンは tmax が短く，経口製剤では特に速効性が期待できる薬剤です．しかし，片頭痛の予防薬にも用いられるプロプラノロールが併用禁忌にあたるため注意が必要です．ナラトリプタンは速効性に乏しいですが，半減期が長いため持続性が最も期待できる薬剤です．よって片頭痛発作の時間が長く，通常のトリプタンでは途中で効果が切れてしまう場合に有効になります．

表2 ▶ トリプタン製剤の比較

一般名	スマトリプタン			ゾルミトリプタン	エレトリプタン	リザトリプタン	ナラトリプタン
剤形	皮下注射 3 mg	点鼻 20 mg	錠剤 50 mg	錠剤 RM錠剤 2.5 mg	錠剤 20 mg	錠剤 RPD錠剤 10 mg	錠剤 2.5 mg
用法・用量	1回1本 (3 mg)	1回1個 (20 mg)	1回1錠 (50 mg)	1回1錠 (2.5 mg)	1回1錠 (20 mg)	1回1錠 (10 mg)	1回1錠 (10 mg)
追加投与	1日最大2回	1日最大2個まで	効果不十分の場合1回2錠追加投与可能、1日最大4錠 (200 mg) まで	効果不十分の場合1回2錠追加投与可能、1日最大4錠 (10 mg) まで	効果不十分の場合1回2錠投与可、1日最大2錠 (40 mg) まで	効果不十分の場合1回2錠のみ投与可能、1日最大2錠 (20 mg) まで	効果不十分の場合1回1錠のみ投与可能、1日最大2錠 (5 mg) まで
追加投与間隔	1時間	1時間	2時間	2時間	2時間	2時間	4時間
tmax	約10分	1.5時間	1.5時間	3時間	1時間	1時間	2.7時間
t1/2	約1.5時間	1.9時間	2.4時間	2.4時間 (RM錠は2.9時間)	3.2時間	2.3時間 (RPD錠は1.6時間)	5時間

tmax：最高血漿中濃度到達時間
t1/2：消失半減期
(濱田征宏，他：片頭痛の治療と予後．内科 2015；115：749-753．より)

ラスミジタンは心血管リスクのある片頭痛患者に使用可能

ラスミジタンは世界唯一の選択的 5-HT_{1F} 作動薬であり，片頭痛急性期治療薬として 2022 年 4 月に本邦で薬価収載されました．第Ⅲ相臨床試験である SAMURAI 試験[2]，SPARTAN 試験[3]では，MIDAS スコアが 11 点を超え，1 か月の頭痛発作が 3 〜 8 回の片頭痛患者を対象とし，主要評価項目を投与 2 時間後の頭痛消失と設定されました．ラスミジタンは 50 mg，100 mg，200 mg すべての用量にてプラセボより有意な効果が示され，2 時間後の頭痛消失率は 50 mg が

28.6％，100 mg が 28.2〜31.4％，200 mg が 32.2〜38.8％と用量依存性の有効性が示唆されました．現時点ではトリプタンより有効性が高いという直接比較の報告はありませんが，ラスミジタンはトリプタンと異なり血管収縮作用を持たないため，心血管リスクの高い患者に使用しやすい薬剤です．

ラスミジタンではめまいに注意が必要

ラスミジタンの長期安全性を確認した GLADIATOR 試験[4]では，頻度の高い有害反応として浮動性めまいが 18.6％，眠気が 8.5％，とそれぞれ報告されました．これらの有害反応を鑑み，米国食品医薬品局からは服用後 8 時間は自動車運転を避けるように勧告されています．有害反応が懸念される場合，処方開始時は 50 mg の低用量から開始する，もしくは内服を夜間や予定のない休日のみに限定するなど工夫することを検討します．また服用を続けていくうちに浮動性めまいや眠気は改善していくことがあるため，効果がある症例では患者とよく相談した上でラスミジタンの継続について検討する必要があります．

その他の注意点として，ラスミジタンでは効果不十分の場合の追加内服について有効性が確立されていません（頭痛が消失した後に再発した場合は 1 日 200 mg を超えない範囲で追加内服可能）．よって，効果不十分の場合は NSAIDs やトリプタンの併用も検討します．

予後予測の目

前述の通り片頭痛を厳密に診断するためには国際頭痛分類第 3 版の診断基準に沿うことが重要ですが，実臨床においては片頭痛か緊張型頭痛か迷うケースにも遭遇します．そのような場合，禁忌がなければトリプタン製剤を診断的治療として用いることもあります．患者にトリプタン製剤を 3〜5 回内服していただき，どれほどの割合で効果があったのか尋ねるようにしております．

My Best 処方

◎初回治療

処方例1：スマトリプタン錠（50mg）1錠 頭痛時

処方例2：エレトリプタン錠（20mg）1錠 頭痛時

※どちらも頭痛開始後1時間以内の服用を指導

◎初回治療に不応であった場合

処方例1：他のトリプタン製剤を使用

処方例2：ラスミジタン錠（100mg）1錠 頭痛時

※めまいの副作用が懸念される場合はラスミジタン錠（50mg）へ変更

文献

1) 濱田征宏, 他：片頭痛の治療と予後. 内科 2015；115：749-753

2) Kuca B, et al.：Lasmiditan is an effective acute treatment for migraine: A phase 3 randomized study. Neurology 2018；91：e2222-e2232

3) Goadsby PJ, et al.：Phase 3 randomized, placebo-controlled, double-blind study of lasmiditan for acute treatment of migraine. Brain 2019；142：1894-1904

4) Brandes JL, et al.：Interim results of a prospective, randomized, open-label, Phase 3 study of the long-term safety and efficacy of lasmiditan for acute treatment of migraine（the GLADIATOR study）. Cephalalgia 2019；39：1343-1357

徳安大輝／滝沢　翼

脳神経疾患／頭痛 ▶▶ CGRP 関連抗体薬

88 CGRP 関連抗体薬の作用機序から効果，エビデンス，種類と使い分けは？

● 症例

患者	経過
28歳女性 	片頭痛にて頭痛外来を通院しており，片頭痛の予防薬としてロメリジンとアミトリプチリンを使用していた．1か月の片頭痛日数が10日とコントロールは不良であり，時折片頭痛により仕事を休むことがあった．CGRP 関連抗体薬の適応と考えフレマネズマブを導入した．フレマネズマブ導入後から1か月の片頭痛日数は 0〜1 日と著明に減少し，仕事を休むこともなくなった．以降も 3 か月に 1 回の自己注射を続けている．

 CGRP 関連抗体薬の特徴

　カルシトニン遺伝子関連ペプチド（calcitonin gene-related peptide：CGRP）は1982年に，カルシトニン遺伝子のスプライジングバリアントとして産生される mRNA に由来するペプチドとして報告されました[1]．1990年に片頭痛発作直後に頸静脈中の CGRP が上昇していることを皮切りに片頭痛と CGRP の関連が報告されるようになりました[2]．CGRP は CGRP 受容体に作用して中枢感作，血管拡張作用，神経性炎症などに関与することが知られています．CGRP 関連抗体薬はこの作用を阻害することで片頭痛予防効果をもつと想定されています．

　現在，わが国では抗 CGRP 抗体としてガルカネズマブ，フレマネズマブが抗 CGRP 受容体抗体としてエレヌマブが保険収載されています．厚生労働省「最適使用推進ガイドライン」によると，**表 1** を満たす患者において CGRP 関連抗体薬が使用可能となります[3]．端的に言うと「月に4日以上片頭痛があり，予防薬の失敗数が1剤以上で CGRP 関連抗体薬を使用することが可能」となります．また治療の責任者が，日本内科学会（総合内科専門医），日本神経学会，日本頭痛学

表1 厚生労働省「最適使用推進ガイドライン」

・1か月あたりの片頭痛日数が平均4日以上である
・経口予防薬が使用または継続できない
　①効果が十分に得られない
　②忍容性が低い
　③安全性への懸念がある

(日本頭痛学会：CGRP関連新規片頭痛治療薬ガイドライン(暫定版). https://www.jhsnet.net/guideline_CGRP.html. より)

会，日本脳神経外科学会の専門医の資格を有していることが必要ですので注意してください．

半数で頭痛が半減！ 10人に1人に頭痛が消失！

　ガルカネズマブ，フレマネズマブ，エレヌマブ，いずれの製剤も大規模臨床試験においてプラセボと比較して有意な片頭痛予防効果が示されました[4-6]．どの試験でも主要評価項目は12週間の二重盲検期間における4週間当たりの平均頭痛日数のベースラインからの変化が設定されましたが，4週間当たりの平均頭痛日数はガルカネズマブでは−4.7日(プラセボは−2.8日)，フレマネズマブでは−3.9〜−4.0日(プラセボは−2.6日)，エレヌマブでは−3.7日(プラセボは−1.8日)とそれぞれ減少しました．また，これらのCGRP関連抗体薬の臨床試験結果をレスポンダー率でまとめると，約半数の患者で頭痛がベースラインより半減(＝50％レスポンダー)し，約10人に1人で頭痛が消失(100％レスポンダー)しうる治療法といえます．

CGRP関連抗体薬の違い，使い分けは？

　CGRP関連抗体薬の比較を表2に載せました．原則すべての薬剤で4週に1回の皮下注射が必要ですが，在宅自己注射が認められています．エムガルティ®は最も早く日本で承認された製剤であり，使用

表2 ▶ CGRP 関連抗体薬の比較

一般名	ガルカネズマブ	フレマネズマブ	エレヌマブ
商品名	エムガルティ®	アジョビ®	アイモビーグ®
抗体の種類	抗 CGRP 抗体 ヒト化抗体	抗 CGRP 抗体 ヒト化抗体	抗 CGRP 受容体抗体 完全ヒト化抗体
用量，用法	初回のみ 240 mg 以降は 4 週ごとに 120 mg	4 週ごとに 225 mg 12 週ごとに 675 mg	4 週ごとに 70 mg

　経験が比較的多い薬剤ですが，初回のみ 2 本投与になることに注意が必要です．アジョビ®は 1 回 3 本投与することで 12 週ごとの投与にできることが特徴的です．エレヌマブは他の 2 剤と異なり完全ヒトモノクローナル抗体になるため，アレルギー反応などが生じにくいことが想定されています．

　明らかな使い分けはありませんが，どの薬剤を用いた場合でも最低 3 か月間（できれば 6 か月間）は使用し効果があるかを確認することが望ましいです（効果発現までに時間がかかることがあるため）．高価な薬剤になるため，費用対効果が見合っているかどうか確認することも重要です．効果に乏しい場合は作用部位の異なる薬剤に（抗 CGRP 抗体から抗 CGRP 受容体抗体へ，もしくは抗 CGRP 受容体抗体から抗 CGRP 抗体へ）変更することを検討します．

実際に CGRP 関連抗体薬はどの程度の人に効果があるの？

　筆者らはリアルワールドデータにおけるガルカネズマブおよびフレマネズマブの 3 か月投与における有効性を評価したところ，50％レスポンダーが約 6 割，100％レスポンダーが約 1 割であり，臨床試験と同等の効果が認められました[7, 8]．

予後予測の目

　筆者らはCGRP関連抗体薬において，平均頭痛日数が半分以下になったレスポンダーとノンレスポンダーを比較したところ，①年齢が高い，②CGRP関連抗体薬導入前に使用し効果の乏しかった片頭痛予防薬が少ない，③自己免疫性・リウマチ性疾患の既往がない，といった患者がレスポンダーに有意に多い事を報告しました[9]．

文献

1) Amara SG, et al.：Alternative RNA processing in calcitonin gene expression generates mRNAs encoding different polypeptide products. Nature 1982；298：240-244
2) Goadsby PJ, et al.：Vasoactive peptide release in the extracerebral circulation of humans during migraine headache. Ann Neurol 1990；28：183-187
3) 日本頭痛学会：CGRP関連新規片頭痛治療薬ガイドライン（暫定版）. https://www.jhsnet.net/guideline_CGRP.html
4) Stauffer VL, et al.：Evaluation of galcanezumab for the prevention of episodic migraine: the EVOLVE-1 randomized clinical trial. JAMA Neurol 2018；75：1080-1088
5) Dodick DW, et al.：Effect of fremanezumab compared with placebo for prevention of episodic migraine: a randomized clinical trial. JAMA 2018；319：1999-2008
6) Goadsby PJ, et al.：A controlled trial of erenumab for episodic migraine. N Engl J Med 2017；377：2123-2132
7) Takizawa T, et al.：Real-world evidence of galcanezumab for migraine treatment in Japan: a retrospective analysis. BMC Neurol 2022；22：512
8) Ohtani S, et al.：Real-world evidence of fremanezumab for treating migraine in Japan: a retrospective study. BMC Neurol 2023；23：404
9) Ihara K, et al.：Predicting response to CGRP-monoclonal antibodies in patients with migraine in Japan: a single-centre retrospective observational study. J Headache Pain 2023；24：23

徳安大輝／滝沢　翼

索　引

和文

あ

アサコール®	255, 257
アスピリン	354
アセトアミノフェン	396
アダリムマブ	272, 273
アバロパラチド	186, 212, 214
アルファカルシドール	189
アンジオテンシンII受容体拮抗薬（ARB）	19, 338
アンジオテンシン変換酵素阻害薬（ACEI）	338
アンジオテンシン受容体ネプリライシン阻害薬	25, 82

い

胃食道逆流症	242
イダルシズマブ	51
一硝酸イソソフビド	89
インクレチン	154, 155
インスリン抵抗性	139, 167
インスリン分泌不全	139
インフリキシマブ	271, 273

え

エアロゾル製剤	297
エゼチミブ	122
エルデカルシトール	189

か

過活動膀胱	319, 321
顎骨壊死	200, 209, 222
活性型ビタミンD製剤	187
過敏性腸症候群	285
カリウムイオン競合型アシッドブロッカー（potassium competitive acid blocker：P-CAB）	235
カルシトニン遺伝子関連ペプチド	404
冠れん縮性狭心症	90

き

気管支拡張薬	306
気管支喘息	31, 291, 294
拮抗薬	361
機能性消化管障害	275
急性心不全	59
吸入	295
吸入ステロイド薬	291, 294
吸入デバイス	297
吸入の抗コリン薬	308
吸入療法	292
休薬基準	356
狭心症	30
虚血性疾患	86
緊張型頭痛	393

く

グリニド系	140
グルココルチコイド誘発性骨粗鬆症	187
クロピドグレル	355

け

経験的治療（エンピリック治療）	317
血管れん縮	86
血清K濃度	25
健康寿命	2, 228

こ

（選択的）抗アルドステロン薬	338
高HDLコレステロール血症	132
高カリウム血症	80
抗凝固療法	40
抗菌薬	316
抗コリン作用	321
抗コリン薬	320, 323
高コレステロール血症	115
高脂血症	115
抗てんかん発作薬	364, 370
高トリグリセリド血症	115
高尿酸血症	344

高分子重合体	278
抗利尿ペプチド	34
高齢初発てんかん	366
誤嚥性肺炎	15
骨形成	219
骨形成促進薬	216
骨形成不全症	203
骨粗鬆症	169, 170, 183
骨粗鬆症類縁疾患	183
骨軟化症	202
骨密度	183
孤発性 RBD	384
ゴリムマブ	272, 273

さ

サイアザイド系利尿薬	25
再発予防効果	353
サラゾピリン®	255, 256
サルコペニア	181
残尿感	313
残尿量	331
酸分泌抑制薬	227

し

ジキタリス製剤	60
糸球体過剰ろ過	337
市中肺炎	316
シックデイ	144, 340
質調整生存年	4
シトステロール血症	123
脂肪性肝疾患	159
収縮期血圧	85
重症低血糖	143
出血リスク	353
主要心血管イベント	158
腫瘍性骨軟化症	185
消化管出血	98
消化性潰瘍	225
消化性潰瘍の再発抑制	228
静脈血栓塞栓症	196
除菌	231
除菌療法	227

食塩摂取量	24
シロスタゾール	355
腎機能	85, 137
腎機能障害	80
腎機能低下	236
心筋梗塞	30
神経疾患	375
心血管系イベント	220
心原生脳塞栓症	40
人工弁（機械弁）置換術	43
心腎連関	71
進展ステージ	55
心不全	19, 30
心房細動	30, 40

す

水疱性類天疱瘡	156
睡眠時随伴症	383
睡眠時無呼吸症候群	379
スクレトスチン	219
スタチン	122
スタチン不耐	117
スタチン不耐症	117
スルホニル尿素（SU）薬	140, 142

せ

正常血糖ケトアシドーシス	180
性ホルモン抑制療法	187
生命予後改善	68
生命予後改善効果	79
セマグルチド	161
セロトニン	285
前立腺腫大	330
前立腺肥大症	308, 328

そ

早朝覚醒	378
続発性骨粗鬆症	183
即効性	236

た

耐性	236
大理石骨症	204
多重疾患状態	87

ダビガトラン	51
短時間作用性β2刺激薬	299
胆石症	137

ち

チアゾリジン	167, 170, 177
チアゾリジン薬	140
中途覚醒	378
長時間作用性β2刺激薬	291, 299, 306
長時間作用性抗コリン薬	291, 304, 306, 308
直接作用型経口抗凝固薬	358
直接トロンビン阻害薬	51

つ・て

痛風関節炎	348
低脂血症	115
低ホスファターゼ症	185, 202
低用量アスピリン（low dose aspirin：LDA）	225
デノスマブ	201
デュタステリド	328
デュラグルチド	161
テリパラチド	186, 212, 214
天然型ビタミンD	189

と

糖尿病関連腎臓病（DKD）	341
糖尿病性腎症	333
動脈硬化性変化	86
ドライパウダー	297
トリプタン	396, 399
トリメプチン	280

な・に

内因性インスリン分泌	160
日中の睡眠	377
ニトログリセリン	89
入眠困難	378
尿細管糸球体フィードバック	336
尿酸再吸収阻害（排泄促進）薬	346
尿酸生成阻害薬	346
尿タンパク	20

の

脳梗塞	350
脳卒中・循環器病対策基本法	351

脳腸相関病	275
ノセボ効果	118

は

バイアスピリンR	97
肺炎球菌	317
肺炎球菌ワクチン	317
配合剤	20, 292
バソプレシン受容体遮断薬	76

ひ

ビグアナイド	142
ビグアナイド薬	142
微小循環障害	86
非ステロイド性抗炎症薬	225
ビスホスホネート	200, 201
非定型骨折	221
非定型大腿骨骨折	200
ビベグロン	323
ピロリン酸	203
頻脈性心房細動	60

ふ

フェノフィブラート	135
副交感神経刺激	309
不眠	377
不眠症状	377, 378
プライマリ・エンドポイント	4
ブラジキニン	15
プラスグレル	97, 355
ブリストル便形状スコア	280
プロトンポンプ阻害薬（proton pump inhibitor：PPI）	235
プロブコール	130

へ

ベザフィブラート	137
ペマフィブラート	136
片頭痛	393
ペンタサ®	255, 257

ほ

膀胱訓練	320
発作抑制効果	372
骨質	196

ホモシステイン	138
ポリカルボフィルカルシウム	278
ポリファーマシー	87

ま・み

慢性腎臓病	19
慢性心不全	177
慢性閉塞性肺疾患	306
ミネラルコルチコイド受容体拮抗薬（MRA）	76
ミラベグロン	323

む・め

無症候性高尿酸血症	348
ムスカリン受容体（M 受容体）	309
メトホルミン	171

や・ゆ

夜間頻尿	313
薬剤の使用過多による頭痛	397
薬物性潰瘍の予防	228
薬物相互作用	87, 365
薬物代謝酵素	364
薬物療法	379
有害作用	371
有害反応	323

ら・り

ラスミジタン	401
ラモセトロン	286, 287, 288, 289
リアルダ®	255, 257
リラグルチド	159, 161

る・れ・ろ・わ

ループ利尿薬	75
レストレスレッグス症候群	375, 379
ロモソズマブ	186, 219
ワルファリン	43, 358

欧文

A

ABCA1	130
ACCORD 試験	135
ACE 阻害薬	14
ACTIVE	214

Alzheimer 病	384
AMPK	173
ANGPTL3	130
ApoC3	130
ARCH 試験	220
ARNi	34
ASM（antiseizure medication）	362, 364, 370

B・C

benign prostatic hyperplasia（BPH）	326
BNP	180
Ca 拮抗薬	10, 11
calcitonin gene-related peptide（CGRP）	404
CETP	130
CETP 欠損	132
CGRP 関連抗体薬	395
chronic obstructive pulmonary disease（COPD）	31, 306, 308
CKD	179

D・F

DOAC	47
DPP-4 阻害薬	140, 141, 154, 155, 156
fantastic 4（ファンタスティック・フォー）	58
FGF23	202
FIELD 試験	135
FRAME 試験	219

G・H

GLP-1 受容体作動薬	140, 141, 142, 158, 161, 177
H_2 受容体拮抗薬（histamine H_2 receptor antagonist：H_2RA）	235
Helicobacter pylori（ピロリ菌, *H.pylori*）	225, 230, 231
HFpEF	179
HFrEF	65, 70, 179

I

IDL	134
IMT	131
infusion reaction	273
initial dip	339
International Prostate Symptom Score（IPSS）	326

long-acting muscarinic antagonist（LAMA）	
	291, 304, 306, 308
long-acting β_2-agonist（LABA）	291, 299, 306

◤ L・M

LPL	135
LVEF	58
M3 受容体	309
MR 拮抗薬	26

◤ N

NASH	177
natriuretic peptide（NP）	34
nocturnal gastric acid break-through（NAB）	235
nonsteroidal anti-inflammatory drugs（NSAIDs）	
	225, 227, 396
NT-proBNP	180

◤ O・P

OAB	319
OABSS	319
PARADIGM-HF 試験	36
PARAGON-HF 試験	36
Parkinson 病	375, 379
P-CAB	227, 243
PCI	131
PCSK9 値	137
PPAR α	134
PPI	227, 231, 242
PROMINENT 試験	136
PTH1R	212, 213

◤ Q・R

QT 延長症候群	132

quality-adjusted life years（QALYs）	4
RBD	375, 384
REM 睡眠行動異常症	375, 383
RLS	375, 377, 390
ROME IV	275

◤ S・T

SGLT（Na- ブドウ糖共輸送体）2 型	336
SGLT2 阻害薬	176, 338, 334
SGLT 阻害薬	142
short-acting β_2-agonist（SABA）	299
Treat to Target ストラテジー	252, 254

◤ U・X

UKPDS34	171
URAT1	346
Xa 阻害薬	47
X 連鎖性低リン血症性くる病	185

記号・数字

α 1 遮断薬	311, 320, 327, 328, 330
α - グルコシダーゼ	139
α - グルコシダーゼ阻害薬	139
β_2 刺激薬	299
β_2 受容体作動薬	320
β_3 受容体作動薬	323
β 酸化	134
β 遮断薬	29, 64
5-ASA 製剤	255
5 α 還元酵素阻害薬	327, 328, 330

- **JCOPY** 〈出版者著作権管理機構 委託出版物〉
  本書の無断複写は著作権法上での例外を除き禁じられています．
  複写される場合は，そのつど事前に，出版者著作権管理機構
  （電話 03-5244-5088，FAX03-5244-5089，e-mail：info@jcopy.or.jp）
  の許諾を得てください．
- 本書を無断で複製（複写・スキャン・デジタルデータ化を含みます）する行為は，著作権法上での限られた例外（「私的使用のための複製」など）を除き禁じられています．大学・病院・企業などにおいて内部的に業務上使用する目的で上記行為を行うことも，私的使用には該当せず違法です．また，私的使用のためであっても，代行業者等の第三者に依頼して上記行為を行うことは違法です．

健康寿命を考えた
日常頻用薬の選び方・使い方　　　　ISBN978-4-7878-2651-0

2024 年 11 月 7 日　　初版第 1 刷発行

企画編集者	藤村昭夫
分担編集者	乾　直樹，今井　靖，大久保裕直，篁　俊成，藤本　茂，星出　聡
発　行　者	藤実正太
発　行　所	株式会社　診断と治療社
	〒 100-0014　東京都千代田区永田町 2-14-2
	山王グランドビル 4 階
	TEL：03-3580-2750（編集）　　　03-3580-2770（営業）
	FAX：03-3580-2776
	E-mail：hen@shindan.co.jp（編集）
	eigyobu@shindan.co.jp（営業）
	URL：https://www.shindan.co.jp/
表紙デザイン	株式会社オセロ
印刷・製本	広研印刷 株式会社

© 株式会社 診断と治療社，2024. Printed in Japan.　　　　　［検印省略］
乱丁・落丁の場合はお取り替えいたします．